JN094486

編集・執筆 道又 元裕　編集協力 露木 菜緒／戎 初代

今はこうする
×
私はこうしている
ICUケア

evidence×practice

南江堂

●編　集

　道又　元裕　　Critical Care Research Institute（CCRI）

●編集協力

　露木　菜緒　　Critical Care Research Institute（CCRI）（集中ケア認定看護師）
　戎　　初代　　東京西徳洲会病院（集中ケア認定看護師／米国呼吸療法士）

●執筆（執筆順）

　道又　元裕　　Critical Care Research Institute（CCRI）
　福家　寛樹　　公立陶生病院
　中村　紀子　　近江八幡市立総合医療センター（集中ケア認定看護師）
　清水　　祐　　医療法人伯鳳会 東京曳舟病院（集中ケア認定看護師）
　里井　陽介　　那覇市立病院（集中ケア認定看護師）
　雀地　洋平　　KKR札幌医療センター（集中ケア認定看護師）
　犬童　隆太　　近畿大学奈良病院
　阿部　絵美　　前橋赤十字病院（クリティカルケア認定看護師）
　小幡　賢吾　　岡山赤十字病院（理学療法士）
　高橋　哲也　　順天堂大学保健医療学部理学療法学科（理学療法士）
　山田　　亨　　東邦大学医療センター大森病院（急性・重症患者看護専門看護師）
　北別府孝輔　　倉敷中央病院（急性・重症患者看護専門看護師）
　柴　　優子　　筑波大学附属病院（集中ケア認定看護師）
　畑　貴美子　　横須賀市立うわまち病院（クリティカルケア認定看護師）
　立野　淳子　　小倉記念病院（急性・重症患者看護専門看護師）
　藤本　理恵　　山口大学医学部附属病院（急性・重症患者看護専門看護師）
　志村　知子　　日本医科大学付属病院（急性・重症患者看護専門看護師／皮膚・排泄ケア認定看護師）
　新田　　南　　トヨタ記念病院（集中ケア認定看護師）
　照沼　祥子　　水戸協同病院（集中ケア認定看護師）
　大石佐奈美　　総合病院聖隷三方原病院（クリティカルケア認定看護師）
　仲間　敏春　　友愛医療センター（集中ケア認定看護師）
　日野　真弓　　東北医科薬科大学病院（集中ケア認定看護師）
　露木　菜緒　　Critical Care Research Institute（CCRI）（集中ケア認定看護師）
　尾崎　裕基　　東海大学医学部付属八王子病院（集中ケア認定看護師）
　鈴木　　淳　　土浦協同病院（集中ケア認定看護師）
　鎌田　佳伸　　共愛会病院（集中ケア認定看護師）
　池田　優太　　東海大学医学部付属病院（集中ケア認定看護師）
　門田　耕一　　岡山大学病院（急性・重症患者看護専門看護師）
　吉田　憲史　　日本医科大学多摩永山病院（集中ケア認定看護師）
　菊谷麻璃菜　　北海道大学病院（クリティカルケア認定看護師）
　濵野　　繁　　杏林大学医学部付属病院（集中ケア認定看護師）
　本荘　弥生　　名古屋医療センター（集中ケア認定看護師）
　成瀬　暁生　　国立病院機構高崎総合医療センター（集中ケア認定看護師）
　角丸　佳世　　高知医療センター（集中ケア認定看護師）
　本田　　稔　　東京品川病院（集中ケア認定看護師）

植村　　桜	大阪市立総合医療センター（急性・重症患者看護専門看護師）
及川　　大	榊原記念病院
長尾　　工	榊原記念病院（集中ケア認定看護師）
工藤志和子	秋田県立循環器・脳脊髄センター（集中ケア認定看護師）
堀　　知恵	一宮西病院（集中ケア認定看護師）
金森　貴之	岐阜県総合医療センター（集中ケア認定看護師）
本庄　智代	東京医科歯科大学病院（クリティカルケア認定看護師）
小池真理子	順天堂大学医学部附属順天堂医院（集中ケア認定看護師）
川上　悦子	長崎大学病院（集中ケア認定看護師）
戎　　初代	東京西徳洲会病院（集中ケア認定看護師／米国呼吸療法士）
尋田　　覚	日本医科大学付属病院（集中ケア認定看護師）
松村　千秋	岩手県立中央病院（集中ケア認定看護師）
鈴木俊一郎	東京ベイ・浦安市川医療センター（薬剤師）
枦　　秀樹	東京ベイ・浦安市川医療センター（薬剤師）
山本　涼子	東京ベイ・浦安市川医療センター（薬剤師）
茂呂　悦子	自治医科大学附属病院（急性・重症患者看護専門看護師／集中ケア認定看護師）
山崎　千草	東京女子医科大学病院（急性・重症患者看護専門看護師）
赤沼　裕子	聖路加国際病院（周麻酔期看護師）
濱本　実也	公立陶生病院（集中ケア認定看護師）
後藤　順一	河北総合病院（急性・重症患者看護専門看護師）
普天間　誠	那覇市立病院（集中ケア認定看護師）
波多江　遵	榊原記念病院
山形　泰士	榊原記念病院（集中ケア認定看護師）
安樂　隼人	株式会社ソフィアメディ ソフィア訪問看護ステーション宮前（集中ケア認定看護師）
原　　健策	川崎医科大学総合医療センター（集中ケア認定看護師）
河原　良美	徳島大学病院（クリティカルケア認定看護師）
高田　寛之	倉敷中央病院（集中ケア認定看護師）
菅　　広信	秋田大学医学部附属病院（集中ケア認定看護師）
五十嵐　真	会津中央病院（集中ケア認定看護師）
三浦　規雅	東京都立小児総合医療センター（集中ケア認定看護師）
日下　由美	日本医科大学付属病院（集中ケア認定看護師）
辻本　雄大	奈良県立医科大学附属病院（急性・重症患者看護専門看護師）
佐藤　慎哉	富山大学附属病院（クリティカルケア認定看護師）
大村　和也	国際医療福祉大学成田病院（医師）
髙田　順子	東京ベイ・浦安市川医療センター（理学療法士／米国呼吸療法士）
宇佐見　直	東京ベイ・浦安市川医療センター（臨床工学技士）
中薗　健一	聖マリアンナ医科大学横浜市西部病院（薬剤師）
宮城　朋果	横須賀市立うわまち病院（管理栄養士）
吹田奈津子	日本赤十字社和歌山医療センター（集中ケア認定看護師）
西村　祐枝	岡山市立市民病院（急性・重症患者看護専門看護師／クリティカルケア認定看護師）
塚原　大輔	一般社団法人 集中ケア認定看護師会（クリティカルケア認定看護師）
櫻本　秀明	茨城キリスト教大学看護学部

　ICU では，過大侵襲下によって重度の急性機能障害の状態にある患者の障害を最小限にとどめながら，早期に回復させるために看護師，医師をはじめとする多職種によるチーム医療の実践が期待されています．その中で，看護師は，患者にもっとも傍にいて，もっとも密接に関わりながらモニタリング，アセスメント，効果的なケアの実践が求められます．

　これまで，実践の場では数多くの看護師の手によって数多くの看護技術が重症患者へ提供されてきました．その看護技術の手技や根拠は，検証の積み重ねによって進化・変化を遂げてきたものもあるでしょう．その技術は，おそらくは何かを基本軸にしながら，患者個々に対して提供するなか，ユーザーの創意工夫も加わり，変容を繰り返してきたのではないかと推察します．一方，いわゆる昔から変わらぬままに，また，変わらなくてもよくて提供されているものもあると思います．

　そのなかには，もしかすると技術を提供する看護師にとって効率的に，また，技術そのものが患者にとって効果的に提供されている，多くの看護師も参考にすべき，根拠に培われかつ創意工夫に富んだ技術が提供されていることがあります．

　そう遠くない過去から ICU で行われている看護ケアは，少々の異はあれど，かなりのことが標準化されてきた感があります．しかし，そうは言ってもいまだ施設によって方法が異なるものもそれなりにあることも事実です．また，同じ施設のなかでもエビデンスの明確なもの・そうでないものが混在し，"標準" 的ケアが見いだしにくい状況にあるやもしれません．

　その "標準" も年月とととともに変化するため，多忙を極める看護師が最新の ICU ケアをキャッチアップすることは，そう容易なことではありません．

　ICU の患者に日々絶え間なく濃密かつベストな看護を提供するためには，エビデンスの明確なケアとそうではないケアにかかわらず幅広くさまざまな見識を学ぶ視座も必要です．

　そこで，エビデンスが明らかになっている "今" のケアを紹介し，エビデンスが明らかになっていない領域についても CN・CNS を中心とした各執筆者の経験・臨床知に照らし，"今" 行っている "私のプラクティス（私はこうする・こう考える）" を端的に紹介した書籍を企画しました．

　本書の組み立てとしては，地に足のついた視点で，科学知と実践知を統合，その現実的活用方法を模索する内容を基軸に最新のケア（今はこうする）を素早く把握したい，①新配属になった看護師，②異動してきた看護師，③復職した看護師，の拠り所となる一冊となることを念頭に編纂しました．

　本書を活用しながら，ICU での看護が好きになって，ICU でステキな看護を展開してくれる看護師の方々が一人でも増えてくれることを願っています．

2021 年 12 月 5 日

道又元裕

目 次

目 次

1 ICU 看護には何が求められているのか？

道又元裕

いろいろな ICU

一般的に General ICU とは病院内に入院している各種の基礎疾患を有している患者が過大侵襲を伴う大きな手術を受けた患者や高齢者，小児，呼吸・循環機能低下など術後合併症の種々のハイリスク因子を有する患者の術後管理や各種慢性疾患（心，肺，腎，肝，脳神経，血液など）の急性増悪，あるいはこれらの基礎疾患に重篤な合併症を伴った患者の集中ケア，全身管理が速やかに必要な病院内で発生した重篤な急変患者を収容対象としています．一方，Emergency ICU は，病院外からの第三次レベルの救急患者を収容対象としています．

ICU の設置数，管理，運用，機能は，各医療機関の規模や特性よって異なります．たとえば，総合ICU と三次救命救急 ICU の機能を併せ持った ICU や独立した CCU がない施設では，総合 ICU と三次救命救急 ICU にその病床を併設しているなど，さまざまあります．また，三次救命救急 ICU の中に熱傷 ICU を併設している施設もあります．一般的には，ICU の後方病棟として HCU が設置されている場合がありますが，その設置状況は医療機関によって異なっています．

ICU 看護に求められること

一方，わが国にはこども病院以外に PICU が設置されて医療機関は少ないため，総合 ICU などがPICU の機能も兼ね備えている場合も少なくありません．

その ICU とは，「内科系，外科系を問わず，呼吸，循環，代謝，その他の重篤な急性機能不全の患者を収容し，強力かつ集中的に治療看護を行うことによりその効果を期待する部門」（ICU 研究会・日本麻酔学会，1973＜厚生労働省基準＞）として位置づけられています．

ICU では生命の危機に瀕している急性期重症患者を救命，安定化して，原因となった疾患を解明して治療へと導く急性期全身管理が求められます．また，重症患者の全身状態を病態に即して至適な状態に維持する tirating therapy（対症療法）を主として行い，原因疾患の治療と回復を図ります（診断，モニタリング，治療，病態生理の解明含む）．さらに ICU は集中的に濃密な医療・看護体制とモニタリング機器，ならびに生命維持装置などの高度な診療機器を整備した特別なユニットとして機能し，可能な限り早期に回復させるためにさまざまな職種によって提供される多職種チーム医療の実践が期待されます．

その中で重要な役割を担っている ICU 看護は，**過大侵襲下によって重度の急性機能障害の状態にある患者の障害を最小限にとどめながら，可能な限り早期に回復させるために患者にもっとも密接にかかわりながら専門性の高いモニタリング，アセスメント，ケアを実践する**ことが求められます．

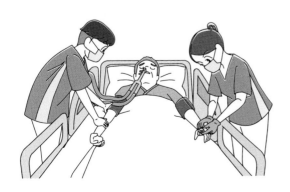

2 患者に信頼される ICU 看護師，期待される能力とは何か？

道又元裕

ICU の看護師は何をする？

ICU 看護の大きな役割は，**生命の危機状態にある患者の病態変化を予測した重篤化の予防と廃用症候群などの二次的合併症の予防および回復のための早期リハビリテーション看護を管理，実践する**ことです．その実践項目は，他分野の看護ケアと基本的に違いはありません．つまり，基本的日常習慣にかかわる項目である，コミュニケーション，環境整備（安全管理含む），感染予防，体位調整，口腔ケア，眼（アイ）ケア，清潔ケア（清拭，洗髪，陰部洗浄など），排泄援助，食事介助（経管・経腸栄養管理），摂食・嚥下援助，睡眠援助，ADL 援助，罨法（体温管理）などがあげられます．

これらの基本的項目を基盤として，生命の危機的状態にある患者の全身観察から始まり，種々の身体計測と生体情報監視装置からの生体モニタリング情報（高密度なバイタルサイン測定）の綿密な確認，全身のフィジカルイグザミネーション，それらの情報をもとにした総合的なアセスメント（全身状態の評価），それらを根拠とした看護計画と評価，専門的な記録を行います．

実際の主たるケアは，気道環境の調整とケア（加湿，呼吸気管吸引，呼吸理学療法），体液管理（ルート・ルート管理含む），人工呼吸器管理・ケア，創傷ケア，鎮痛（ペインコントロール），鎮静，ドレーン管理，早期離床援助（ADL の拡大），精神的ケア，安全の確保（抑制を含む），安全な移送，家族援助の実践です．

"疾患を理解する" だけでは足りない

クリティカルな患者では，呼吸・循環系を中心とした疾患や臓器障害，侵襲の大きな手術，外傷など，さまざまな原因があったとしても，多く場合で共通した生体反応がみられ，その反応を緩和・正常化することがもっとも重要です．疾患ベースだけで患者の問題を理解しても，患者についてほんの一部分の世界しか明らかにしておらず，クリティカルケア看護が必要な患者の全体像を理解するためには不十分と言えます．こ

のようなレベルで看護過程を展開しても患者の有する問題とその解決のための実践を提供することはできません．

すなわち，**クリティカルケア看護**とは，「**急激に生命を脅かす重度の侵襲に急性的にさいなまれた人々（患者）に対してさまざまな生体反応を緩和し，現在ある機能を最大限に高めていく援助**」です．このスタンスに立ち，看護ケアの実践においては，患者の心身両面から基本的なアセスメントを客観的に行い，タイムリーに必要なケアを選択・実践し，早期回復へと導く援助技術です．一方で，患者の多くは侵襲を受け，そこから離脱，回復するまで続く，呼吸・循環・代謝を中心とした複雑かつダイナミックな病態にさらされます．そのため，侵襲の程度と生体反応の様相，時期に相応した優先性とバリエーションを理解することも重要です．

したがって，超急性期から安定をみるまでは，①**循環調節**と，そのための**呼吸調節**，②**免疫応答調節**，③**炎症反応の調節**，④**エネルギー代謝の調節**，⑤**ホメオスタシスの維持・調節**を前提とした救命的治療と看護を優先すべきです．その際のフィジカルな看護アプローチの視点においては，その時々の時点における患者に不都合となる全身管理と看護ケアを回避することが大切です．

早期回復への援助はなぜ大切か？

一方，早期回復に対する援助技術は，安静の弊害としてもたらされる廃用性障害，いわゆる二次障害の予防，あるいは現在の機能を最大限に発揮するための援助，そして，廃用性障害に陥った場合の対応によって構成され，可能な限りの患者の早期自立がゴールです．

廃用性障害は，集中的治療・看護中，後に局所，または全身の安静を維持することによって身体の各所にさまざまなネガティブな症状を呈することは明白です．このような弊害が一度起こると，生命を維持するために生体の代償機転が最大限に機能している重症患者では，いとも簡単に全身状態の悪化を招き，回復までの道のりが遠のいてしまいます．全身状態が悪化し

ている最中は，痛みの除去，適時的な鎮静，せん妄要因の排除（睡眠パターンを整える），睡眠時間の確保が常に不可欠です．

たとえば，**呼吸器系**においては，生理的な呼吸機能の維持と肺合併症予防のための気道開存，酸素化能維持・促進への援助，長期人工呼吸管理などに伴う呼吸筋力の低下や呼吸筋疲労を前提とした人工呼吸器離脱への援助などがある．**循環器系**では，安静臥床に伴う起立性耐性能の低下や運動耐容能の低下などのdeconditioning状態を緩徐にするための酸素運搬系への早期リハビリテーション（ポジショニング，モビライゼーション）があげられます．とくに急性冠動脈疾患，脳卒中に対しての早期リハビリテーションの実践が確立されつつあります．

それ以外においては，呼吸筋を含める**筋・骨格**の萎縮・拘縮予防への早期アプローチ，「食」という基本的欲求を満たすための**摂食嚥下機能**の早期回復への援助があげられます．これは，基本的欲求それだけにとどまらず，誤嚥性の肺合併症を予防するため援助としても位置づけられます．そして，もうひとつは，**排泄機能低下への対応**です．完全静脈栄養などの弊害，経腸栄養の影響のみならず，全身の諸機能の変化によって，基本的欲求のひとつでもある生理的な排泄機能が低下することが少なくありません．したがって，早期より排泄機能の維持，促進への援助が必要となります．

これらの機能の変化とその予防援助は，それぞれが独立したものではなく，密接に関連，重なり合っています．ケアの視点と実践において，きわめて重要なことは，提供しようとする，もしくは提供しているケアが侵襲的で患者に苦痛とリスクを与えていないかどうかを見極めることです．

気管吸引を例にとってみても，必ず①酸素化を阻害していないか，②非効率的酸素消費量の増大につながっていないか，③安全性はどうかを確認して実施すべきである．また，提供するケアが効率的に酸素化を促進するケアであるかの評価，検討も必要である．そして，以下の回復を促進するケアをケースに相応しながら積極的に確実に行っていくことが肝要である．

死と直面するICU
―看護師に求められる意思決定支援

一方，クリティカルな状況にある患者は生命の危機状態にあり，急激な変化，または脳死となって不幸な転機をたどる場合もあります．このような場合に患者である家族を失う他の家族は，その事実を認めることがむずかしく，こころに激しい衝撃を体験することになります．この体験は，時間の経過とともに悲しみを背負いながらも日常の生活を送るようになる場合（悲嘆のプロセス）や，一般的な回復過程をたどれず，精神的問題を有することで生活が送れない状況に陥ることもあります．また，患者自身の意識が低下，もしくは消失している状態では，患者は治療選択の意思決定ができず，家族が代理意思決定をしなければならない状況が生じます．現在の一般社会においては，人々の価値観が多様化してきており，医療サービスを受ける場合の選択の意味づけは，家族のものです．しかし，家族にとっては，生命にかかわる医療の代理意思決定そのものが，はかり知れない負担を強いてしまい，きわめて深刻な問題となることがあります．したがって，死と直面している患者を治療・看護するクリティカルケア領域においては，終末期にある患者の家族にかかわる医療者が，患者とその家族がよりよい最期を迎えられるよう，家族の悲嘆を十分に表出すること，その家族らしい意思決定ができること，家族も満足のいく看取りができるようケアの方向性を示すことが重要です．

看護師は対象者（家族を含む）のゴール（目標）に向かって，科学的であれ形而上的であれ，患者が抱える問題を通じて家族に生じた重大な問題を，患者と家族が自身で建設的に解決していけるすべを見つけることができるように導くことです．家族ケアの主体は常に患者と家族にあるということを忘れずに，**家族の知的理解と感性的理解をしながら，的確な知識・技術の提供と感じる心（倫理観性）を育むことが必要**です．

このような看護を実践するためには，短時間内における意思決定の能力（損益を含めながら）・客観的分析能力・客観的洞察能力，また，細胞レベルでの思考と分析能力，急に生じる不測・不慮の事態への迅速な処理能力，危機的状況を短時間で判断（予見）する能力，日常−非日常を区別する能力，アサーティブに表現・主張する能力，対人関係・コミュニケーションの能力，患者アドボケイトを実践する能力を経験とともに育むことが望まれます．

いずれ指導者となるために

さらに経験と学習を重ね，リーダーナースとして，または指導者としての役割を発揮するうえで，必要とされる能力としては，実践を通じての看護過程の分析・評価に基づく他者への指導，患者と家族の意思決定にかかわる問題の調整と支援，倫理的問題の調整，コンサルティング，実践を通じた研究的活動などがあげられます．

必要な能力

* 意思決定の能力（損益を含めながら）
* 短時間内での客観的分析能力
* 短時間内での客観的洞察能力
* 細胞レベルでの思考，分析能力
* 不測・不慮の事態への迅速な処理能力
* 危機的状況を短時間で判断する能力
* 日常−非日常を区別する能力
* アサーティブに表現・主張する能力
* 対人関係・コミュニケーションの能力
* 患者アドボケイトを実践する能力

指導者としての能力

* 実践を通じての看護過程の分析・評価に基づく他者への指導
* 患者と家族の意思決定に関わる問題の調整と支援
* 倫理的問題の調整
* コンサルティング
* 実践を通じた研究的活動
* その他

3 看護過程の無駄のない記録の仕方

充実したテンプレートより自分の言葉で，8時間のうち重要なことを1つでもよいから取り上げて記録しましょう．

福家寛樹

1 指針で確認しよう
看護記録に求められる役割とは

看護記録に関しては，2018年5月に，日本看護協会から「看護記録に関する指針」（以下：本指針）が公表され，看護記録の定義と目的が明確にされました．

2-1　看護記録とは何か
看護記録とは，あらゆる場で看護実践を行うすべての看護職の看護実践の一連の過程を記録したものである．

2-2　看護記録の目的
1）看護実践を証明する
看護実践の一連の過程を記録することにより，専門的な判断をもとに行われた看護実践を明示する．
2）看護実践の継続性と一貫性を担保する
看護職の間で，看護記録を通じて看護実践の内容を共有することにより，継続性と一貫性のある看護実践を提供する．
3）看護実践の評価及び質の向上を図る
看護記録に書かれた看護実践を振り返り，評価することで，次により質の高い看護実践を提供することにつながる．また，看護研究等で看護記録に書かれた看護実践の内容を蓄積，分析し，新しい知見を得ることで，より質の高い看護実践の提供につながる．
日本看護協会：看護記録に関する指針より引用

2 よくない例をみてみよう
実際にどう記録すればよい？

それでは，実際の現場の看護記録はどうでしょうか？本指針で述べられている看護実践の一連の過程の記録はできているでしょうか？多くの看護記録が，以下のようになっていないでしょうか？

よくない記録例

肝右葉切除後8時間が経過，帰室時はSBP＝120台であったが，徐々に低下してSBP＝90台，BT＝39度に上昇，術後覚醒良好であったが熱のためかややぼーっとしている感じ，熱のためか呼吸回数は30回だが，呼吸苦はなさそう．血圧低値を主治医に報告．指示にて乳酸リンゲル液1本投与．

この記録には，①看護師のアセスメントが抜けている，②治療・ケア後の反応の記載がない，③用語が統一されていない，の3つの問題があります．

①看護師のアセスメントが抜けている

本指針での，看護実践の一連の過程の記録とは，看護職が観察と査定，支援内容の明確化，計画立案，実行，評価の記録のことです．つまり，**観察内容から始まり，頭の中で行ったアセスメント，実践計画と計画に基づいた行為，そして反応までを記録として残す必要**があります．

しかし，実際の現場では，多忙な中で頭の中で行うアセスメントすべてを記録していては，とても時間が足りません．ただ，思考の部分が記録で抜けていると，どう判断して行動したかは誰にも伝わりません．おそらく，この事例なら，エキスパートの皆さんの頭の中では，意識状態，創部やドレーンの出血量や性状，IN／OUT，採血データやX線画像などの情報を加えて，qSOFAスコア2点以上で敗血症かな，術後出血かな，輸液不足かな，と多くのアセスメントをして，主治医に報告して指示を仰いだかもしれませんが，この記録だけではわかりません．実際この後，敗血症に陥り危険な経過をたどった場合，アセスメントが記録されていなければ，他の人から「こんなこともわからないのか」とアセスメント不足が指摘されても証明できません．

②治療・ケア後の反応の記載がない

重症患者も覚醒している状態が当たり前になっています．看護師の業務は，「療養上の世話」と「診療の補助」ですが，一昔前までのICUでは，深鎮静で過ごす患者がほとんどであったため，ICUの看護記録も「診療の補助」が大部分を占めていて，どの患者も同じような看護記録が多かったと思います．しかし**現在は，重症患者は覚醒して過ごす時代です**．看護記録としても「療養上の世話」の部分が多くなっていると思います．食事やリハビリの介助，患者・家族の不眠や不安，せん妄へのケアなどは，個別の問題が多く，画一的な看護記録では伝わらないことが多くあります．とくに**患者の訴えや患者家族のケア後の反応はしっかり看護記録として残しましょう**．また，医師は一時的な診察から記録を「点」で残しますが，私達看護師は8時間，患者の側で看護をしているので，記録としては「面」で残すことが可能です．たとえば，痛み止めを投与した際，医師は4時間後の診察時に痛み止め効果ありと判断し記録に残すかもしれませんが，実際には4時間の間NRS＝8の痛みがずっと続いていて，先ほどやっと痛み止めが効き始めたのかもしれません．これは，看護師の記録でしか追えない事実になります．

③用語が統一されていない

最後に「無駄のない」看護記録についてですが，そのポイントは「用語の統一」です．看護記録は，看護師間だけでなく，患者・家族さらには医療チーム全体のコミュニケーションツールです．看護師以外の方が理解できない言葉で表記しても無駄になるばかりです．たとえば，看護診断のラベルには，他の職種だけでなく看護師でさえ理解できない表現があります．これでは，コミュニケーション促進にはなりません．

また，本指針でも述べられているように，看護記録は，蓄積，分析し，今後の医療看護の発展に活用することが求められています．電子カルテが普及して，やっとビッグデータを蓄積する段階まできました．しかしながら，私達が看護記録で用いる用語はバラバラのままです．これでは，データとしての利用ができません．電子カルテ導入や更新時なら「看護実践用語標準マスター」[2]の導入を検討してもらいましょう．これは，看護業務における電子的記録に用いる用語集で，これに沿って入力できれば，後のデータとしての価値が数段跳ね上がります．「看護実践用語標準マスター」の導入ができなくても，この用語集や「日本集

中治療医学会雑誌用語集」[3]などを参考にしながら，日頃から正しい用語で記録する癖をつけていきましょう．

よい記録例

肝右葉切除後8時間が経過，帰室時はSBP＝120台であったが，徐々に低下してSBP＝90台，BT＝39度に上昇，術後覚醒良好であったが，見当識障害が出現しJCS＝I-2，呼吸回数は30回/分だが，ボルグスケール0で呼吸困難感はなし．

感染症が疑われ，意識変容と呼吸器回数≧22回／分，収縮期血圧≦100 mmHgとqSOFAの3項目を満たし，敗血症が疑われるため，バイタルサインと敗血症が疑われる状況であることを主治医に報告した．

すぐに主治医が診察し，指示にて乳酸リンゲル液1,500mL投与，血液培養後に抗菌薬投与を行った．

乳酸リンゲル液1,500mL投与後，SBP＝120台まで回復し，見当識障害も改善した．

---

3 充実したテンプレートよりも 1つの生きた言葉を

紙カルテの時代から働いている私の経験では，新人の頃は自分の中の「できる先輩」の記録を何度も読み直して，こういう思考でこういうケアを展開するのか，真似してみようと行ってきたことが，成長につながったと思います．しかし，電子カルテが普及した現在，テンプレートやクリニカルパスなどの多用により，チェックするだけの記載や看護必要度に活用するだけの記載が増えてしまい，アセスメントを記録する機会が少なくなっていると，私は危惧しています．

私はこうしている

そこで，私が実践しているのは，**8時間のうち，重要なことを1つでもよいから取り上げて記録する**という方法です．どういう情報からどうアセスメントして看護計画を立案し，実践したのか，それにより患者や家族はどういう反応をしたかを記録として残すようにしています．これが，後輩たちへの私なりのメッセージでもあります．確かにどんなエキスパートでも

アセスメントやケアを間違えることはあります．そして思考や行為が正しくても良くない結果になることもあります．「日本版敗血症ガイドライン 2016」には，「敗血症は，その病原体や感染巣，さらには病態，病気も多様である．1 つのアルゴリズムや推奨を単純に当てはめることで功を奏する疾患ではない．さらには患者の病状のみならず医療者のマンパワーやリソース，患者・家族の意向などを勘案して，臨床家の判断がくだされるべきものである」[4]とあり，私達はガイドラインなどを参考にしながらもその場その場の状況でアセスメントし，医療看護を展開し，結果を受け止め，評価して，さらに医療看護を展開していく必要があります．単に輸液負荷を開始したではなく，そこにはさまざまなアセスメントが存在します．それぞれの頭や心の中にとどめているだけでは，他のスタッフだけでなく，患者や家族にも届きません．患者家族のために最善をアセスメントしケアを提供し，評価したことをしっかり記録として残していきましょう．

> ### 私のワザ
> ### シェーマや写真を活用する
>
> 私は，絵や写真を活用しています．電子カルテでは，シェーマなども活用できますし，写真を取り込める施設もあると思います．褥瘡を伝えるのに，記録で書くと「仙骨部に 3 cm×3 cm の真皮までの損傷あり，炎症兆候なし，ポケット形成なし」となりますが，色の微妙な違いとか前日からの変化はなかなか伝わりません．百聞は一見にしかずで，画像のほうが早く正確に伝わります．

引用文献
1) 日本看護協会：看護記録に関する指針，2018
   https://www.nurse.or.jp/home/publication/pdf/guideline/nursing_record.pdf（2020 年 2 月 3 日参照）
2) 一般財団法人医療情報システム開発センター：看護実践用語標準マスター
   http://www2.medis.or.jp/master/kango/index.html（2020 年 2 月 5 日参照）
3) 日本集中治療医学会雑誌用語集第 9 版（2019 年 8 月 7 日改訂）
   https://www.jsicm.org/pdf/yougo190807.pdf（2020 年 2 月 5 日参照）
4) 西田　修ほか：日本版敗血症ガイドライン 2016，日救急医会誌 28：S1-S232, 2017

4 鎮痛とケア─鎮痛薬を適切に利用し，苦痛を除去する

痛みのコントロールはせん妄予防の鍵．エビデンスに基づき施設内で統一した鎮痛ケアを実践しよう．

中村紀子

1 患者の回復状況に影響する ICU での痛みのコントロール

痛みはパターンがさまざま（たとえば，急性，慢性，急性増悪）であり，原因もさまざま（体性痛，内臓痛，神経痛）であるのに加え，患者の痛みの感受性や痛みの体制に幅が大きいため，その管理は複雑です[1]．手術後の創部痛や，気管チューブの咽頭部痛だけでなく，内科疾患や神経疾患でも痛みは出現します．現在は，鎮痛優先の鎮静が重要視され，人工呼吸管理中も，鎮痛をしっかり行って，軽度の鎮静，または無鎮静で管理をすることも増えてきました．うまく痛みをコントロールできれば，**患者の苦痛を抑えつつ，術後早期から認知能力を保ったまま日常生活動作を行えるようになり，せん妄や記憶の欠損も起こさずに経過できます．**

痛みの作用機序を理解すると，適切な鎮痛薬の選択や相乗効果を得る併用方法などがわかります．鎮痛薬は，痛みの種類にあったものを選択することが重要です（図1）．

2 ICU で遭遇する 痛みの多くは炎症性の痛みである

炎症性の痛みは，痛みの刺激物質の代謝→神経伝達によって，脳が痛みを認識することで生じます（図2）．ICU では，主として抗炎症薬であるステロイドや NSAIDs（non-steroidal anti-inflamatory drugs：非ステロイド抗炎症薬）と，神経伝達を遮断するオピオイド鎮痛薬（フェンタニルなど）や局所麻酔薬が使用されます．中枢の痛み・発熱の知覚・代謝を抑制すると考えられるアセトアミノフェンも使用します．これらをうまく組み合わせ，それぞれの薬剤の副作用を抑制しつつ，低容量で鎮痛効果が得られるようコントロールしていきます（図3）．

NSAIDs は本来，腎臓の輸入・輸出細動脈を拡張させていたプロスタグランジンも阻害してしまいます．そのため，腎機能障害が悪化する危険性があります．また，アセトアミノフェンは，副作用として重篤な肝機能障害が報告されているため，使用時には肝機能データの確認が必要です．

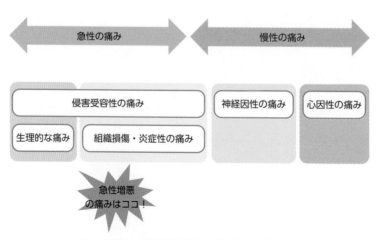

図1 痛みの種類を見極めて鎮痛薬を選択する

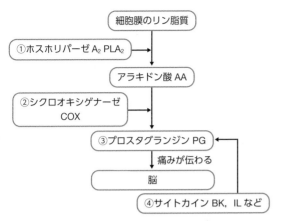

図2 炎症性の痛みのメカニズム

①局所炎症反応によってホスホリパーゼ A_2 PLA$_2$ が作用すると，アラキドン酸がつくられる．
②シクロオキシゲナーゼ COX が代謝を更新させてプロスタグランジン PG を合成する．
③PG が神経を刺激し，痛みを脳に伝える．
④痛みの刺激物質が神経を直接刺激する場合と，ブラジキニン BK やインターロイキン IL のサイトカインによって痛み刺激物質が増える場合がある．

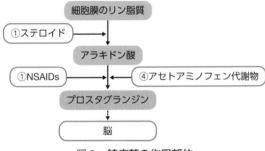

図3 鎮痛薬の作用部位

①ステロイドや NSAIDs は，神経に「痛み刺激を伝える物質をつくらせない」ように作用して痛みを抑える
②オピオイド鎮痛薬（麻薬など）はオピオイド受容体を介して「痛みの神経物質を抑える」ようにはたらく．
③局所麻酔薬（硬膜外に使用するロピバカインなど）は神経の電気伝達の要である Na$^+$の流入を止めて，「電気刺激が伝わらない」ようにはたらく．
④アセトアミノフェンの作用機序は明確ではないが，脳・中枢神経系で痛みや発熱を抑えるとされている．

3 心理的・社会的苦痛にも配慮する
鎮痛薬を適切に使用しつつ

オピオイド鎮痛薬（モルヒネやフェンタニル）を投与している場合，消化管運動の抑制による便秘や，中枢性または消化管運動抑制からの嘔気・嘔吐が出現することがあります．そのため，消化管刺激薬や制吐剤を使用し，原因となる鎮痛薬の使用量が減量できない

かを検討します．また，点滴や内服での NSAIDs やアセトアミノフェンの併用を痛みの増強前に使用するといったタイミングの工夫も重要です．

患者が抱えているのは，必ずしも身体的な痛みだけではありません．緊急入院，検査，手術となってしまった患者には「このままどうなっていくのだろう」「大事な仕事があるのに」「家のこと，子どものことをどうしよう」といった心理的・社会的不安や苦痛も生じています．家族や看護師，医療スタッフのはたらきかけによりその不安が軽減すれば，今まで使用していた鎮痛薬の減量が図れ，リハビリテーションが順調に進んだりと，よい方向に動き出したりすることもあります．

4 施設内で統一した鎮痛ケアを実践しよう
エビデンスに基づき

2013 年に米国集中治療医学会より発表された PAD ガイドラインは，2018 年に PADIS ガイドラインへと進化しました．Pain（痛み）は一番に考慮すべきケアであり，ガイドラインの頭文字となっています．PADIS ガイドラインでは，

今はこうする

痛みの評価と管理に対する一貫したアプローチが最も重要である[1] とされ，痛みの評価，治療，予防についての管理が必要です（表1）．

当院でも，人工呼吸器離脱プロトコルや，早期離床リハビリテーションプロトコルの中で，Numeric Rating Scale（NRS）や Behavior Pain Scale（BPS）を観察し，スタッフが統一した評価を行えるようにしています．

私はこうしている

NRS や BPS で鎮痛コントロールを図るため，医師の鎮痛指示は「BPS 3 点以下になるようフェンタニル増減，上限○ mL/h，下限○ mL/h」と行った表示になっています．

また，重症患者は安静時でも，体位変換などのケアの中でも，中等度から重度の痛みを自覚しています[1]．痛みは，「実際的あるいは潜在的な組織の損傷，あるいはそれらに類似する損傷に関連する不快な感覚的，感情的な経験」と定義されます．痛みを感じている人が訴えていることは，すべて，いつでも痛みが存在すると考え，ケアを行っていく必要があります．

表1　ICUにおける痛みのアセスメントと管理

	Pain 痛み
評価	各勤務帯4回以上＋随時 **評価ツール** 意思表示可能なら口頭または視覚によるNRS 意思表示不可能で行動が観察可能な場合にはBPSが気管挿管中，BPS-Niが非挿管中，もしくはCPOT **評価** 痛みあり：NRS≧4，BPS>5，CPOT≦3
治療	・30秒以内に鎮痛し再評価 ・非薬物療法；マッサージ，リラクセーションなど ・薬物療法 　非神経障害性ならオピオイド静脈注射or非オピオイド鎮痛薬 　神経障害性ならガバペンチンorカルマゼピン＋オピオイド静脈注射 　腹部大動脈瘤術後や肋骨骨折なら硬膜外麻酔
予防	・屯用の鎮痛薬投与and/or非薬物療法 ・まず鎮痛，次に鎮静

［Devlin JW, et al: Crit Care Med **46**：e825-e873, 2018 を参考に筆者が作成］

行動評価型痛みスケールで声なき声を聞く

「鎮痛スケール」の項（⇒ p.190）でも述べているように，行動評価型痛みスケールは自ら痛みを訴えられない患者に対する代替的な痛み評価方法となりました．強い痛みは，重症患者において患者の全身状態に悪影響を及ぼす危険性がある[1] ため，的確な痛みの評価に基づいた標準的な鎮痛管理プロトコルが重要となってくると考えます．

引用文献

1) Devlin JW, et al : Clinical Practice Guidelines for the Prevention and Management of Pain, Agitation/Sedation, Delirium, Immobility, and Sleep Disruption in Adult Patients in the ICU, Crit Care Med **46** : e825-e873, 2018

参考文献

1) 日本集中治療医学会 J-PAD ガイドライン作成委員会編：日本版・集中治療室における成人重症患者に対する痛み・不穏・せん妄管理のための臨床ガイドライン，総合医学社，東京，2015 : 14
2) Barr J, et al : Clinical practice guidelines for the management of pain, agitateon,and delirium in adult patients in the intensive care unit. Crit Care Med **41** : 263-306, 2013

ケア実践 編

ICU 看護のやりがいとは？ その1 緊張感の中で試されるチーム，その一員としての看護師

清水 祐

この本を手にとり，今このコラムを読もうとしてくださっている方へ．ICU での看護にやりがいを感じることはありますか？ それとも，重症な患者さんばかりで緊張の連続に行きづまりを感じていますか？

私は，ICU での看護のやりがいは，対象が重症な患者さんであるからこそ，"チーム" として治療と看護を行い，生活過程をととのえて回復を促進できることだと考えています．脳疾患により人工呼吸管理中の80 歳代の患者さんが入室していました．受け持ち看護師は，人工呼吸器関連事象（VAE）の予防と早期離脱を進めたいと考えていましたが，体位調整に難渋していました．私は，術後4 日目にその患者さんを受け持ちました．患者さんは，意識障害が遷延していましたが，呼名に開眼し自発呼吸がみられていました．一方，意識障害により嚥下反射は低下し，誤嚥のリスクが高いと考えられました．

私は，VAE を予防し，人工呼吸器離脱の可能性を狭めないために，さまざまな大小クッションを用いて体位調整を試みたものの同様の状況でした．不随意運動により挿管チューブにテンションがかかり，事故抜去されないようにすることで精一杯でした．リハビリに訪室した PT と OT は，患者さんの後頭部から両腕，殿部と大腿部の境目を囲むように3 m の筒型クッションを入れて，座位がとれるよう体位調整しました．また，臨床工学技士は，人工呼吸器の固定アームを伸縮性がある物に変更し，吸気と呼気比の調整により自発呼吸が活かされるモードの変更を提案しました．VAE の予防と人工呼吸器の早期離脱という目的のために，問題が生じているタイミングで適切な手段を用いて最善のケアを考える "チーム" の視点を実感した経験でした．このように，ICU で看護師は，多職種の見解を得ることにより，重症かつ複雑な病態である患者さんの治療と看護を進めることができます．また，診療科にとらわれず，呼吸・循環・意識・代謝などフィジカルイグザミネーションから統合してみるアセスメントスキルを習得できます．

ICU での看護の対象が重症かつ複雑な病態である患者さんだからこそ，多職種の視点からよりよい看護ケアの発見を得ることができたり，患者さんを観る基本となるフィジカルアセスメントを習得できます．最善のケアを追求しなければ患者さんを回復に導くことができない，看護のちからが試される緊張感の中にこそ，回復を促進できる ICU での看護のやりがいがあると思います．

参考文献
1) 濱本実也：もっと，看護の足跡（あしあと）を残そう，ICNR **2**：85-91，2014

5 鎮静とケア

今は浅い鎮静管理が主流．せっかくコミュニケーションがとれるようになるので有意義な時間となるようにします．

里井陽介

1 エビデンスに基づく
鎮静の必要性と管理方法

ICU に入室している重症患者は，病気のストレス以外にも，日常生活からの隔絶や安静に伴う活動制限など，さまざまなストレスにさらされています．また，夜間の不十分な消灯や医療機器の作動音，アラーム音などの騒音という ICU 特有の環境もストレスとなります．

ICU 患者がさらされるストレス

● 病態や医療処置に伴うもの
・病気による侵襲，手術創，外傷など
・病気に対する予後の不安
・気管チューブ留置の苦痛
・気管吸引
・胃管や中心静脈カテーテルなどの留置に伴う苦痛
● ICU 環境
・医療機器の作動音，アラーム音
・医療者の会話
・電話などの電子音
・ドアやカーテンの開閉音

これらさまざまなストレスはせん妄を誘発するとされ，とくに人工呼吸管理の患者は，気管チューブによる咽頭痛や，体位変換，呼吸理学療法など大きな苦痛が伴います．ICU でせん妄を発症すると人工呼吸器装着期間や入院期間が延長し予後に悪影響を及ぼします[1,2]．このような苦痛や不安を和らげ，せん妄を予防し，快適性・安全性の確保をするために鎮静が必要となります．

どのように鎮静管理するか

ひと昔前までは，ガッツリと深い鎮静管理が行われていましたが，精神障害や回復遅延による長期予後の悪化が指摘され，現在は浅い鎮静管理が主流となっています（図1）．**浅い鎮静管理は，深い鎮静管理に比べて，人工呼吸期間や ICU 入室期間の短縮に有効とされています．**

適正な鎮静管理は，Richmond Agitation-Sedation Scale（RASS）などのスケールを用いて評価します（スケールについては後述）．スケールは，医師や看護師だけでなく，理学療法士や薬剤師など患者にかかわるすべての職種で共有します．

鎮静薬の長期投与による蓄積や薬剤耐性などで，適正な鎮静レベルを維持することがむずかしくなります．

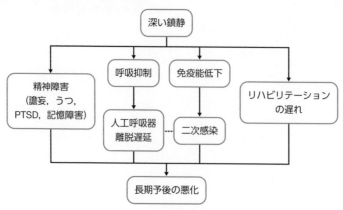

図1　深い鎮静の弊害

［井上茂亮：Intensivist **6**：45-50, 2014 より引用］

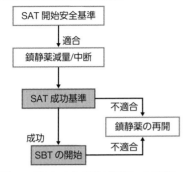

プロトコルどおりに従った方法

SAT 開始安全基準
　↓ 適合
鎮静薬減量/中断
　↓
SAT 成功基準 → 不適合 → 鎮静薬の再開
　↓ 成功　　　　　　↑ 不適合
SBT の開始 ←

図2　プロトコルどおりに従った方法

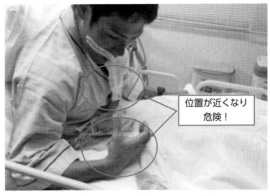

位置が近くなり危険！

図3　座位での SAT 実施はリスクがある？

今はこうする

　過剰な鎮静を防ぐためには，「1日1回鎮静を中断する」あるいは「浅い鎮静深度を目標とする」プロトコルをルーティンに用いることが推奨されています[4]．わが国では，2015 年に「人工呼吸器離脱に関する3学会合同プロトコル」が発表されました[5]．プロトコルの中には鎮静を漸減する方法，または鎮静薬を中断し覚醒が得られるか評価する自発覚醒トライアル（Spontaneous Awaking Trial：SAT）という試験があります．SAT が成功すると次に，自発呼吸トライアル（Spontaneous Breathing Trial：SBT）へ進み，自発呼吸が十分なら抜管の検討をするという手順で進みます（図2）．

　プロトコルの導入にあたっては，施設ごとで運用上の取り決めを行い，各施設に合わせ修正を行い運用することを勧めています．

2　覚醒に伴う 抜管リスクに備える

　SAT の実施における注意点は，不安やストレスの増大，計画外抜管のリスク増大など，快適性や安全性が確保できないことがあります．SAT 実施中は，油断せず医療スタッフは患者の観察を強化します．

私はこう考える

　座位や側臥位など，上体が屈曲しやすい体位での SAT 実施はできるだけ控えたほうがよいです．上体を屈曲させるだけで，気管チューブが手に届きやすくなるため，計画外抜管のリスクが増大します（図3）．

初回の SAT に注意！

　とくに初回の SAT 実施の際は，何が起こるかわからないので油断は禁物です．さらに上肢の位置と気管チューブの位置には気をつけましょう．ただし，覚醒したときに抑制されている事実を，より鮮明に受け止めるかもしれません．その場合は，余計に興奮することも予測して対応します．抑制の必要性や，抑制に至った経緯などを説明し，解除安全性が保てると判断した場合は，抑制を解除することも検討します．その場合は，より人員が必要になる可能性もあります．

過少鎮静に注意！

　SAT の際にプロポフォール®などの鎮静薬を中断し鎮痛薬だけでの管理が困難な場合は，プレセデックス®に変更する方法もよいかもしれません．腎機能障害がない患者では薬剤の蓄積がなく，呼吸抑制もきたさないため SAT 後の SBT への移行も容易になります．

　SAT で鎮静薬を減量する際には，過少鎮静となる場合があり注意が必要です．過少鎮静では，①患者の快適性や安全の確保，②酸素消費量・基礎代謝量の減少，③不安やストレスの増大により，興奮・不穏状態を呈することがあります．たとえば，寝起きグセが悪く，まだ寝ぼけている状態なのに，肩を叩かれては耳元で大きい声で呼ばれ，身体ごと持ち上げられ，無理やり向きを変えられるようなもので，薬の影響で自ら覚醒することはできませんから，かなりストレスを感じることでしょう．時に咳嗽をすれば気管に吸引チューブを入れられ，さらにムセ込んでしまいます．身体を動かそうとしたら両上肢は縛られて動かないし，声も出せません．このように，患者は混乱しやす

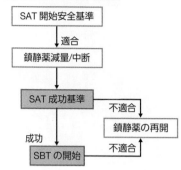
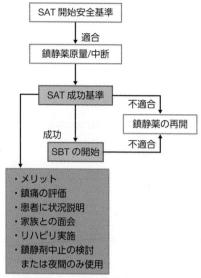

プロトコルどおりに従った方法

- SAT 開始安全基準
- ↓ 適合
- 鎮静薬減量/中断
- SAT 成功基準 → 不適合 → 鎮静薬の再開
- 成功 → 不適合
- SBT の開始 ← 不適合

メリットを最大限に活かした方法

- SAT 開始安全基準
- ↓ 適合
- 鎮静薬原量/中断
- SAT 成功基準 → 不適合 → 鎮静薬の再開
- 成功 → 不適合
- SBT の開始 ← 不適合
- ・メリット
- ・鎮痛の評価
- ・患者に状況説明
- ・家族との面会
- ・リハビリ実施
- ・鎮静剤中止の検討
  または夜間のみ使用

図4　SAT プロトコルとメリットを最大限に活かした SAT

い状態であることの理解が必要です．患者には優しい声で現状の説明を理解が得られるまで繰り返し説明しましょう．

3 さらに効果的に！ 浅い鎮静管理の恩恵を最大限に活かす

SAT は過鎮静を防ぐ以外にもメリットがあります．

私はこうしている

せっかくコミュニケーションがとれるようになったので有意義な時間となるようにします．

SAT のメリット

①長期人工呼吸による合併症の回避

②患者とのコミュニケーション（患者の訴えがわかる）
・疼痛の有無や，疼痛部位，程度がわかる（鎮痛薬の調整が容易になる）

③リハビリテーションが効果的になる（自動運動が可能になる）

④来訪者との面会（コミュニケーション）が可能になる

事前に SAT 実施時間の調整を行い，来訪者やリハビリテーションのタイミングにあわせて実施すると効果的です．覚醒させて，ただただ 30 分，天井だけを眺めさせた挙句，再び鎮静薬で寝かされるのではもったいないです．鎮静を切っている今だからこそできることがあります．その恩恵を最大限に活かす SAT を実践しましょう（図 4）．

4 中断してはじめてわかる 実は鎮静する必要がなかった患者

また，鎮静薬を切ってみると，意外と鎮静薬が必要のない患者がいます．鎮静薬が必要かどうかは，中断しないと判断はむずかしいです．SAT の際に，患者が覚醒したのち，本当に鎮静薬が必要かどうか再評価し，ケースによっては夜間のみの使用で快適性を保てるかどうか医師と協議します．

覚醒している患者にとって快適な環境とは

鎮静薬を使用しない患者に，今後どのように快適性を確保するかどうかは，看護師の腕の見せどころかもしれません．患者と密なコミュニケーションをとり，丁寧な看護実践による非薬物的な介入で，患者個人の快適さを提供できるようにします．覚醒した患者からは色々な情報を得ることができます．私たちの働く環境はかなり騒音が生じています．その他にも，照明やケアの方法など，患者にとって何が不快に感じるの

表1 覚醒した患者に確認する事項

	確認事項
音	電話・医療機器の電子音の音量，ドアやカーテンの開閉音，スタッフの会話音，タオルディスペンサーの音など
照明・光	室内灯の光量，モニターなど医療機器からの明かり
体位	四肢や体幹，頸部などの位置の微調整，頭部挙上や好みの体位
ケアの時間	清拭など清潔の援助の時間，食後の口腔ケアのタイミング，入眠の希望時間にあわせ睡眠薬投与時間や体位変換の時間を決める

か，直に聞いてみるチャンスです．夜間の照明や，音はうるさくないか，熟眠度はどうか，1回ごとに体位は安楽であるか，細かいことですがベッド上でADLを制限されている患者にとって，とても大事なことです（表1）．

引用文献
1) Ely EW, et al : The impact of delirium in the intensive care unit on hospital length of stay. Intensive Care Med **27** : 1892-1900, 2001
2) Ely EW, et al : Derilium as a predictor of mortality in mechanically ventilated patients in the intensive care unit. JAMA **291** : 1753-1762, 2004
3) 井上茂亮：浅い鎮静を その有効性と問題点．Intensivist **6** : 45-50, 2014
4) 日本集中治療医学会 J-PAD ガイドライン作成委員会（編）：日本版・集中治療室における成人重症患者に対する痛み・不穏・せん妄管理のための臨床ガイドライン．2015 https://minds.jcqhc.or.jp/docs/minds/pain_agitation_delirium/pain_agitation_delirium.pdf（2020年2月22日参照）
4) 日本集中治療医学会 J-PAD ガイドライン作成委員会：日本版・集中治療室における成人重症患者に対する痛み・不穏・せん妄管理のための臨床ガイドライン．日集中医誌 **21** : 539-579, 2014
5) 人工呼吸器離脱に関する3学会合同プロトコル．2015 https://www.jsicm.org/pdf/kokyuki_ridatsu1503b.pdf（2020年2月22日参照）

6 せん妄とケア

実はせん妄患者だけに特化したケアはありません．多職種を含むチーム全体で，通常患者に必要なケアを意図して日々継続していくことが大事です．

雀地洋平

1 何が違うの？ せん妄と認知症

今の臨床場面では，コミュニケーション中に違和感や見当識の低下を疑わせる言動があると，「あれ？ 認知症？」とか「せん妄かな？」などと話している場面をよく見かけます．認知症とせん妄はそれぞれ特徴があり，違いがありますが，認知機能の障害が出現するという共通点もあります．どちらにしても治療や看護に大きく影響を及ぼし，入院生活やその期間，予後にも関係してきます．そのため，その特徴を正しく理解し，ケアに活かしていくことが重要です（表1）．

2 "興奮状態" はメジャーではない せん妄の症状と型

"せん妄" と聞くと，大暴れと大声で興奮状態にある患者をイメージする場合が多いと思います．しかし，症状はそれだけではありません．ぼーっとして元気がない，反応が乏しく無気力などもせん妄の可能性があります．前者の "過活動型"，後者の "低活動型"，両者が混在している "混合型" に分けられます（表2）．臨床場面では，過活動型のイメージが強くありますが，

発生割合は低活動型や混合型が大半を占めています．

3 スクリーニングツールで せん妄かどうかを見極める

実際に患者と接しているととき「せん妄かな？」と思う場面が多くあります．経験上その勘はたいてい合っていることが多いです．患者の症状，経過などから自然とアセスメントしていることが大半ですが，本当にそうなのか判断することが重要です．その場合，根拠となるスクリーニングが必要です．そうすることで，個人の感覚ではなく，どのスタッフでも同じ視点で評価できるからです．CAM-ICU，ICDSC などが現場で使用されているメジャーなスクリーニングだと思います（⇒ p.253，254）．これらを用いて，せん妄の出現，離脱を判断します．

4 術後によくあるケース 説明に納得した後にせん妄を起こす

このような状況を経験したことはありませんか．

表1 せん妄と認知症の症状の違い

	せん妄	認知症
症状の出現	突然，急激に出現 発症時期が特定しやすい	徐々に症状が進行する いつ発症したかわかりにくい
症状の持続	多くの場合は一過性で可逆的	慢性的に進行し不可逆的
症状の日内変動	変化しやすい	変化しにくい

表2 せん妄のタイプ別症状

過活動型	攻撃的，暴言，暴力，興奮，幻覚 妄想など
低活動型	注意散漫，無気力，無反応，忘れっぽいなど
混合型	過活動型と低活動型の両方が出現する

事例
患者Aさん　60歳代　男性
既往歴：糖尿病　高血圧
術前は認知機能に問題はなくADLも自立している
腹部大動脈瘤で人工血管置換術を実施
経過：術直後からバイタルサインは安定し，麻酔からの覚醒も順調であった．意識レベルクリア．体動時に創痛を訴えるが鎮痛剤を使用しコントロールしている．その後，うとうとと眠そうにしているため休息と考え声をかけずに経過観察する．
消灯後から体動が多くなり落ち着きがなくなる．その後，末梢ルートや尿道カテーテルを気にする様子がみられるため，その都度，看護師が説明する．説明時はうなずき理解を示すが，視点があわず落ち着きはない．その1時間後，急に起き上がり，「ここはどこだ！俺に何をした！早くここから出せ！」と大声で叫ぶ．看護師が状況を説明するがさらに興奮し胸ぐらをつかもうとする．その後，末梢ルートを引き抜きベッドから降りようとする．

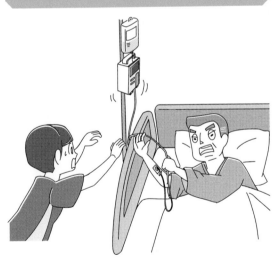

術後の患者によくあるケースだと思います．その際，末梢ルートや尿道カテーテル，術式によっては，ドレーンや中心静脈ラインを自己抜去されないように，必死に対応するということは多くあります．状況に改善がみられなければ，合併症の併発，それによる回復の遅れなどから，その後の患者の経過に悪影響しかありません．この状況を先ほどのICDSCなどでスクリーニングするとせん妄となり，症状のタイプは，過活動型か混合型と判断されます．この場合，好まし

くない対応とわかっていながら，鎮静剤の投与，抑制帯やミトンの使用になってしまいがちです．

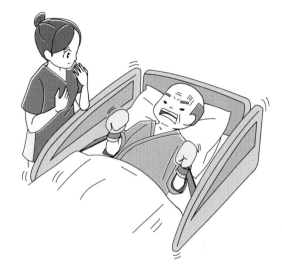

ではどのようなケアが可能なのでしょうか

　一般的によくみるせん妄対策のポイントとして，せん妄にならないように予防すること，早期に発見し離脱することがあります．その他には離脱度に再発しないことがあげられます．

　実際にはどうでしょうか．臨床場面で一般的に実践されているせん妄ケアをカテゴリー分けすると，**現状認知を促進するケア**，**不安や苦痛を軽減するケア**，**昼夜のリズムを整えるケア**，**早期離床**などがあげられます．それでは具体的にはどのようなケアがあるでしょうか．

　現状認知を促進するケアでは，カレンダーや時計を確認できるようにする，太陽光や照明の調整による昼夜のリズムをつける，テレビ・ラジオ・テレビによる情報の取り入れ，看護師による勤務時の自己紹介，家族の写真や装飾品を飾るなどがあります．

　不安や苦痛を軽減するケアでは，騒音や悪臭を療養環境から可能な限り除く，疼痛のコントロール，患者の訴えを傾聴し落ち着いたコミュニケーションをとる，お気に入りの音楽を流す，家族との面会を促す，マッサージの実施などがあります．

　昼夜のリズムを整えるケアでは，睡眠時間を確保できる環境を整える，1日のスケジュールを共有する，普段から鑑賞しているテレビやラジオ番組を取り入れる，日時を勤務時に伝えるなどがあります．

　早期離床では，不要なルート類の整理，回復過程に応じてリハビリテーションの実施，離床が困難な場合ではベッド上でROMの実施，必要な検査などに合

わせて離床を促す，家族との面会時間の調整，食事・洗面・保清を自力で促すなどがあります．

　ここにあげたケアは，クリティカルケア領域のせん妄対策として用いられている，J-PAD ガイドライン（日本版・集中治療室における成人重症患者に対する痛み・不穏・せん妄管理のための臨床ガイドライン）や，PADIS ガイドライン（Clinical Practice Guidelines for the Prevention and Management of Pain, Agitation/Sedation, Delirium, Immobility, and Sleep Disruption in Adult Patients in the ICU）にも推奨されているケアも多く含まれています．そのため，これらがせん妄ケアのエビデンスとなっているものもあります．

5 せん妄ケアとはすなわち通常のケア
まとめ

　上記にあげたせん妄ケアをもう一度見返してみてください．これらはせん妄患者に特化して実施しているケアではなく，集中治療室に入室してくる多くの患者に通常のケアとして実施していると思います．またケアの実施は，経験値による違いもあまりないと思います．実際これらは自施設で行われている通常のケアです．

　ここで先ほどの事例に戻ってみましょう．患者に自己紹介をして，手術が終了し集中治療室に入室したこと，そして現在の時間を伝えます．家族の面会を促し現状認知を促進します．消灯時間前であれば太陽光や照明を調整し時間の認識を高めます．またベッド上でありますが，疼痛コントロールをしながら自力での体位変換など自動運動を促します．また覚醒時には，事前に普段鑑賞しているテレビやラジオを確認しておき状況によって流します．そして消灯前にイブニングケアを実施し睡眠環境を整え就寝時間の確保をします．この通常のケアにより，せん妄発症の予防にもつながります．

　整理してみると，せん妄ケアは通常ケアと共通している部分が多くあります．通常ケアとして行っているときにはエビデンスのことは考えていないと思いますが，せん妄ケアとして意図することでエビデンスがあるものも多くあります．しかし，必ずしもせん妄予防や早期離脱につながるわけではありません．せん妄ケアは，**多職種も含めたチーム全体でカンファレンスを実施し，患者に必要なケアを意図して日々継続していくことだと**，私は考えています．

PICS 予防の実践は何をすればいいの？

集中治療後症候群（post intensive care syndrome：PICS）とは，重症患者が集学的治療の後に，ICU 在室中・退室後，さらには退院後に生じる運動機能・認知機能・精神の障害の総称[1] です．また，重症患者の家族の中には精神障害が高頻度に発症し，ICU 退室後も長期間続くとされ，PICS-F といわれています[2]（図1）.

犬童隆太

ABCDEFGH バンドルでとくに重要なのは何？

PICS を予防するためにはどのような介入が行われているのでしょうか？ PICS の危険因子には，不動，人工呼吸器使用期間，深鎮静，敗血症，せん妄など，さまざまあります．これらを包括的にクリアするために提唱されたのが，ABCDEFGH バンドル[3] です（図2）.

文字どおり，各項目の頭文字の A～H をとってバンドル化したもので，人工呼吸離脱のための介入や，せん妄マネジメント，早期離床，情報提供・共有などがあげられています．それぞれ重要な項目ですが，どれか1つに重点をおいて介入するのではなく，バランスよく介入することが大切です.

こうした PICS の概念や介入はセミナーや各施設で勉強会を行ったり，学術集会で研究テーマにされたりするなど，最近のトレンドということもあり，皆さんも広く学習されているのではないでしょうか？

ではこれらの予防的介入で一番大切なことは何でしょうか？

日々の患者・家族ケアの中で意見が対立することはありませんか？ たとえば離床の場面を見てみると，「積極的に離床を進めていこう！」といった，ドラゴンクエストでいう「ガンガンいこうぜ」看護師や，「今は安静が大事なんじゃないかな」の「いのちだいじに」看護師，はたまた「どっちの意見もわかるからバランスよく行こうよ」といった「バッチリがんばれ」看護師（おそらく「業務が忙しいから，最低限のケアでいいんじゃない？」の「MP つかうな」看護師はいないと思いますが）.

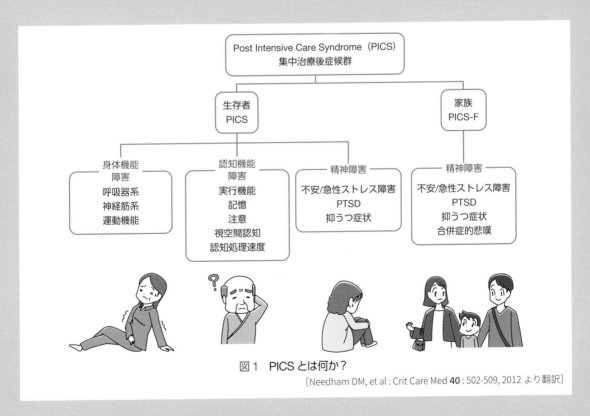

図1 PICS とは何か？

[Needham DM, et al：Crit Care Med **40**：502-509, 2012 より翻訳]

A

毎日の覚醒トライアル
(Awaken the patient daily : sedation cessation)
・ 毎日覚醒させる
・ 鎮静薬の使用を最小にし, 鎮静レベルを浅くする

B

毎日の呼吸器離脱トライアル
(Breathing : daily interruptions of mechanical ventilation)
・ 毎日の SBT
・ 早期の人工呼吸器離脱

C

A＋B の毎日の実践
(Coordination : daily awakening and daily breathing)
鎮静・鎮痛薬の調整
(Choice of sedation or analogesic exposure)
・ SAT と SBT の組み合わせ
・ ベンゾジアゼピンを避ける
・ 目標別プロトコルを使用した浅鎮静
・ せん妄の高リスク患者, 人工呼吸器離脱時のデクスメデトミジン

D

せん妄のモニタリングとマネジメント
(Delirium monitoring and management)
・ CAM-ICU or ICDSC を使用したせん妄の評価
・ 低活動型せん妄の発見
・ 過活動型せん妄へのハロペリドール
・ 良眠の確保などの非薬物的介入

E

早期離床
(Early mobility and exercise)
・ ICU-AW の評価
・ 積極的すぎない, 適度な早期リハビリ
・ 動作範囲の拡大, 座位, 立位, 歩行への移行, ADL の拡大

F

家族を含めた対応
(Family involvement.)
転院先への紹介状
(Follow-up referrals)
機能的回復
(Functional reconciliation)
・ 患者と家族をパートナーとし共に治療計画を行う
・ ICU での活動度や PICS (-F) に関する情報を紹介状に盛り込む
・ できなくなったことを回復させできるように補う

G

良好な申し送り伝達
(Good handoff communication)
・ 患者の状態, 検査, 治療について申し送りで引き継ぐ
・ 標準的申し送り用紙の使用
・ PICS- (F) に関する情報を盛り込む)

H

PICS や PICS-F についての書面での情報提供
(Handout materials on PICS and PICS-F)
・ PICS (-F) に関する患者家族情報を書面で患者や家族に提供
・ PICS (-F) のパンフレットの活用
・ ICU 日記の活用

図 2 ABCDEFGH バンドル

私はこう考える

　PICS の予防的介入の中で個人的に一番重要だと思うことは, 「G:良好な申し送り伝達」に加えて情報共有だと思います. 意見が対立するならまだしも, 自分の頭の中で解決し, 介入していることはありませんか? まずは, 患者の状態を正確に捉えましょう. 今, 患者の治療はどこまで進んでいるのか? 何を目指し

ているのか? 他職種はどのような介入を行っているのか? 看護師として介入できることは何か? 家族の反応はどうか? そのことについて医療者間できちんと共有が行われているのか? こうした情報共有は, 各職種の記録で確認するのではなく, カンファレンスなどで対話として行うことが大切です. そうすることにより, 患者のフェーズを正確に把握し, 先ほどの例でいうと, 今は「いのちだいじに」の時期であると

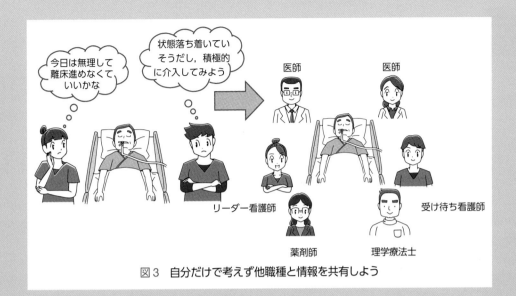

図3 自分だけで考えず他職種と情報を共有しよう

いった，患者の状態に即した ABCDEFGH バンドルの活用が見えてきます．

　情報共有はものすごく基本的な内容ですが，この基本をきちんと行うことが，患者の現状を踏まえ，なおかつ PICS を予防するための介入の一番の近道です（図3）．

引用文献
1) Needham DM, et al : Improving long-term outcomes after discharge from intensive care unit : report from a stakeholders' conference. Crit Care Med **40** : 502-509, 2012
2) Davidson JE, et al : Family response to critical illness : postintensive care syndrome-family. Crit Care Med **40** : 618-624, 2012
3) Harvey MA, et al : Postintensive care syndrome : right care, right now... and later. Crit Care Med **44** : 381-385, 2016

7 早期リハビリテーションとケア

システムが整備されても意欲がなければ意味がありません.「入院したら安静に」と考えている患者が主体的に離床やリハビリテーションに取り組むためにはどうすればよいかが問題です.

阿部絵美

1 リハビリテーションの考え方が変わった
安静から早期離床へ

　集中治療の場においては,患者を深く鎮静し安静に管理することが最も優先されてきました.しかし,ここ数年の間に,

今はこうする

　集中治療の場においても鎮静を極力減らし,患者を早期に覚醒させ離床やリハビリを導入することで,疾病からの早期回復や身体機能の維持改善を図れることだけでなく,認知機能の維持やせん妄予防への効果をもたらすことがわかりました.また,それだけでなく,

患者のICU入院中およびICU退室後・退院後の生活の質（quality of life：QOL）や日常生活動作（activities of daily living：ADL），精神面までにも大きな影響を与えることから，早期離床・リハビリは多くのICUで取り組みが開始されてきました．2018年からは「特定集中治療室における早期離床・リハビリテーション加算」（図1）[1] の算定が開始となり，現在ではICUにおける早期離床・リハビリが一般的なものとなってきています．

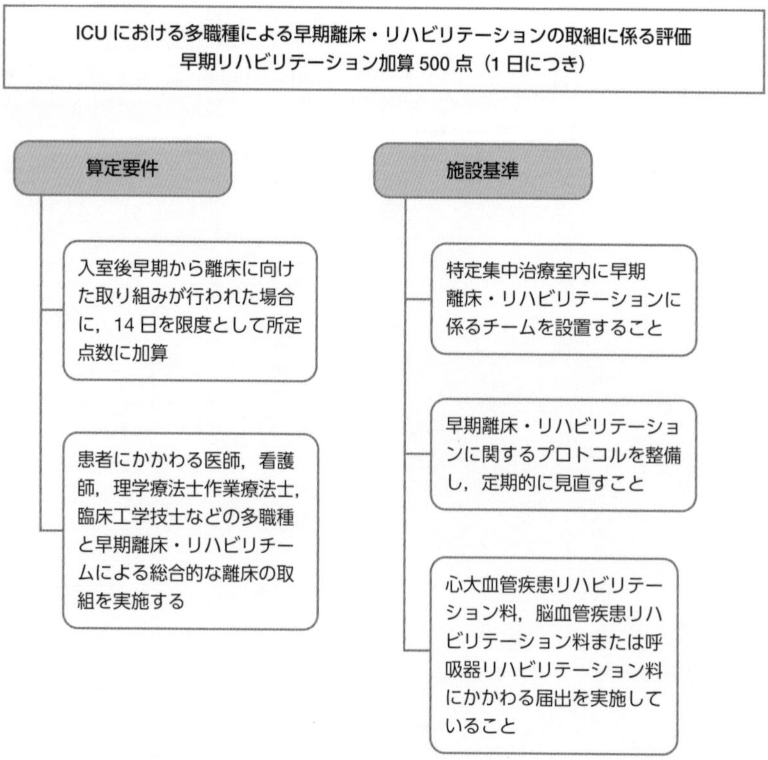

ICUにおける多職種による早期離床・リハビリテーションの取組に係る評価
早期リハビリテーション加算500点（1日につき）

算定要件

入室後早期から離床に向けた取り組みが行われた場合に，14日を限度として所定点数に加算

患者にかかわる医師，看護師，理学療法士作業療法士，臨床工学技士などの多職種と早期離床・リハビリチームによる総合的な離床の取組を実施する

施設基準

特定集中治療室内に早期離床・リハビリテーションに係るチームを設置すること

早期離床・リハビリテーションに関するプロトコルを整備し，定期的に見直すこと

心大血管疾患リハビリテーション料，脳血管疾患リハビリテーション料または呼吸器リハビリテーション料にかかわる届出を実施していること

図1　特定集中治療室における早期離床・リハビリテーション加算

[2] 厚生労働省：平成30年度診療報酬改定の概要，2018を参考に作成]

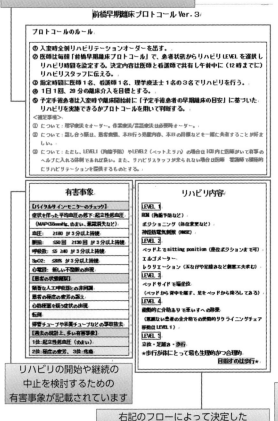

プロトコル運用上のルールが
記載されています

前橋早期離床プロトコール Ver.3

プロトコールのルール

① 入室時全例リハビリテーションオーダーを出す。
② 医師は毎朝「前橋早期離床プロトコール」で、患者状態からリハビリLEVELを選択しリハビリ時間を設定する。決定内容は医師と看護師で共有し午前中に（12時までに）リハビリスタッフに伝える。
③ 指定時間に医師1名、看護師1名、理学療法士1名の3名でリハビリを行う。
④ 1日1回、20分の離床介入を目標とする。
⑤ 予定手術急患は入室時や離床開始前に「予定手術急患者の早期離床の目安」に基づいたリハビリを実施できるかプロトコールを用いて判断する。

＜選定事項＞
① について：理学療法をオーダー。作業療法/言語療法は必要時オーダー。
② について：話し合うда合、患者病態、本日行う是離床内容、本日の目標などを一緒に共有することが好ましい。
③ について：ただし、LEVEL1（廃用予防）やLEVEL2（ベッド上リハ）の場合はICU内に医師がいて有事のヘルプに入れる体制であれば良い。また、リハビリスタッフが来られない場合は医師・看護師で暫定的にリハビリテーションを提供するものとする。

有害事象

【バイタルサインモニターのチェック】
症状を伴った平均血圧の低下：起立性低血圧
（MAP55mmHg、めまい、意識消失など）
血圧：≧180 が3分以上持続
脈拍：≦50 回 ≧130 回 が3分以上持続
呼吸数：≦5 ≧40 が3分以上持続
SpO2：＜88% が3分以上持続
心電図：新しい不整脈の出現
【患者の状態確認】
顕著な人工呼吸器との非同調
患者の明確な疲労の訴え
心筋虚血を疑う症状の出現
転倒
挿管チューブや栄養チューブなどの事故抜去
【過去の統計上、多い有害事象】
1位：起立性低血圧（めまい）
2位：廃用の疲労、3位：疼痛

リハビリの開始や継続の
中止を検討するための
有害事象が記載されています

リハビリ内容

LEVEL 1
ROM（拘縮予防など）
ポジショニング（体位変更など）
神経筋電気刺激（NMES）
LEVEL 2
ベッド上でsitting position（座位ポジションまで可）
エルゴメーター
レクリエーション（玉ながや足踏みなど創意工夫など）
LEVEL 3
ベッドサイドで端座位
（ベッドから背中を離す、足をベッドから降ろしてある）
LEVEL 4
積極的に介助ありを乗いすへの移乗
（立位取れない患者の全介助での受動的リクライニングチェア移乗はLEVEL1）
LEVEL 5
立位・足踏み・歩行
※歩行が体にとって最も生理的かつ合理的
目指すのは歩行★

右記のフローによって決定した
リハビリレベルで実施する
リハビリの内容が記載されています

前橋早期離床プロトコール Ver.3

※安静度を必ず確認すること

YES
NO

1. 呼吸
①FiO2≦0.6　②PEEP≦10 → LEVEL1.
Yesまたは医師の判断でOK

2. 循環
①カテコラミンの使用量（NAdO.2γ,DOA5γ,DOB5γ）
②2時間以内にカテコラミンの増量なし
③活動性出血の治療中ではない
④抗不整脈薬が必要な新たな不整脈の出現がない
どれかひとつでも
NO なら
LEVEL1.
すべてYesまたは医師の判断でOK

3. 意識・鎮静・鎮痛の評価
①鎮静
RASS-4or-5 → 鎮静解除可 → LEVEL1.
RASS≧-3 →
①手足は重力に抗って動かせない LEVEL2.
②重力に抗って手が動かせる LEVEL3.
③重力に抗って足が動かせる LEVEL4.
④LEVEL4をやったことがある、または医師の判断でOK LEVEL5.

②鎮痛
目標鎮静レベルを目指し
NRS・CPOTを評価・介入
リハビリ中
NRS≧4.
CPOT≧3
→ 疼痛介入
→ 疼痛評価 → 疼痛により継続困難
→ リハビリ継続

鎮痛・鎮静レベルを目標して、繰り返し評価・介入を行う（リハビリ時間にはベスト状態で）
目標：CPOT＜3　NRS＜4　RASS-1～0　ICDSC＜4.

患者状態を呼吸→循環→意識・鎮痛鎮静
の順に評価し、リハビリレベルを決定します
また、リハビリ実施時の目標とする鎮痛・鎮静レベルを決め
リハビリ中に鎮痛が増強するようなら、
目標の鎮静レベルになるように介入します

図2　前橋早期離床・リハビリテーションプロトコル

2 チーム結成！ 早期離床・リハのためのまずとりかかったこと

　私が所属するICUでも、2014年に医師、看護師、理学療法士を中心にICU早期離床チームを結成し、ICUでの早期離床やリハビリへの取り組みを開始しました。チーム結成後にまずとりかかったことは、

私はこうしている

　当院独自の「前橋早期離床・リハビリテーションプロトコル」（図2）の作成とICUの医師や看護師、リハビリテーションスタッフを対象にした離床・リハビリに関連する学習会の機会を設けることでした。

プロトコルをつくる

　プロトコルは、ICUにおける早期離床・リハビリの実施方法や評価方法の標準化を目指し、いくつかの先行論文を参考にしました。ICUに入院している呼吸や循環に異常をきたした患者に対しても安全で有効な早期離床やリハビリを実施するためには、まずは離床やリハビリが実施可能な状態であるか否かを評価し、状態にあわせた離床やリハビリを段階的に実施していくことが重要です。そのため、アルゴリズムを使用して患者状態の評価を行い、そのうえで医師と看護師、理学療法士で協力し離床やリハビリを実施できるように作成しました。これから、ICUでの早期離床やリハビリに積極的に取り組みたいと思っている施設では、離床やリハビリの禁忌や開始・中止基準の具体

例が 2017 年に日本集中治療学会より公表された「集中治療における早期リハビリテーション～根拠に基づくエキスパートコンセンサス～」に記載されているので，それらを参考に施設の特徴を踏まえて作成するのが有効だと思います．

学習会を開く

学習会は，早期離床やリハビリに取り組む職種間での知識や姿勢の差異を少しでも取り除き，早期離床・リハビリの効果やメリットを共有し，多職種で効果的なチームアプローチが実施できるような内容を複数回にわたり実施しました．以上のような取組を開始した以降は，PDCA サイクルを回しながら知識のブラッシュアップや成果の共有，プロトコルの改定などを重ねていき，当院 ICU においての早期離床・リハビリの文化を築くことに成功したと感じています．

3 早期離床・リハビリテーションとケア
いかに患者の意欲を高めるか

早期離床やリハビリに積極的に取り組むことで，ICU に入室となった患者の入室期間の短縮や人工呼吸器装着期間の短縮など，患者の身体的側面への効果を実感しています．また，可能な限り浅い鎮静で管理し患者を覚醒させることで，人工呼吸器や体外式膜型人工肺（extra-corporeal membrane oxygenation：ECMO）装着患者でも歩行が可能な状況になり自らトイレに行けたり，ベッド上でテレビを見たり読書をするなど，ICU での入院生活の QOL 向上につながっています．その反面，早期離床やリハビリを進めるにあたっては，患者の鎮痛管理と意欲を高めるかかわりが重要であると考えます．

早期からの離床やリハビリを開始するための浅鎮静での管理では，とくに多くのドレーンやチューブが挿入されている ICU の患者では，痛みの増強が生じます．持続する痛みの存在により，患者自身はリハビリを実施しようという気持ちが生じず，また体動時における痛みの増強やそれによる不安が離床やリハビリの進行を妨げることもあります．当院で早期離床・リハビリテーションプロトコルを導入した際にも，痛みや不安が早期離床やリハビリの障壁となる症例を多く経験しました．当院のプロトコルは現在 Ver.3 を使用していますが，そこには離床やリハビリの開始時だけでなく，実施中や実施後も痛みを繰り返し評価することを追加しています（図 2 を参照）．それだけでなく，

痛み評価ツールの学習会は医師・看護師以外の理学療法士を始めとするリハビリスタッフにも定期的に実施し，離床やリハビリを実施する際の適切な痛みの評価と管理が実施できるように努めています．

また，早期より離床やリハビリに取り組むのは患者自身であるため，患者の主体性を尊重し，意欲的に離床やリハビリを実施できるようなかかわりをもつことが必要です．ICU という特殊な環境においても，実施前の状態評価を行い，離床やリハビリの開始・中止基準を設けプロトコルを用いるなど，安全で有効性のある離床やリハビリを実施するためのシステムは整備されてきましたが，患者の意欲を高める関わりについての取り組みは不十分であると考えています．入院したら安静第一と考えている患者家族もまだまだ多く，それが ICU という場所であるならばなおさらでしょう．患者が主体的に，そして意欲的に離床やリハビリに取り組むためには，先述した「集中治療における早期リハビリテーション～根拠に基づくエキスパートコンセンサス～」にも記載されているように，早期離床や早期リハビリテーションの意義や効果を十分に患者に説明[2]することが大切です．また，チーム医療においては家族も重要なリソースパーソンであるため，患者だけでなく家族への説明と理解も必要です．励まし，共感，称賛，目標を目指す言葉，肯定的な評価を含む言葉[3]などは患者の離床やリハビリに対する意欲を向上させることができる有効な声かけとなります．

引用文献
1) 厚生労働省：平成 30 年度診療報酬改定の概要，2018
   https://www.mhlw.go.jp（2020 年 2 月 20 参照）
2) 日本集中治療学会（編）：集中治療における早期リハビリテーション～根拠に基づくエキスパートコンセンサス～ダイジェスト版，医歯薬出版，p36，2017
3) 木菱由美子ほか：リハビリテーションにおける患者様への効果的な声かけについて，専門リハ 3：25-29，2004

参考文献
1) Bergel RR：Disabling effects of inactivity and importance of physical conditioning. A historical perspective. Rheum Dis Clin North Am 16：791-801, 1990
2) 日本集中治療学会（編）：集中治療における早期リハビリテーション～根拠に基づくエキスパートコンセンサス～ダイジェスト版，医歯薬出版，2017
3) 卯野木健：最も新しい重症患者の早期離床の考え方，改訂第 2 版，学研メディカル秀潤社，2016

8 集中治療における早期リハビリテーション —根拠に基づくエキスパートコンセンサスとは

ベッド上で行われる軽運動ではなく，早期離床や積極的な運動を行う際に用います．早期リハの定義・効果・禁忌，開始基準・中止基準，体制などについて，日々疑問に思っていたことの答えがみつかることが多いです．

小幡賢吾，高橋哲也

根拠に基づくエキスパートコンセンサス作成の経緯

現在，早期離床・早期リハビリテーション（以下，早期リハ）は，ICU における治療手段のひとつとして一般的なものになりつつあります．しかし国内において，これらを行う際に指針となるガイドラインは存在していませんでした．そこで日本集中治療医学会では，早期リハ検討委員会を設置し，委員会によって作成されたのが『集中治療における早期リハビリテーション～根拠に基づくエキスパートコンセンサス～』（以下，コンセンサス）になります（p.255）.

コンセンサスの概要

日本人患者を対象とした質の高い治療のエビデンスを集めることは困難であったため，ガイドラインにはせず，コンセンサスにとどめています．またこのコンセンサスは，ベッド上で行われる関節可動域運動などの軽運動に対してではなく，**早期離床や積極的な運動を行う際に用いる**ものになります．委員会内で抽出された 220 項目の clinical question（CQ）から 34 項目に絞り，さらに内容の重なりや CQ-Answer で回答できない項目を吟味し，CQ-Answer として 22 項目，それ以外として 11 項目をまとめました．内容としては早期リハの定義，早期リハの効果，早期リハの禁忌・開始基準・中止基準について，早期リハの体制について，と多岐にわたります．ICU で**早期離床・早期リハを行う際に，当たり前に行っていたこと，疑問に思っていたことなどに多くの項目を割いて取り上げられている**のではないかと思います．

コンセンサスをどう活用するか

このコンセンサスを用いる際にもっとも重要なことは，記載している内容はあくまでも**「標準的な治療指針」であり，実際に行う早期リハに対して強制するものではない**ということです．また，早期離床・早期リハを行うのはリハ関連職種だけではなく，多職種が関わるあるいは実施するものです．したがって，安全に早期離床・早期リハを実施するには施設内で統一した各種基準が必要になります．ICU に入室しどのような状態であればスタートするのか，どのような状態になれば次のステップに移るのかあるいは中止するのかなど，各種基準や早期リハプログラムを作成する際に，この**コンセンサスをもとに施設ごとの診療形態やスタッフ状況などに応じた内容に改変し作成することが望ましい**と思います．

また，本コンセンサスは 5 年を目途に改訂あるいはガイドライン化する予定です．近年，早期リハに関連したエビデンスレベルの高い論文もみられるようになっています．2023 年頃には進化した早期リハガイドラインをみることができるのではないかと思います．

参考文献
1）日本集中治療医学会早期リハビリテーション検討委員会：集中治療における早期リハビリテーション 根拠に基づくエキスパートコンセンサス．日集中医誌 **24**：255-303, 2017

9 人工呼吸器のモードに対応したケア

人工呼吸器の目的は患者の呼吸を治療することではありません．重症疾患やその全身管理に伴う呼吸不全に対して，①ガス交換障害の改善，②呼吸仕事量の軽減，③気道を確保することを目的としています．重症患者それぞれの人工呼吸器が必要になった目的が明確になると，適切なモードの選択が可能となります．

山田　亨

1 基本は3つ 患者の状態にあわせて人工呼吸器のモードを選択する

　人工呼吸器のモードに関しては，基本的には3つのモード A/C（assist/control），SIMV（synchronized intermittent mandatory ventilation），PSV（pressure support ventilation）があります（図1）．また，A/C と SIMV においては，一回換気量をターゲットとする VCV（volume control ventilation）と，吸気圧を設定する PCV（pressure control ventilation）があります．これらの使い分けは，人工呼吸器の使用の目的にあわせて，選択されることが多いと思います．人工呼吸器は患者の呼吸を治療することが目的ではありません．人工呼吸器は重症疾患やその全身管理に伴う呼吸不全に対して，**①ガス交換障害の改善，②呼吸仕事量の軽減，③気道を確保することを目的としています**．

2 どの呼吸モードを選ぶか 身体所見や測定値やグラフィックを用いたアセスメント

　目的に合った人工呼吸器のモードかどうかは，患者の身体所見や測定値やグラフィックを見ながら評価をしていきます．近年は人工呼吸中の患者に対しては，浅い鎮静管理の有用性が示されています．そのため，**人工呼吸器のモードも患者の自発呼吸に対する同調性を高める工夫**がされています．人工呼吸器のモードに対応したケアとしては，まずそれぞれのモードの特徴を知り，そのうえで，患者の身体所見や自覚症状を確認し，患者の苦痛を軽減し，原疾患の治療ができるようにする必要があります．

3 実際どのように評価しているのか① 自発呼吸がない場合に「A/C」「SIMV」を使う

　患者に自発呼吸がない場合の人工呼吸器のモードは，A/C もしくは SIMV による強制換気が必要になります．吸気が十分に送られているかを確認するには，胸郭の挙上や聴診で呼吸音の強弱や左右差を確認することが必要です．他にもグラフィックでは，吸気時間が十分なのかどうかの評価も可能です（図2）．また，この吸気時間の評価には，時定数の計算を使うこともできます．時定数はコンプライアンス（mL/cmH$_2$O），気道抵抗（cmH$_2$O/L/sec）の積で求められます．この時定数の3倍が理想的な吸気時間と近似します．

　患者に自発呼吸がある場合には，非同調性が問題となります．A/C と SIMV のときと PSV のときでは異なる場合と同じ場合があります．

4 実際どのように評価しているのか② 自発呼吸がある場合に「A/C」「SIMV」を使う

　まずは，A/C と SIMV のときです．この場合は，**設定された吸気が患者の求める吸気とあっているかを評価する必要があります**．

送気の時間が長い場合⇒ 0 L/min 以下への低下

　人工呼吸器からの送気の時間が長い場合は，図3-①のように吸気圧の終末の圧上昇，吸気流量の終末の0 L/min 以下への低下が生じます．このような波形になるのは，すでに患者が吸気の最後に呼気に移ろうとしているためです．この場合は，**患者が自分で吸気の終了を決めることができる PSV に変更すること**がよいと思います．

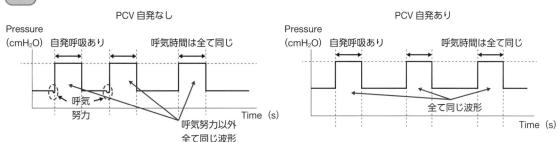

A/C は，①自発がないときは，すべて設定されてた換気回数の強制換気を行います．②自発呼吸がある時は，その自発にあわせて吸気を送ります．その送り方は，自発のない換気でも自発のある換気でも同じ波形で吸気を送ります．

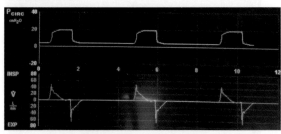
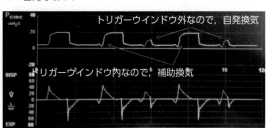

SIMV は，自発がないときは，すべて設定されてた換気回数の強制換気を行います．自発呼吸がある時は，その自発にあわせて吸気を送ります．ただし，その自発呼吸が出現したタイミングが，トリガーウインドウというタイミング内であれば，自発にあわせて送気されます．それ以外での自発呼吸はサポートされません．そのため，SIMV を使用するときには，PSV を付加して，トリガーウインドウ以外の自発呼吸をサポートしています．

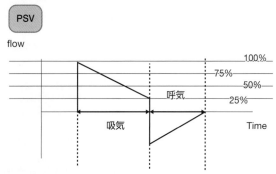

PSV は患者の自発呼吸にあわせて吸気をサポートする．送気の終わりは，最大の吸気流量の何％まで吸気流量が下がったかで呼気に移るかを決定する．これを呼気感度と呼び，通常図のように，25％で設定されている．患者の肺が膨らみにくい（コンプライアンスが低い）場合には，できるだけ長く吸気を送りたいので，呼気感度を 25％よりも低くする．逆に肺が膨らみやすい（コンプライアンスが高い）場合には，呼気感度を 25％よりも高くする．このような調整をすることもあるが，多くの場合 25％のままで管理される．

図1　3つの人工呼吸器モード

[山田亨：第3単元テキストモード（換気様式）の理解．名古屋，日総研，P30-33，2013 より引用]

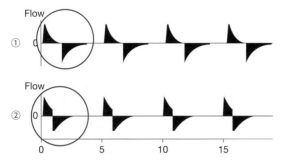

図2 流量波形からわかる吸気時間の適正

①も②も A/C（PCV）で，上段が吸気圧（15 cmH$_2$O）の波形，下段が流量の波形．①と②の違いは吸気時間（①＞②）である．〇で囲まれているところを見て欲しい．①は吸気の最後に0L/min に下がってから呼気に移行しており，②は下がる途中で呼気に移行している．

吸気が送り込まれる際には，広がりやすい肺胞へ吸気ガスが流れこみ，吸気終末に流れが止まるとき（流量0L/m）に，吸気圧は均一になる．

つまり，②の吸気終末では吸気圧が均一になる前に呼気に移ってしまっているため，十分に肺胞が広がらない．この場合，吸気時間を伸ばす必要がある．

[佐藤暢一．（2019）．"【換気モードを整理する】基本的換気モード．"ICU と CCU **43**（6）：301-307 を参考に作成]

吸気の時間が短い場合⇒ダブルトリガー

一方，吸気時間が短い場合は，図3-②のように吸気の最後に再度吸気が生じます．人工呼吸器からの送気が終わった後に，患者はまだ吸い足りないので，吸気を続けます．すると，人工呼吸は吸気をトリガーするので，送気されます．これをダブルトリガーと言います．この場合は吸気時間を伸ばすことが必要です．吸気時間を伸ばすことが必要です．VCV でも吸気流量が足りないために長い吸気をしようとした場合には，このようなダブルトリガーが生じます．

自発呼吸ないので吸気が送り込まれる⇒オートトリガーを疑う

図3-③では，患者が自発呼吸をしていないのに，吸気が送り込まれています．これはオートトリガーです．人工呼吸器は患者の吸気を感知して送気を始めます．その感度が敏感だと，心拍や結露などでも感知して送気をすることがあります．**患者の呼吸筋の収縮がないにもかかわらず，吸気が送り込まれている際には，オートトリガーを疑う必要があります**．これは PSV でも生じますが，A/C や SIMV でしっかりアセスメントができないと，患者に自発呼吸が出現したと勘違いして，ウイニングを進めることになります．

①A/C（PCV）での吸気時間が長い

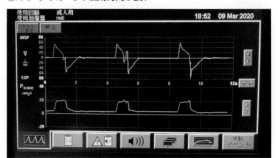

＊1個目と3個目のみを連続

②SIMV（PCV）での吸気時間が短い

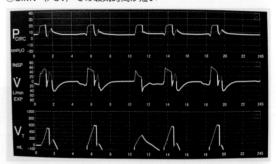

③オートトリガー

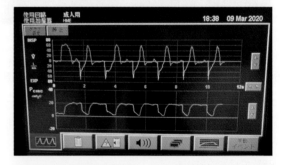

④A/C（VCV）での流量不足

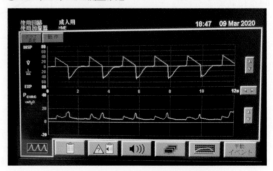

図3 A/C および SIMV での非同調

②のみパンフレット
(Medtronic PURITAN BENET ™ 980 GRAPHIC APPLICATION GUIDE.) P12 より引用

吸気流量が足りていない

図3-④は，吸気流量が足りず，強く吸気をしたときに，気道内圧の波形が凹んだ様子です．この場合，患者は強い吸気努力をしておりますので，呼吸補助筋の使用に注目する必要があります．改善するためには，流量の送り込み様式を**矩形波にする**か，**PCVにして流量を維持する必要**があります．

実際どのように評価しているのか③

5 自発呼吸がある場合に「PSV」を使う

患者の自発呼吸と人工呼吸に非同調が生じている場合には，PSVにモードを変更して，患者の自発呼吸を観察するとよいと思いますが，PSVでも非同調は生じます．

ミストリガー

図4-①は，トリガーの感度が低いため，生じているミストリガーです．患者が吸気をしているのですが，弱い吸気なので，人工呼吸器が感知せずに送気されないことで生じます．図のようなトリガーされていないところで，患者の自発吸気が生じているか，呼吸補助筋を視診や触診することで評価します．自発がある場合は，感度を下げる必要があります．

ダブルトリガー

図4-②は，ダブルトリガーです．先ほどの説明と同じですが，これも，吸気時間が短い場合に生じます．PSVでは，患者の吸気の流量が低下したところで，呼気に映るようになっておりますが，その流量がどの程度（最大吸気流量の何%）低下したら，呼気にするかは，呼気感度というもので設定します．**PSVでダブルトリガーが生じているときには，この呼気感度を下げると吸気時間が延びます**．

①ミストリガー

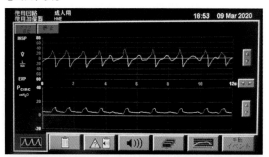

②ダブルトリガー

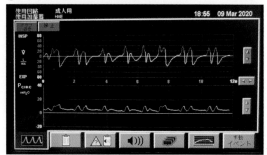

図4　PSVでの非同調

---

9. 人工呼吸器のモードに対応したケア

医師によってモードの選択が違うのはなぜ？

　人工呼吸管理をする医師によってモードの選択が異なることに気づくかもしれません．モードの選択には，A/C，SIMV，PSV を使用するのですが，たとえば，SIMV を使用しない医師もいるかもしれません．自発呼吸の有無によって，分けて考えているのかもしれません．すなわち，自発呼吸がない場合は A/C を使用し，自発呼吸が出現してくれば PSV を使用するということです．無呼吸になり換気不全になる心配の少ない，自発呼吸の維持に関して心配の少ない患者だとこのような方法もできるかもしれません．しかし，無呼吸になったり，チェーンストークス呼吸になったりするような呼吸が不安定な患者だとどうでしょうか．このような場合は，最低限の換気の保証が必要だと判断する医師もいるかも知れません．そのような場合には，SIMV を使用して，最低限の呼吸回数を設定する場合もあるかもしれません．

　また，PCV と VCV の使い分けも考えている医師もいるかもしれません．PCV が主に使用されている場合が多いのかもしれませんが，自発呼吸がないときには，VCV を使用することで，吸気を一定の流量で送気する場合（矩形波）では気道内圧の波形が図のようになり，患者の気道抵抗やコンプライアンスを評価することができます．簡単に説明をすると，同じ気道内圧上昇でも，ピーク圧とプラトー圧の差が大きい場合は気道抵抗が上昇しており，ピーク圧とプラトー圧の差が大きくない場合で，プラトー圧が高い場合は，コンプライアンスが低下しているということです．このように呼吸メカニクスを評価するときに VCV にすることも有用です．

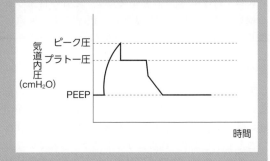

10 人工呼吸器離脱のためのケア

人工呼吸器離脱プロトコルに基づいて「SAT」「SBT」「抜管の検討」の3ステップで進めます.

北別府孝輔

1 現在の指針 人工呼吸器離脱に関するガイドライン・バンドル

人工呼吸器離脱に関する指針として,米国胸部医師会(CHEST)と米国胸部学会(ATS)が合同で作成したガイドライン(2017年)[1]やABCDEFバンドル(2017年)[2]があげられます(表1).

上記ガイドラインやバンドルからは,看護師がかかわる人工呼吸器離脱のためのケアとして「人工呼吸器離脱プロトコル沿った観察とケア(SAT,SBT)」「せん妄予防と対策」「早期リハビリテーション」について解説するとともに,私の見解や経験を記述します.

2 SATとSBT 人工呼吸器プロトコルに沿った観察とケア

人工呼吸器離脱プロトコルについては,日本集中治療医学会・日本呼吸療法医学会・日本クリティカルケア看護学会の3学会合同プロトコルが存在しています[3].このプロトコルは「SAT」「SBT」「抜管の検討」

の3ステップのフローチャートになっており,多職種で共通認識と共通言語を用いながらチームとして介入できるように作成されています.

SAT

SATとは,日中に鎮静薬を中止または減量し,自発的に覚醒が得られるかを評価するテストのことです.適切な鎮痛鎮静のコントロールを行ううえでは,気管チューブの不快が最小限となるように麻薬性鎮痛薬を中止せずに継続することがプロトコルの中でも述べられています.そのため,SATに際しては呼吸循環のモニタリングはもちろんのこと,それらに影響を及ぼす可能性の高い鎮痛の評価(NRSやBPS,CPOT)を適切に行い,さらなる鎮痛薬の投与が必要な場合は医師とのディスカッションを行っていきます.このディスカッションのときに気をつけているのは,"看護師の感覚"で話さないことです.たとえば,「○○の患者が何かしんどそうです…」と伝えた場合,医師には効果的に伝わらない可能性があります.しかし,「○○の患者がNRS 7〜8点です.フェンタニル®を20μg/h(0.25μg/kg/h)で投与していますが,持続静注投与量は0.7〜10μg/kg/hなので投与

表1 成人重症患者の人工呼吸器離脱ガイドラインとABCDEFバンドル

成人重症患者の人工呼吸器離脱ガイドライン	ABCDEF バンドル
①最初のSBTはTピースまたはCPAPなしではなく,プレッシャーサポートによる圧補助下(5-8 cm H$_2$O)で実施	A:痛みの評価,予防,管理
②鎮静を最小限に管理するプロトコルを推奨	B:自発覚醒トライアル(SAT)と自発呼吸トライアル(SBT)の両方
③抜管失敗のリスクが高い患者には予防的に非侵襲的な換気(NIV)を使用	C:鎮痛と鎮静の選択
④早期離床を目指したリハビリテーションプロトコルを用いることの推奨	D:せん妄評価,予防,および管理
⑤人工呼吸器装着期間・ICU滞在期間を短縮できることから人工呼吸器離脱プロトコル使用を推奨	E:早期離床
⑥抜管後の気道狭窄リスクが高い患者ではカフリークテストを推奨	F:家族の関与とエンパワーメント

表2 人工呼吸器離脱プロトコル SBT 基準（人工呼吸器離脱のための標準テキストを参考に作成）

SBT 開始安全基準①〜⑤をすべてクリアした場合「SBT 実施可能」	
①酸素化が十分である	☐ $FiO_2 ≦ 0.5$ かつ $PEEP ≦ 8\,cmH_2O$ のもとで $SpO_2 > 90\%$
②血行動態が安定している	☐急性の心筋虚血，重篤な不整脈がない ☐心拍数≦140 bpm ☐昇圧薬の使用について少量は許容する（DOA≦5 μg/kg/min，DOB≦5 μg/kg/min，NAD≦0.05 μg/kg/min）
③十分な吸気努力がある	☐一回換気量＞5 mL/kg ☐分時換気量＜15 L/分 ☐ Rapid shallow breathing index（1 分間の呼吸回数/一回換気量 L）＜105/min/L ☐呼吸性アシドーシスがない（pH＞7.25）
④異常呼吸パターンを認めない	☐呼吸補助筋の過剰な使用がない ☐シーソー呼吸（奇異性呼吸）がない
⑤全身状態が安定している	☐発熱がない ☐重篤な電解質異常を認めない ☐重篤な貧血を認めない ☐重篤な体液過剰を認めない
SBT 成功基準	
☐呼吸数＜30 回/分 ☐開始前と比べて明らかな低下がない（たとえば $SpO_2 > 94\%$，$PaO_2 ≧ 70\,mmHg$） ☐心拍数＜140 bpm，新たな不整脈や心筋虚血の兆候を認めない ☐過度の血圧上昇を認めない	
以下の呼吸促拍の兆候を認めない（SBT 前の状態と比較する） ☐呼吸補助筋の過剰な使用がない ☐シーソー呼吸（奇異性呼吸）がない ☐冷汗 ☐重度の呼吸困難感，不安感，不穏状態	

量はまだ上げられると思います．鎮痛どうしましょうか？」と，定量的な評価や具体的な薬剤投与量を伝えると，医師とのスムーズな意思決定が可能になります．

薬剤投与量の計算まではちょっと…，と思われる方も多いかと思いますが，慣れてしまえば10秒もかからない作業です．このひと手間がチーム医療を円滑に進め，患者への恩恵につながると考えればトライしてみたくなりませんか？

また，術後の患者であれば気管チューブの不快や苦痛以外にも苦痛を抱えていることは多くあります．痛みへの介入は，オピオイド単独ではなく「多角的多様式鎮痛アプローチ」が必要だと，PADIS ガイドライン[4] の中で述べられています．痛みの原因を正しく把握し，時にはアセトアミノフェンなどの追加薬剤投与を検討することも必要です．

SBT

次は SBT についてです．表2[5]にある SBT 開始安全基準，成功基準[5]ではさまざまな観察ポイントが記載されていますが，この"自発呼吸トライアル"で行うことの意味を考えると，より観察する視点が焦点化されると考えます．自発呼吸トライアルは，プレッシャーサポートによる圧補助下（5〜8 cmH_2O）で実施されます．

Rapid shallow breathing index（RSBI）は呼吸仕事量と相関があります．数値が高ければ人工呼吸器離脱失敗の可能性が高くなります．

SBT 中に大きく変わるのは，人工呼吸器の換気様式です．実際の設定画面で確認してみてください．強制換気を主体とした換気様式から自発呼吸を主体とした換気様式に設定変更された場合，「吸気時間設定」

表3　睡眠覚醒スコア（スコアリング）

睡眠覚醒スコア				
睡眠・覚醒障害 ※対象外：器質的脳機能障害での意識レベル低下，15 歳未満の小児，昏睡療法中（ICDSC 評価に準ずる）	他覚的	夜間睡眠度（21 時〜9 時） ※深夜帯で評価	3	まったくの不眠
			2	浅眠，たやすく覚醒する
			1	一時覚醒してもすぐ眠れる
			0	良民
		昼間覚醒度（9 時〜21 時） ※日勤帯で評価	3	刺激しても眠ってしまう
			2	うとうとしていることが多い
			1	ぼんやりしている
			0	ほぼ覚醒
	自覚的	睡眠充足度（9 時）	3	眠れなくてつらい
			2	眠れなかったがつらくはない
			1	眠れたがもっと眠りたい
			0	よく眠れた

[群馬大学版睡眠覚醒スコア[6]を参考に作成]

がなくなっているはずです．SBT 開始前までは，人工呼吸器が設定した時間のピーク圧プラトーをつくることで，十分に肺を広げていましたが，自発呼吸が主体になることで吸気にかける「時間」と「タイミング」は患者に委ねられることになります．もしも SBT に耐えうる呼吸状態でなかった場合，十分に肺を拡張させるだけの時間が確保できないため「浅く早い呼吸」になってしまう可能性が高いです．「浅く早い呼吸」なので，換気回数は増加し，一回換気量は減少します．そのため，RSBI の値は悪化します．

RSBI は呼吸仕事量と相関があります．数値が高ければ人工呼吸器離脱失敗の可能性が高くなります．

また，「浅く早い呼吸」のように十分に吸気する力がない場合，呼吸補助筋を使用した呼吸様式になります．具体的には，胸鎖乳突筋や斜角筋，外肋間筋などの頚部や肩，前胸部周囲の筋肉を用いることで "前に，上に" 胸郭を広げようと努力様呼吸がみられます．私はこのように解釈しながら，観察するポイントを焦点化したうえで視て，触って，聴いて，SBT における呼吸のフィジカルアセスメントを確認しています（表2）．

3 PADIS ガイドラインによる せん妄予防と対策

PADIS ガイドラインでは，せん妄予防の戦略は，患者の睡眠障害の予防と睡眠促進，積極的な早期離床を図ることだと述べられています[3]．そのため，自施設では睡眠における主観的評価，客観的評価，昼間の覚醒度を定量的に測定しています（表3）[6]．これらの点数をスコアリングすることで情報共有が容易になり，毎朝の回診時には睡眠に対する介入がすぐさま検討されます．そのため，自施設では効果発現までに日数を要するような睡眠薬（ロゼレム®）は ICU 入室早期から，もしくは人工呼吸器離脱の目途が立ってきたため数日内に抜管というタイミングで先行的に投与しています．また，光や音（モニター音やアラーム，話し声）にも注意を払い，昼夜のリズムがつきやすいような環境調整も徹底しています．家族への説明を行うことで，日中は家族から患者への積極的なコミュニケーションや外部情報の入力を行うなど，家族を巻き込んだせん妄ケアにも努めています．

4 人工呼吸器離脱に向けた 早期リハビリテーション

人工呼吸器装着を余儀なくされるような患者に起こる問題のひとつにICU-AWがあげられます。ICU-AWは，敗血症，多臓器不全，長期人工呼吸などの基準を満たす重症患者の約46％もの患者が診断される[7]と述べられています。人工呼吸器離脱が困難になる筋力低下としては，呼吸筋の減弱や体幹を保持する脊柱起立筋群の減弱などがあげられると考えます。ここでは，ガイドラインなどには記載されていない人工呼吸器離脱に向けた**早期リハビリテーションのポイント**を2つあげていきます。

咳嗽力の評価

まず1つ目は，**咳嗽力の評価**です。咳嗽力は，人工呼吸中〜抜管後の気道クリアランスを維持するにあたり重要な機能です。私は，理学療法士とともに離床援助を行いながら，患者の咳の強さや喀痰の喀出の有無を評価していきます。客観的な咳の評価として，人工呼吸器のグラフィックから得られる情報も参考にしています。皆さんはcough peak expiratory flow（CPEF）という言葉を聞いたことがあるでしょうか？これは，咳嗽を促したときの呼気流量を指します。CPEFと再挿管予測を行った研究[8]では，人工呼吸器の流量波形でのカットオフ値を56L/minとしたとき，再挿管を予測する感度は73％，特異度85％であったとしています。臨床で使用している人工呼吸器のフロー画面には，流速（L/min）の数値目安が載っています。患者の咳嗽力の評価として，咳嗽を促したときのグラフィックの数値も参考にしてください。

いつ評価するのか

2つ目は，**人工呼吸器離脱に向けた評価をいつする**かです。おそらくはベッド上安静時に評価されている場合がほとんどです。しかし，患者が目指すべきゴールは安静臥床している状態での生活ではなく，活動を伴う生活です。そのため，換気回数が増加していないか，浅く速い呼吸になっていないか，端座位時の換気量増大（離床の恩恵）がどの程度得られるのか，咳嗽力はどうかなどを，安静時だけでなく，離床もしくは動きの中でも評価するようにしています。もちろん，活動という負荷の中で評価することにより人工呼吸器離脱が遅くなってしまっては本末転倒なので，再挿管予測の情報提供として，「この患者は離床することで呼吸状態にこれだけの変化をきたす可能性がある」「離床時に深呼吸のオーダーが入らず，咳嗽力も弱い」などを多職種で共有しています。それにより，人工呼吸器離脱後の酸素投与デバイスも検討します。

これらを実現するためには，多職種を巻き込んだアプローチがとても重要です。理学療法士や作業療法士は前述したような有益な情報を多くもっています。これらが人工呼吸器ウイニングの指標にもなりえますので，積極的に多職種とコミュニケーションをとりながらケア介入につなげることは，人工呼吸器離脱にむけた重要な要素だと考えます。

引用文献

1) Ouellette DR, et al : Liberation From Mechanical Ventilation in Critically Ill Adults : An Official American College of Chest Physicians/American Thoracic Society Clinical Practice Guideline : Inspiratory Pressure Augmentation During Spontaneous Breathing Trials, Protocols Minimizing Sedation, and Noninvasive Ventilation Immediately After Extubation. Chest **151** : 166-180, 2017
2) Marra A, et al : The ABCDEF Bundle in Critical Care. Crit Care Clin **33** : 225-243, 2017
3) 日本クリティカルケア看護学会（監修）：人工呼吸器離脱のための標準テキスト．学研メディカル秀潤社，東京，2015
4) Devlin JW, et al : Clinical Practice Guidelines for the Prevention and Management of Pain, Agitation/Sedation, Delirium, Immobility, and Sleep Disruption in Adult Patients in the ICU. Crit Care Med **46** : e825-e873, 2018
5) 日本クリティカルケア看護学会：人工呼吸器離脱のための標準テキスト．学研メディカル秀潤社，東京，p184, 188, 2015
6) 国元文生；ICUでの鎮静法．集中治療 **10** : 973-978, 1998
7) Stevens RD, et al : Neuromuscular dysfunction acquired in critical illness : a systematic review. Intensive Care Med **33** : 1876-1891, 2007
8) Bai L, et al : Use of Cough Peak Flow Measured by a Ventilator to Predict Re-Intubation When a Spirometer Is Unavailable. Respir Care **62** : 566-571, 2017

11 NPPV 管理とケア

リークを許容しながらケアする際の注意点は，①設定圧が維持されているか，② NPPV 管理となった目的が果たせているか，③トリガーの問題はないか，④加湿や口腔内乾燥の程度，⑤患者の苦痛や不快感はないか，です．

柴 優子

1 NPPV のリークにどう対応する？
きつく締めても皮膚トラブル

NPPV（non invasive positive pressure ventilation）は，挿管などの人工気道を使用せず，マスクなどによって上気道から陽圧をかけて換気を行う方法です．NPPV 管理のポイントであり，かつ難渋することの 1 つがリークではないでしょうか．リークには intentional leak と unintentional leak があり，NPPV ではリークがあることが前提です．リーク量は 30〜40 L/分程度を目安としてマスクフィッティングします．また，機器によってリーク量の許容の違いはありますが，60 L/分程度までは許容されます．とは言っても，なかなかそうはいかないのが臨床ではないでしょうか．マスクサイズやフィッティング，皮膚保護剤などを駆使してもなかなかリーク量が調整できず，マスクをきつく絞めすぎて皮膚トラブルが発生してしまった，なんてこともあると思います．

いろいろなインターフェイスを試してみる

NPPV 管理において，リーク量を見ながらマスクフィッティングなどを調整することは大切なことですが，リーク量ばかりに固執するのもいかがなものかと思います．私は，マスクをきつく締め上げるよりも，ある程度はリークを許容しながらケアを実施しています．しかし，ただ許容するのではなく私なりの注意点がいくつかあります．そして，フィッティングで諦める前に，もう一手 NPPV のインターフェイスについて考えます．

マスクフィッティングは教科書などにも書かれていることはもちろんですが，そこで諦めないでください．

私はこうしている

割と忘れられがちだなと思うのが，**インターフェイスを変える**ことです．フルフェイスマスクがよく使用されると思いますが，トータルフェイスにしてみたらフィッティングも患者さんの受け入れもよかった，ということは時々あります．さらに，自施設で何種類か

の製品を採用していたら，同サイズの他社製品も試してみてください．同じサイズでも製品が違うと微妙に形が違います．そのため，同じサイズを使用していても違う製品にするとリークが減る，ということが意外とあるのです．

2 NPPV 管理の注意点
どのインターフェイスもだめなとき

フィッティングや他のインターフェイスを試してもやっぱりダメなとき，リークを許容しながらケアしていく際の私なりの注意点は，①設定圧が維持されているか，② NPPV 管理となった目的が果たせているか，③トリガーの問題はないか，④加湿や口腔内乾燥対策，⑤患者の苦痛や不快感，です．

①設定圧の維持，② NPPV 管理の目的達成

まず，①設定圧の維持と② NPPV 管理の目的達成は，根本的なことです．NPPV 管理となったのが酸素化の問題なのか，換気の問題なのかは患者によって異なります．リークが多くても設定圧が維持されて，酸素化あるいは換気が改善されているならよいと言えます．あるいは，酸素化や換気が改善されているなら設定圧を調整する余地があるかもしれません．設定圧を下げるなどの呼吸器条件を調整できることで，リークの問題が解消することもあります．

③トリガーの問題，④加湿効率の低下，⑤患者の苦痛

そして，リークが増えることで問題となるのが，③トリガー，④加湿効率の低下，⑤患者の苦痛，です．リークが増えればその分，設定された圧を維持するために流量が増えます．すると，自発呼吸がトリガーされないというミストリガーや，リークなどを呼吸としてトリガーされてしまうオートトリガーが起こることがあります．それによって患者の呼吸困難感や不快感が助長されることがあるため，呼吸状態の観察が肝となります．また，流量が増えればその分，加湿効率は落ちてしまいます．そのため，加湿設定の調整や，口

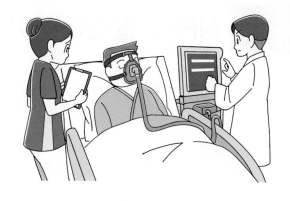

腔内乾燥対策が必須となります．口腔内乾燥対策として，含嗽や口腔内をスポンジで濡らしたりしますが，より簡便な方法として，私はよく保湿剤，スプレーを使用します．患者の苦痛や不快感への対応も重要です．何を苦痛や不快と感じるかは患者によってそれぞれ違います．まずは訴えをよく聞いて，必要に応じて鎮静薬なども考慮しながらケアを進めます．

　NPPV管理ではリークに難渋することはありますが，数値に固執しすぎずに柔軟な対応力が大事だと思います．

12 HFNC 管理とケア

とくに気道の陽圧や呼吸仕事量の軽減を期待して使用している場合には，酸素化を見て FiO_2 の設定を調整し，呼吸数や呼吸パターンなどの呼吸仕事量の評価で flow の設定を調整します．

柴 優子

1 HFNC とは何か？
鼻カニューレによる酸素療法

HFNC（high-flow nasal cannula）は，FiO_2 を 0.21 から 1.0 まで供給可能な高流量の鼻カニューレの酸素療法です．HFNC の効果には，鼻咽頭死腔洗い流し，換気量の効率上昇，上部気道抵抗の軽減，呼吸仕事量の軽減，粘膜繊毛クリアランス効果の増強が報告されています．また，通常の酸素療法と比べて，酸素化，呼吸仕事量，患者の快適さや呼吸困難感において良好であるとされています．

NPPV と比べてみると

NPPV との比較では，酸素化と呼吸仕事量や再挿管を含めた予後については同等あるいは劣性の可能性があり，結論は出ていないと言ってよいと思います．適応などについては，まだ研究段階といったところです．しかし，位置づけとしては従来の酸素療法とNPPV の間の呼吸療法と言ってよいと思います．使いやすい反面，酸素だけでなく圧縮空気を使用する必要があるため，使用したまま歩行などができないという難点もあります（個人的にはこれが一番残念です）．

2 NPPV の代わりに HFNC を使う
マスクが耐えられない患者は

NPPV などの呼吸療法で障壁となるのが，患者の忍容性です．必要な治療だけど，患者の苦痛があり装着していられない，という状況です．通常の酸素療法でもマスクをつけていられない，というのは時々目にする光景だと思います．私の場合，設定や使用する機器にこだわりすぎず，呼吸療法を必要とする目的を達成するために何が必要かを考えています．もちろん，医師と協議することは必須ですし，心原性肺水腫のようにしっかり陽圧を必要とする場合には注意が必要ですが，患者の酸素化や呼吸仕事量を評価しながら臨機応変に対応してよいと思っています．事前に包括指示をもらっておくことや，どこまで看護師の力量で調整してよいかは施設によると思いますが…．酸素マスク

やリザーバーマスクで何とか酸素化を維持しているとか，NPPV は苦しくて長い間装着していられないなら，むしろ HFNC に変更してしまったほうが呼吸状態は安定することもあります．もし判断がむずかしければ，通常の酸素療法では少しつらそう，NPPV 装着は困難というときには HFNC を選択肢の 1 つに加えてみてはいかがでしょうか．

3 flow の設定は慎重に
酸素化が目安とはいえない

HFNC の設定のポイントの 1 つに，吸気時にも外気を吸っていないことを確認して flow の設定をする，というのがあります．これは，高流量が維持できているかを確認しています．高流量になっていなければ，設定した FiO_2 になっていないことを意味します．患者によって，そして同じ患者でも呼吸パターンが変われば吸気流量は変化するため，何 L/分であれば大丈夫，とは一概には言えません．そのため，直接手をあてて吸気時に HFNC からの漏れを確認しています．しかし，よく臨床で目にするのが，酸素化がよいのを見て FiO_2 を下げるだけでなく，なぜか flow も一緒に下げる，あるいは flow を下げるという行為です．どうやらあまりよく理解せずに調整していることがほとんどです．酸素化という観点からいえば，高流量になっていないこと，設定 FiO_2 にはなっていないことを念頭において，その後の評価をすればよいかもしれません．しかし，**高流量であることによって鼻咽頭死腔洗い流し，換気量の効率，上部気道抵抗，呼吸仕事量に寄与している**と考えると，もったいないなぁと思ってしまいます．

私はこう考える

とくに気道の陽圧や呼吸仕事量の軽減を期待して使用している場合には，flow の設定はもう少し慎重に調整したいです．感覚的には，**酸素化を見て FiO_2 の設定を，呼吸数や呼吸パターンなどの呼吸仕事量の評価で flow の設定を調整するとよい**のではないかと思っています．

13 栄養管理とケア

畑　貴美子

1 加算も加わった 重症患者の栄養管理とは？

今はこうする

　ICU に入室する重症患者の栄養療法の基本は，「早期栄養療法の開始」と「可能な限り経静脈栄養より経腸栄養を行うこと」の 2 点が重要です．これは日本集中治療医学会が発表した「日本版重症患者の栄養療法ガイドライン」[1] に集約されています．重症患者には，栄養摂取の障害と栄養吸収の障害を受ける病態があり，栄養投与方法，栄養内容について毎日評価をしていく必要があります．また重症患者は過大侵襲に伴う臓器障害により，急性呼吸不全や急性腎障害を起こすことがあります．とくに急性腎障害は，透析導入の有無も考慮して，エネルギー量やタンパク質の投与量を調整することが必要です．また重症患者の栄養管理は，2020 年 4 月に行われた診療報酬改定で「特定集中治療室での栄養管理評価」として「早期栄養介入管理加算」が加わったことからも，その重要性が理解できます．

2 栄養療法だけではない チームで取り組む栄養管理

　入院患者の栄養管理では，組織横断的に NST（nutrition support team）が，栄養障害やそのリスクがある患者に介入をしている施設も多いでしょう．ICU 患者も栄養障害があり，NST と協同して栄養管理をしていく必要があります．また栄養管理とは，栄養療法のことだけではありません．公益社団法人日本栄養士会では，①栄養アセスメント，②栄養診断，③栄養介入，④栄養モニタリングを管理栄養士が行う栄養管理プロセスとして定義しています[2]．看護師が行う栄養管理とは何か明確に定義されているものは存在しません．ICU 患者は状態の変化が数時間から数日単位で起こるため，NST 介入が週 1 回だけでは少ないことがあります．ICU や救命救急センターなどの患者のみ，週に何度か介入してもらうことや，ICU 内で栄養チームでのカンファレンスを行うようにして，状態変化に対応できるようにしておくとよいで

しょう．その際には，医師，看護師，管理栄養士，言語聴覚療法士など，多職種で協同するチームとして介入をしていくことが重要です．

3 退室後のことも考える 生命の危機的状態を乗り越えるためだけが ICU の栄養管理ではない

　ICU での栄養管理とは，栄養療法を行うことが主な役割だと感じている方も多いのではないでしょうか？私は最近まで，ICU 患者の栄養管理の主な役割とは，①患者の栄養状態をアセスメントして，②どこから（経口，経腸，経静脈），③どのような方法で（持続投与 or 間欠投与など），④何を（食形態，製剤），どれくらいの量（エネルギー量，タンパク質量など）で投与するか検討することだと考えていました．また，ICU 患者が生命の危機的状態を乗り越え，早期回復できるために栄養管理を行うことが ICU での役割であるとも考えていました．しかし ICU 退室後に患者訪問をすると，嚥下障害があり発熱を繰り返している患者や，呼吸障害があり体重減少している患者，そして感染を起こして再度 ICU に再入室する患者もいます．ICU 入室中だけ栄養管理を行えても，患者の長期的予後や QOL にはつながりません．ICU での栄養管理が医療者の自己満足にならずに，ICU 退室後も長期的に栄養管理を継続していくことが必要です．

4 自立を第一に考える 栄養管理としての摂食嚥下機能訓練

　栄養管理とは，患者が①栄養を摂取し，②エネルギーを吸収して，③消耗する，④排泄する，これらすべての過程が機能維持できているか管理することです．患者が栄養を摂取する機能を維持することも栄養管理に含まれます．重症患者の多くは，過大侵襲により筋タンパク質の分解量・消費量が著しく増加します．とくに気管挿管などにより経口摂取ができない期間が長いと，摂食嚥下機能に関わる筋力の低下を認めます．そのため患者が経口摂取を開始する前から，患者の病態を長期的に捉えて，栄養を摂取するために摂

表1 下痢の原因と分類

分泌性下痢	細菌の毒素やホルモンの影響で腸管壁に炎症やアレルギー反応を起こし，腸管内の水分分泌が亢進されて起こる．
滲出性下痢	腸管粘膜に炎症が生じ，毛細血管の内皮細胞から血漿タンパクや血球成分が腸管内に漏れ出す．大腸での水分吸収が間にあわなくなるため起こる．
浸透圧性下痢	消化される前の食物や水分が急速に腸管に流れ込む．高浸透圧を下げようと水分の吸収が阻害されて起こる．
腸管運動性下痢	過敏性大腸症候群・甲状腺機能低下症，刺激性の食物，精神的ストレスによる副交感神経の刺激により腸管運動が亢進する．腸内の通過時間が速くなり水分吸収ができず起こる．

食嚥下機能の維持回復に対して介入が必要です．ICU入室中から言語聴覚士（speech-language-hearing therapist：ST）の介入や，間接訓練（食物を用いないで行う訓練）として，嚥下体操（頸部，口周囲，舌，肩を中心とした運動）やアイスマッサージなどを行うようにします．また患者が摂食行動を自立できるように，日常的生活動作でも上肢の機能維持リハビリを行います．

私はこうしている

たとえば，**看護師がつい介助してしまうような，ティッシュペーパーを自分で箱から取り出してもらうこと，ペンを持って筆談をすること，口腔ケア，髭剃りなどを自分で行ってもらい，機能維持につなげていきます**．これは直接的な栄養管理ではないかもしれませんが，栄養摂取することが自立できるために必要な栄養に関するケアです．

5 患者の社会背景も捉えて考える ICU 退室後の栄養管理

ICU 退室後も嚥下機能の評価や誤嚥の有無を確認，活動量や体重変化にあわせた必要エネルギー量の調整を行っていくことが必要です．また，回復遅延により患者の意欲低下がある場合は，食に対する楽しみを得てもらうため，家族の協力や嗜好食を取り入れることなどの工夫も必要です．患者の病態や社会的背景も含めた全体像を捉えて，ICU 退室後や退院，社会復帰できるまでの ADL の変化に対応し，QOL を高めるような，患者の状態にあわせた栄養管理を継続的に行う必要があります．こうしたきめ細やかな栄養管理を行うために，NST と連携することや病棟看護師，摂

食嚥下機能の維持回復などに携わるセラピストたちが継続して介入していけるように申し送っていくことが重要です．また，ICU スタッフの術前訪問，退室後訪問で栄養状態を評価していくことなど，積極的な取り組みをしていく必要があると，日々感じています．

6 早期対応が必要なことも 下痢の問題

重症患者の栄養管理において，必要エネルギー量を調整，投与しても栄養吸収能の障害がある場合は，必要なエネルギー量が吸収されず下痢を起こします．下痢は，栄養障害以外にも電解質異常，体液喪失，皮膚障害，体力消耗などの弊害を起こしてしまうので早期対応が必要です．下痢の定義は，軟便から水様便が3回/日以上または 200 mL/日以上とされています．下痢の原因としては，①分泌性，②滲出性，③浸透圧性，④腸管運動性の4種類があり，原因を鑑別して対応していきます（表1）．

とくに重症患者は，過大侵襲に伴う腸管浮腫や腸内細菌叢の破綻により，下痢を起こしやすい状態です．下痢の対策として，投与薬剤の確認（下剤が投与されていないか？），CD トキシン検査，経腸栄養の場合は持続投与への変更，ペクチン（REF-P1®，アップルファイバー®など）やグアーガム（アイソカルサポートファイバー®，サンファイバー®など）といった水溶性食物繊維の投与，浸透圧が低い栄養剤変更などを行います．

7 日常生活をみている
看護師だからできること

日常生活をみている

看護師は 24 時間 365 日，患者のそばに必ずいます.

そのため看護師は，患者の検査データなどから栄養障害に気づくのではなく，**食事摂取量が低下していることや下痢・嘔吐をしている，摂食嚥下機能が低下している，体重が減少していることなどから気づくこと**ができます.そして患者の日常生活動作を観察，援助することで，栄養管理のアセスメント，介入を行うことができます.また看護師は，患者の身体的，精神的，社会的問題点を見いだし，ケアすることが得意です.つまり，看護師は医療者の中でも患者管理のジェネラリスト（広範囲に知識をもつ人のこと）なのです.一方，医師は身体的問題点を見いだし治療する医療のスペシャリストです.その他のメディカルスタッフたちも医療機器管理や理学療法などのスペシャリストたちです.看護師は，こうした**スペシャリストをつなげる，チーム医療の要**なのだと感じて，日々実践しています.

栄養アセスメント

栄養管理において，栄養状態のアセスメントは重要です.私は，栄養管理の視点からも，パッと見た第一印象から栄養状態を大事にしています.

外見で，経口摂取し咀嚼時に必要な口角周囲の表情筋群や咀嚼筋群などの筋肉が使用されているか，嚥下時に機能する舌骨上筋群，舌骨下筋群が使用されているか，顔や頸部や体型から栄養障害の有無を判断しています.もちろん，その後に栄養アセスメントツールを用いて評価を進めていますが，見た目の摂食嚥下評価もあながち間違っていないことがあります（図1）.

また当 ICU では，栄養カンファレンスで BMI クイズを行っています.身長，体重や患者を見て，カンファレンスに参加しているスタッフが勘で数値を言います.賞品は出ませんが当たると嬉しいものです.このようにして，検査データやアセスメントシートに則ったアセスメントだけでなく，第一印象や身長・体重の数値を聞いてピンとくるようにアンテナを張っています（図2）.

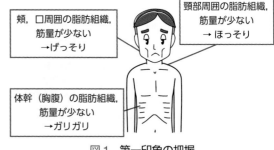

図1　第一印象の把握

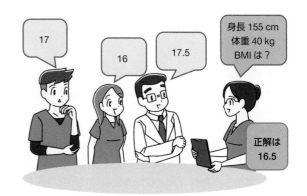

図2　BMI クイズ

栄養カンファレンスで，計算せずに身長と体重を聞いて，BMI を当てるクイズを行っています.

栄養管理にも遊び心を

私が行っている摂食嚥下機能訓練を紹介します.まず咀嚼筋の機能回復，維持で患者とにらめっこを行っています.

ICU にいる重症患者は表情筋を使うことが少ないので，「1日1笑」を目標に面白い話をするようにしています.ほかに実践していることは，ジャンケン，手を振る，握手をするなどです.これは，周囲から見たら患者と遊んでいるだけのように見られてしまうかもしれません.しかし，遊び心をもった機能訓練を行っています.上肢の動きや緻密的な手指の動きを訓練として行うことは苦痛です.入院中の患者が少しでも遊び心を忘れずに訓練をするようにしています.また「元気になったらまず1番に食べたいものは何？」と聞いています.実際に「生ビールが飲みたい」と言った患者さんがいました.「ビールジョッキをつかんで持てるようになりましょう」と目標を立てていました.

特定看護師としての栄養管理

　2015 年に看護師特定行為研修制度が開始されました．特定行為には「高カロリー輸液の投与量の調整」という項目があります．私も特定行為研修を修了し，院内で特定看護師として活動をしています．実際臨床では高カロリー輸液を投与している患者は少なく，特定行為として必要とされる機会は少ないです．そこで，特定行為研修で得た知識を活かして，ICU 退室後訪問での栄養評価や管理栄養士とカンファレンスを行っています．その結果を主治医と共有して投与エネルギー量の調整や製剤の変更などを行い，患者により質の高い栄養管理が行えるように取り組んでいます．

引用文献
1) 日本集中治療医学会「日本版重症患者の栄養療法ガイドライン」日集中医誌 **23**：185-281, 2016
2) 日本栄養士会ホームページ
　 https://www.dietitian.or.jp/（2021 年 4 月閲覧）

14 終末期の家族ケア

終末期ケアの目的は，終末期を迎えた患者やその家族が，可能な限り QOL を維持し，よりよい死（good death）を迎えられるように支援することです．　　　　　　　　　　　　立野淳子

1 ガイドラインによって異なる？ 終末期の定義とその判断のあり方

本稿では，「救急・集中ケアにおける終末期看護プラクティスガイド」[1] の中で，終末期患者や家族への直接ケアとして示されている，「意思決定支援」「全人的苦痛緩和」「悲嘆ケア」の3項目について，望ましいケアやその根拠だけでなく，望ましくないケアについても私見を交えて解説します．また終末期ケアの前提として，終末期の判断のあり方を理解しておくために関連ガイドラインをもとに解説を加えます．

終末期の定義は，ガイドラインによって若干異なっています．「救急・集中治療における終末期医療に関するガイドライン～3学会からの提言～（3学会合同ガイドライン）」[2] と「人生の最終段階における医療の決定プロセスに関するガイドライン（プロセスガイドライン）」[3] の終末期の定義を表1にまとめました．

3学会合同ガイドラインの終末期の定義では，死が数時間～数日と間近に迫った状況を指しているところが特徴です．一方，プロセスガイドラインは，数ヵ月から数年にかけて死を迎える場合を含めており，3学会合同ガイドラインよりも広義に終末期を捉えていることがわかります．

このように，ガイドラインによる終末期の定義の違いが臨床における終末期の判断を困難にする要因の1つと考えられます．とくに，増悪と寛解を繰り返しながら全身状態が徐々に悪化し，予後不良である可能性がきわめて高いけれども死が差し迫った状況とまでは

いえない場合や，さまざまな合併症が出現しながらも最大限に医療を投入し続けることで生命を維持できるような状況では，3学会合同ガイドラインの定義は満たしませんが，プロセスガイドラインを基準にすれば終末期と考えることもできるため，どの時点を終末期と判断し，治療方針の見直しを行うべきか迷うところです．

例示したケースは，病状や予後推定を含む医学的状況に基づいて終末期の判断をしています．しかし，終末期の判断を行ううえでは，患者や家族の治療に対する意向や生き方，死に方に関する価値観も重要な情報です．医学的に適応のある治療手段に対して患者本人（または代理決定者）が治療を受ける（もしくは受けない）決定をするかにより，医学的状況は大きく変化するため，終末期の判断も変わってくるのです．

今はこうする

医療者は，医学的状況を十分に検討することはもちろんのこと，患者や家族の意向，価値観を踏まえ，患者，家族と医療者の双方が納得できる終末期の判断をすることが重要であるといえます．

2つのガイドラインでも，終末期の判断は，「医師，看護師を含む医療・ケアチームで判断する」と明記されています．終末期の判断では，医学的側面だけが先行し，患者や家族の意向が置き去りにされることは避けなければなりません．ゆえに，患者や家族の最も近くにいる看護師が，患者や家族の意向や価値観を代弁できるように，意図的に情報収集を行い，チームで共

表1　終末期の定義

ガイドライン	終末期の定義
3学会合同ガイドライン	集中治療室等で治療されている急性重症患者に対し適切な治療を尽くしても救命の見込みがないと判断される時期． 医療チーム（複数の医師と看護師）が慎重かつ客観的に判断する．
プロセスガイドライン	予後が数日から長くとも2～3カ月と予測できる場合，慢性疾患の急性増悪を繰り返し予後不良に陥る場合，脳血管疾患の後遺症や老衰など数カ月から数年にかけ死を迎える場合がある． 医療・ケアチーム（医師・看護師・その他）の適切かつ妥当な判断によるべきである．

有できるように働きかけることが必要です.

2 看護師ができる 終末期における家族ケアの実際

意思決定支援

意思決定支援の目的は，患者や家族が治療やケアについて，現状を理解したうえで，自らの価値観や人生観，信念などに基づき，選択し決定できるように支援することです.

重症患者は，病状が刻々と変化するうえに，意識レベルの低下や身体的苦痛，不安定な精神状態により，現状を正確に理解することが困難な状況にあります. 不十分な現状認識では，客観的かつ論理的に思考することができないことも要因ではありますが，わが国の集中治療領域では，とくに患者に予後を知らせることを医療者や家族がためらい，患者に意思決定の機会が与えられないことも少なくありません. しかし本来，意思決定は，意識レベルの低下などにより患者が自己決定できない場合を除けば，患者の意向を尊重することが基本です.「予後を伝えるのは酷」という医療者の価値観で患者の意思決定の機会を奪うことは望ましくありません.

私はこう考える

患者自身に意思決定能力があるのか，あるとすればどのように現状を伝えることが可能か，伝えた後にはどのような支援を行うかなどについて，家族を含めて十分に議論することが大切だと考えます. 患者の意思決定能力の判断は，臨床現場でも困ることがありますが，バーナード・ロウ[4]による意思決定能力評価の5つの要素を念頭に，患者との会話の中で，「医師からの説明はどのような内容でしたか」「説明を聞いて今考えていることがあったら教えてください」「どんなことを大切にしたいと思っていますか」などの問いに対する回答や反応から意思決定能力を査定するとよいと思います. また，治療やケアについて選択し，決定するためには，情報が不可欠です. 身体的，精神的苦痛が強い場合には，まずこれらの苦痛緩和に努め，情報の優先順位と伝え方，情報量に注意した情報提供が必要です.

バーナード・ロウによる意思決定能力評価の5つの要素

・選択する能力とそれを相手に伝える能力があること
・医学情報を理解でき，それを自分自身の問題として把握する能力があること
・患者の意思決定の内容が，本人の価値観や治療目標に一致していること
・決定内容がうつ，妄想，幻想の影響を受けていないこと
・合理的な選択であること

患者が自己決定できない場合には，患者にとっての最善の方針の決定を家族らに求めることになります. 家族が代理意思決定者の役割を担うことは，不安感情を強め，心的外傷後ストレス障害（PTSD）のリスクになります.

私はこうしている

一方で，意思決定過程をサポートすることで，家族の満足度を高め，さらに心理的負担の軽減にもつながるため，**医療者は，家族にともに意思決定していく姿勢を示すことが大事であり，家族が話しやすい雰囲気をつくり，「（患者）どのような方でしたか？」「病気になったときのことについて話をしたことがありますか」などと語りを促すことで，家族が，なにが最善かを思考できるように導く**ことが最善の決定につながる手段であると思います.

3 患者と家族の 全人的苦痛緩和

全人的苦痛とは，生命を脅かす疾患に関連した患者や家族が直面する身体的，心理的，社会的，スピリチュアルな苦痛です. 集中治療領域では病態の変化が急激で，終末期に至るまでの期間が短いため，患者や家族の全人的苦痛は，より強度になると考えられます. 終末期ケアにおける全人的苦痛緩和の目的は，患者や家族が抱えている苦痛を把握し，緩和の手段を講じることで，心身の安楽を維持することです.

身体的苦痛のコントロール

終末期かどうかにかかわらず，重症患者はなんらかの身体的苦痛を有しているという考え方は広く浸透し，苦痛の評価方法や苦痛緩和の方法はガイドライン

が整備されています．終末期では，これらの身体的苦痛のコントロールが困難になっていくことが特徴です．私見ではありますが，がんや心不全で終末期を迎えた患者をケアする一般病棟に比べ，集中治療領域では，オピオイドのレスキュー使用が不慣れだと感じます．

たとえば，終末期における患者の身体的苦痛としてもっとも頻度の高い呼吸困難感は，鎮静薬の増量やフラッシュでは緩和することは困難であり，オピオイドのレスキューが推奨されています．終末期を迎え，治療のゴールが苦痛緩和にシフトした際の鎮痛薬，鎮静薬の使用を中心とした苦痛緩和の手段について議論を深める必要があると思います．

不安のコントロール

終末期患者や家族の心理的苦痛として現れやすい症状は，不安や恐怖の感情です．一般的に不安はよくないと捉えがちですが，差し迫った脅威を知らせるサインにもなり，問題に対する対処行動を起こさせるものでもあるため，単に不安をゼロにすればよいというものではありません．しかし，強度の不安に対しては介入が必要です．患者と家族では不安の背景や内容は異なりますが，対応への考え方は同じです．不安への対処で第一に大切なことは，不安の背景（原因）をよく知ることです．

たとえば，現状を正しく認識できていないことが不安を増強させているのであれば適切な情報提供が必要です．何が不安を増強させているかを知ったのちに，解決できる問題から介入することが不安への対応の基本です．

4 悲嘆ケア
死による情緒的な苦しみを緩和する

患者や家族の悲嘆は，死を認識したときから始まります．悲嘆反応は，死を認識した（または死別を経験した）誰にでも起こりうる正常な反応ですが，反応の種類や強度はさまざまです．突然死や予期していなかった死という集中治療における特徴的な死の形態は，患者や家族の悲嘆反応を強める要因の1つです．

悲嘆ケアの目的は，死を認識することによって生じる情緒的苦しみを緩和し，正常な悲嘆過程をたどれる

ように支援することです．

ここでは，悲嘆ケアの中でも私がとくに大事だと思う「ライフレビューを支援する」ことと，「ニーズを充足する」ことの2つについて取り上げます．

ライフレビューを支援する

悲嘆に暮れる患者や家族へのかかわりに苦手意識を感じる医療者からは，「なんて声をかけたらいいのかわからない」ということを耳にします．しかし患者や家族は，医療者から慰めや励まし，心を打つような素敵な言葉をかけてもらうことを期待しているのではありません．悲嘆感情への対処は，患者や家族自身が自らもっているストレスへの対処方法（たと例えば，泣く，誰かに話を聞いてもらうなど）を用いて，悲嘆作業（グリーフワーク）に取り組むことによって心を整理していくことが重要なのです．ゆえに，医療者にとっては，特別な言葉をかけるよりも，患者や家族自身が，これまでの人生や家族との関係性などを回顧し，語りながら心の整理をしていく作業を支援することが重要だと考えています．「（患者や家族の）話を聞くことしかできなかった」と後悔や反省を述べる医療者がいますが，私は，患者や家族に話す機会を提供できたことは素晴らしい悲嘆ケアであったと思います．集中治療領域では，あまりに急な死の現実に悲嘆作業が進まない患者や家族も少なくありません．

そのような患者や家族には，「ご家庭ではどのような方でしたか」などと問いかけ，語りを促すとよいでしょう．看護師は，傾聴や共感の姿勢で患者や家族の語りを聞いておくだけでよいのです．

ニーズを充足する

悲嘆ケアとして患者や家族のニーズを満たすと，終末期ケアへの満足度が高まることはもちろんのこと，死という人生においてもっともストレスフルな状況に対する対処を促進するとともに不安症状を緩和します．マズローのニード論が有名ですが，終末期患者のニーズでは，呼吸，睡眠，休息，排泄などの「生理的ニード」の充足や「安全のニード」を満たすために，身体拘束の必要性の検討や現状理解を促すための情報の提供などがニーズの充足につながります．

家族のニードには，「サポート」「安楽」「情報」「接近」「保証」の5つがあることが知られています（表2）．なかでも，「情報」「接近」「保証」の3つは重要度が高いといわれており，これらを満たすかかわりを

表2　終末期における家族のニード

社会的サポート	医療者，家族，知人などの人的，社会的リソースを求めるニード．サポートのなかでも，社会的サポートシステムを志向するようなニード．
情緒的サポート	自己の感情を表出することによってそれを満たそうとするニード．サポートのなかでも，情緒的表現を通して，それを受け止めてもらったり対応してもらいたいと，意識的あるいは無意識的に表出されるもの．
安楽・安寧	家族自身の物理的・身体的な安楽・安寧・利便を求めるニード．
情報	患者のことを中心にした，さまざまなことに関する情報を求めるニード．
接近	患者に近づき，何かしてあげたいと思うニード．
保証	患者に行われている治療や処置に対して安心感，希望などを保証したいとするニード．

中心にかかわることでニーズの充足感は高まります．

　家族の悲嘆は，患者の死後も続きます．近年では，悲嘆に終わりはなく，悲しみにくれる日と，新たな生活を再建しながらアイデンティティを構築していくような日を行ったり来たりしながらプロセスをたどるという考え方が主流です．悲嘆過程にある家族の中には，専門家の支援を必要とする人もいます．最近では，死亡退院後の家族に，手紙を出したり，家庭訪問をするなどの支援に取り組んでいる施設もあるようです．「死にたい」など希死念慮を訴える場合はもちろんのこと，食べれない，眠れない状況が長期にわたっているときには，悲嘆が複雑化したり，長期化したりしているサインですので，専門家の介入につないでいくことが望ましいと考えます．

おわりに

　本稿で述べた終末期ケアを実践していくうえで共通して大事なことは，患者や家族との良好なコミュニケーションです．傾聴や共感というコミュニケーションスキルは，経験よりも，トレーニングにより習得するスキルであり，患者や家族と短時間のうちに信頼関係を構築しなければならない集中治療領域においてこそ必要なスキルです．日々の患者や家族とのコミュニ

ケーションをこの機会にリフレクションしてみてはどうでしょうか．

　「救急・集中ケアにおける終末期看護プラクティスガイド1」は2019年に公表されたばかりの最新トピックです．学会ホームページで公表していますので一度手にとっていただけますと幸甚です．

引用文献
1) 日本クリティカルケア看護学会，日本救急看護医学会合同終末期ケア委員会（監修）：救急・集中ケアにおける終末期看護プラクティスガイド，2019
https://www.jaccn.jp/guide/pdf/EOL_guide1.pdf
（2021年4月6日閲覧）
2) 日本集中治療医学会：救急・集中治療における終末期医療に関するガイドライン～3学会からの提言～，2014
https://www.jsicm.org/pdf/1guidelines1410.pdf
（2021年4月6日閲覧）
3) 厚生労働省 人生の最終段階における医療の普及・啓発の在り方に関する検討会：人生の最終段階における医療・ケアの決定プロセスに関するガイドライン 解説編，2018
https://www.mhlw.go.jp/file/04-Houdouhappyou-10802000-Iseikyoku-Shidouka/0000197702.pdf（2021年4月6日閲覧）
4) バーナード・ロウ：医療の倫理ジレンマ，北野喜良ほか（監訳），西村書店，東京，2003

15 家族ケア

ICU 退室後や死別後にも患者・家族を長く苦しめる心的障害を予防するためには，面会をフレキシブルに行うことが重要です．

藤本理恵

1 患者・家族を長く苦しめる PICS-F を予防する

患者と家族は1つのシステムであり，互いに影響しあっています．大切な家族員が突然の入院や病状悪化により危機的な状況にあるとき，家族にとってもストレスフルな状況であることは言うまでもありません．重症疾患を患った患者の家族は，不安や抑うつ状態，心的外傷後ストレスなどの精神障害を高頻度に発症し，患者の ICU 退室後や死別後にもその状態が長く続くといわれています．これを PICS-F（post intensive care syndrome-family）と呼び[1]，この PICS-F は患者家族を長く苦しめ，QOL の低下をも招きます．

今はこうする

PICS-F 予防のためには，①**面会をフレキシブルに行い，家族の患者への接近，情報や保証を得るなどのニーズを満たす，**②**家族にベッドサイドに来てもらい，患者のケアに参加してもらうことでゴールについての理解を促す，**③**家族に十分な情報を提供し，患者-家族の価値や希望を引き出し，治療方針の決定に関与できるようにする**ことが重要といわれています[2]．

面会は家族のニーズを満たす重要な時間であり，患者を中心とした家族へのサポートも可能となります．また患者にとっても，大切な人とのつながりは心理的安寧をもたらすものとなります．さらに，せん妄発生率の低下やせん妄期間の短縮，ICU 滞在日数の短縮などの効果[3]も示されており，治療やケア効果を高め患者への利益をもたらします．

2 エビデンスで検証 面会制限は意味があるか

欧米のガイドライン[2]ではフレキシブルな面会が推奨されていますが，日本における ICU では多くの施設で面会制限が設けられているのが現状です．面会制限には時間や人数，対象者などの設定があります．一般的な面会制限として，1回の面会時間は 10～30分，1日の面会回数の制限は 2～3回，人数制限は3人がもっとも多いようです．また年齢制限は小学生以下が，親族制限では2親等までの制限が多くみられます．ほかにも午前と午後に1回，平日や土日・祭日で面会の時間帯を変更するなど，施設によってさまざまです[4]．

面会制限の理由としてあげられるのが，治療や看護の効率化，感染防止や患者の安静保持ですが，これらに明確なエビデンスはないといわれています．長時間の家族の面会にケア困難感を抱いている報告[5]がある一方で，面会時間を延長してもケアに支障はなかったとしているもの[6]があります．36施設の ICU で柔軟な面会時間と制限的な面会時間を比較した最近の研究[7]では，ICU の感染増加やスタッフのバーンアウトに変化はなかった一方，家族の不安や抗うつスコアは柔軟群で有意に改善したことを報告しており，

今はこうする

患者家族のストレスを軽減する方策として面会時間の柔軟化は安全に実現可能ともみられています．

3 制限は柔軟に対応 面会は情報提供やニーズの充足，意思決定支援のよい機会

実際の現場では面会を廃止したり今後緩和する意向を示している施設もあり[8]，また面会制限がある中でも個別に要望に応えている施設も少なくありません．

私はこうしている

当院でも原則的な面会時間や入室人数，年齢の制限はありますが，**患者や家族の個々の状況に応じた面会を検討し臨機応変に対応しています．面会時は家族の状況をアセスメントしながら適切な情報提供や家族のニーズの充足，意思決定への支援を行っています**．家族に意図的にかかわり，家族が思いを表出してネガティブな感情を少しでも軽減できるように努めています．また，医療チームとしての家族ケアを円滑に行うためには，患者の病状や予後，家族の状況などの情報を事前に皆で共有し理解を深めておくことが大切です．それにより医療チーム内での価値観の相違による

表1　VALUE によるコミュニケーション

V	<u>V</u>alue family statement	家族の意向を尊重する
A	<u>A</u>cknowledge family emotions	家族の感情を承認する
L	<u>L</u>isten to the family	話をよく聴く
U	<u>U</u>nderstand the patient as a person	一個人として患者を理解する
E	<u>E</u>licit family questions	家族からの質問を引き出す

対立や葛藤の予防，軽減につなげることもできます．医療チーム-家族間の良質なコミュニケーションを築くための一手法として，"VALUE" という 5-ステップアプローチがあり[9]，その方法を表1に示します．クリティカルな現場では時間的切迫やマンパワー不足，心理的危機状態にある家族への対応の苦手意識などから，家族と十分に接することができないことも多いかもしれません．しかし，医療者と家族との良好な関係やコミュニケーションは患者と家族の双方のアウトカムにとって重要であり，患者家族への積極的な介入が期待されます．

引用文献

1) Needham DM, et al : Improving long-term outcomes after discharge from intensive care unit : report from a stakeholders' conference. Crit Care Med **40** : 502-509, 2012

2) Davidson JE, et al : Implementation of the Pain, Agitation, and Delirium Clinical Practice Guidelines and Promoting Patient Mobility to Prevent Post-Intensive Care Syndrome. Crit Care Med **41** : 136-145, 2013

3) Rosa RG, et al : Effectiveness and safety of an Extended ICU Visitation Model for Delirium Prevention : A before and after Study. Crit Care Med **45** : 1660-1667, 2017

4) 里道　稜ほか：日本の集中治療室における面会制限に関する検討．日臨看マネジメント会誌 **1** : 48-53，2019

5) Gurses AP, et al : Exploring performance obstacles of intensive care nurses. Appl Ergon **40** : 509-518, 2009

6) 道又元裕ほか：患者・家族のための面会を目指して 面会制限の緩和と家族ケアの評価．ICU と CCU **22** : 819-834, 1998

7) Rosa RG, et al : Effect of Flexible Family Visitation on Delirium Among Patients in the Intensive care unit : The ICU visits Randomized Clinical Trial. JAMA **322** : 216-228, 2019

8) 日本集中治療医学会 PICS 対策・生活の質改善検討委員会：本邦の診療現場における post-intensive care syndrome（PICS）の実態調査．日集中医誌 **26** : 467-475, 2019

9) Curtis JR, et al : Practical guidance for evidence-based ICU family conferences. Chest **134** : 835-843, 2008

16 IAD（失禁関連皮膚炎）と褥瘡のケア

紅斑・発赤が生じた時点から始める失禁ケアはすでに手遅れです．　　　　　　　　　志村知子

1 IADと褥瘡の関連性

ICUでケアを実践していると，下痢を発生する患者が多いことに気づきます．下痢を認める患者の肛門周囲に，やがて失禁関連皮膚炎（incontinence associated dermatitis：IAD）が発生し，同時に坐骨部や仙骨部に褥瘡が発生したという経験をもつ看護師は少なくないのではないでしょうか．

データ

重症患者のIAD発生率は3.4〜36.0％にも昇るという報告があります[1〜4]．さらに，**便失禁を呈し，活動性が低下患者の褥瘡発生リスクは37.5倍増大する**[5]という報告もあります．つまり，重症患者の便失禁対策を実施することは，IAD予防対策のみならず褥瘡予防対策にも大きなメリットをもたらします．

2 IADと褥瘡の要因
浸軟とドライスキン

尿失禁よりも便失禁に注意

便失禁を呈する患者のIADおよび褥瘡発生機序について示します（図1）．重症病態にある患者は，意識レベルの低下や身体不動状態によって失禁を余儀なくされます．ICU患者の多くは膀胱留置カテーテルによる水分出納管理が行われますので，尿失禁は実際にはあまり大きな問題にはなりません．**問題になるのは，おむつで管理されることが多い便失禁です**．おむつを着用すると，おむつ内に患者の体温がこもって発汗しやすくなります．さらに，便失禁によって排泄物が継続的に皮膚に付着し続けると，おむつ内は高温多湿の環境となります．それによっておむつ内の皮膚は浸軟を起こします．浸軟した皮膚は経皮水分蒸散量（transepidermal water loss：TEWL）が上昇し皮膚のバリア機能が低下します．

清拭によるドライスキンに注意

一方で看護師は患者の清潔を保つために，頻繁に洗浄や清拭などのケアを提供しようとします．これらの

ケアが患者の皮膚に機械的刺激を与え，皮膚の最上層にある皮脂膜を枯渇させ，ドライスキンを引き起こします．このドライスキンも，皮膚の角質層の配列が乱れ，皮膚の健康を保つバリア機能が低下した状態です．このような状態の皮膚に便が付着すると，便に含まれるアルカリ性の消化酵素によって皮膚の表皮が損傷され，刺激物が皮膚内部に入り込み，刺激を受けた細胞が各種サイトカインを放出することによって炎症反応が引き起こされます．その結果，IADが発生します．

また褥瘡の発生要因には，圧力，ずれ，摩擦，マイクロクライメット（局所の温度と湿度）がありますが，おむつを装着することによる高温多湿環境は，とくにマイクロクライメットに対する影響が大きく，外力によって容易に表皮の損傷が生じやすい状態になります．このような皮膚に圧やずれ，摩擦などの外力が加わると容易に褥瘡を発生します．

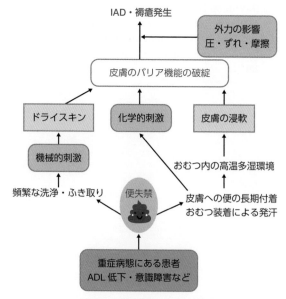

図1　便失禁を呈する患者のIAD・褥瘡発生機序

[溝上祐子（編）：カラー写真とイラストで見てわかる！創傷管理予防的スキンケア・褥瘡から創傷治療の実際，メディカ出版．2006，大阪．p68，図12より許諾を得て一部改変して転載]

3 時すでに遅しとならないために
IAD および褥瘡対策でもっとも重要なポイント

見えたときはもう遅い

IAD や褥瘡にとってもっとも重要であるのは予防対策です。しかし、実際にはこれらの皮膚障害が発生した後に慌てて治療的ケアを開始することが多いのではないでしょうか。ケアが後手にまわり、図2のようになってしまってからでは対応が遅すぎます。近年、IAD における基礎研究が進み、排泄物の付着による皮膚損傷は表皮の組織損傷と同時に真皮をも損傷させていることがわかってきました[6]。浸軟した皮膚では、プロテアーゼ（タンパク分解酵素）が経皮的に内部に侵入し、真皮の毛細血管壁が分解されて赤血球が血管外に漏出します。この状態が皮膚に生じる発赤や紅斑として認められるのです。つまり、**皮膚に発赤や紅斑が出現したときは、すでに皮膚表層を越えて、真皮まで炎症が及んでいる**ということです。

見えないうちから始める

IAD の発生が皮膚の浸軟を基盤とすることから、浸軟への対処が予防的ケアとして有効であるということがわかります。皮膚が脆弱な高齢患者で、褥瘡ハイリスク患者、IAD ハイリスク患者であっても、皮膚に発赤や紅斑が認められないと看護師はあまり問題にしません。しかし、皮膚に発赤が認められたときには、すでに組織内部に消化酵素や細菌が侵入している状態

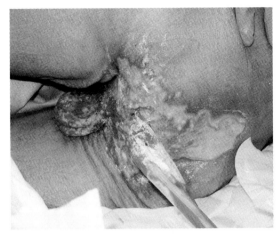

図2　IAD と褥瘡を併発した患者
皮膚障害が悪化したのちに便失禁管理システムを使用した失禁対策を実施したが、本来はもっと早期に介入すべきであった症例。

であるため、紅斑・発赤が生じた時点から始める失禁ケアはすでに手遅れなのです。

私はこうしている

そのため、より**早期から撥水性スキンケア製剤や便失禁管理システムを用いた予防的ケアを提供**することが重要です（図3）。褥瘡発生リスク、IAD 発生リスクのある患者を漏れなく見つけ、ケアの選択と介入時期を誤らないことが大切なのです。

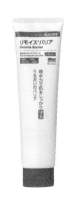
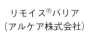

リモイス®バリア
（アルケア株式会社）

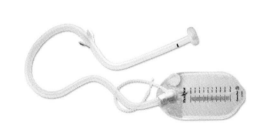

フレキシシール®SIGNAL
（コンバテックジャパン（株））

図3　撥水性スキンケア製剤と便失禁管理システム
[提供：アルケア株式会社，コンバテックジャパン（株）]

引用文献

1) Bliss DZ, et al : An economic evaluation of four skin damage prevention regimens in nursing home residents with incontinence. J Wound Ostomy Continence Nurs 34 : 143-152, 2007

2) Long M, et al : Incontinence-assoiated dermatitis in a long-term acute care facility. J Wound Ostomy Continence Nurs 39 : 318-327, 2012

3) Borchert K, et al : The incontinence-associated dermatitis and its severity instrument : development and validation. J Wound Ostomy Continence Nurs 37 : 527-535, 2010

4) Bliss DZ, et al : Incontinence-associated dermatitis in critically ill adults : time to development, severity, and risk factor. J Wound Ostomy Continence Nurs 38 : 433-445, 2011

5) Wishin J, et al : Emerging options for the management of fecal incontinence in hospitalized patients. J Wound Ostomy Continence Nurs 35 : 104-110, 2008

6) 峰松健夫ほか：浸軟皮膚における組織構造とバリア機能の変化. 日創傷オストミー失禁管理会誌 15 : 278-281, 2011

ICU 看護の学び方 その1
学んでから経験する，経験してから学ぶ

清水　祐

"学び"について書く前に，勉強と区別しておきましょう．私がICUで働いていたとき，新人看護師はもちろん，経験を重ねた中堅看護師もとても熱心に自己研鑽に励んでいると感じていました．業務と並行しながら，自ら参考書による知識の確認や勉強会に参加していました．一方，スタッフから「何を勉強したらいいですか」「どうやって勉強したらいいですか」とよく質問を受けることもありました．私は，なぜ熱心に自己研鑽に励んでいるのに，何を・どうやって勉強したらよいかわからない，と言うのだろうかと疑問に感じていました．今，振り返ると，私と質問したスタッフ間には，熱心に自己研鑽に励んでいる場面を見ている私の認識と，患者さんを受け持った経験の中から勉強する必要性を感じたスタッフの認識の違いがあったのだと思います．つまり，個人の経験により認識は異なるということです．

"学ぶ"とは，広辞苑によると「学問をする，まねてする．習って行うこと」を意味します．私は，看護を学ぶとは，疾患や看護技術の勉強をして，患者さんを受け持った経験から何を習ったかを意識的に取り組むことだと考えます．ICU看護ほど人間の生死の瀬戸際に頻繁にいて，看護師として判断を求められ，家族の意思決定の支援を迫られることはないでしょう．ICU看護は，重篤な病態に対する複合した治療を行う患者さんを対象にするため，解剖生理と疾患，症状を統合して考える力から，人工呼吸器や維持透析など医療機器の原理と取り扱いに至るまで幅広い勉強が必要です．これらの知識を前提に，患者さんを受け持ち，患者さんの回復を促進するためにどうする必要があるのか，どうする必要があったのか，一つひとつの経験を丁寧に積み重ねていくことです．自分は○○と考えてケアをしたけれど，指導者・先輩が△△した違いはなぜか？指導者・先輩から△△と指導されたのはなぜか？と，自分と相手の認識の違いを考えてみると，習って行う＝学ぶことができると思います．

院内研修や部署の勉強会と同じぐらい，実践を通して経験したことから学ぶことには価値があります．勉強したことが実践を通して具体的にイメージできるようになり，つまりどういうことか理解できること，それが学びです．このコラムを読んだ1人でも多くの方が，ICU看護が楽しい！と思ってもらえるヒントになったらとても嬉しいです．

参考文献
1）薄井担子：科学的な科学実践とは何か，現代社，東京，1982
2）薄井担子：科学的看護論，第3版，日本看護協会出版会，東京，2014

17 体位調整とケア

体位調整は看護師の身近なケアですが，行う際は呼吸，循環，脳に与える影響を考慮したうえで体位を選択します．とくに重症患者にとっては，体位ひとつでも呼吸循環の負荷を軽減することもできれば，逆に負荷を与えてしまうこともあります．

新田　南

1 循環への影響
血管がどう流れるか考える

　循環血液量の減少がある場合，右側臥位にすると臓器で下大静脈を圧迫し心臓への静脈還流が減ってしまうことで血圧が低下することがあります．術後や侵襲時には出血，不感蒸泄，血管透過性亢進による組織間への過剰なシフトにより循環血液量の減少が起こりやすく，注意が必要です．循環血液量の減少が予測される場合は左側臥位への体位変換を考慮しますが，左側臥位では心臓を肺で圧迫し，心臓が拡張しにくくなるとされており，同様に血圧の変化に注意が必要です．体位変換後，血圧変化があった場合は3〜5分でカテコラミンの自己調節機能が働き安定することがあるため，過度な血圧低下がなければ慌てて体位を戻すのではなく数分は経過をみることが重要です．

　ショック時の下肢挙上は，下肢や腹部かからの静脈還流を一時的に増やす効果があり（持続的効果はありません），出血や脱水などの循環血液量減少性ショックに対して行います．逆に，心不全などの心原性ショックでは，心臓の負担を増やしてしまうため下肢挙上は禁忌です．心不全の患者に起座位やヘッドアップを行い前負荷を軽減することで心臓の負担を軽減します．

2 呼吸への影響
ヘッドアップするとどうなるか

　「呼吸器合併症の予防には，ポジショニングと早期離床を基本とする」[1]（早期リハビリテーションに関するエキスパートコンセンサス ⇒ p.255）とされており，人工呼吸器管理患者にはヘッドアップと完全側臥位や半側臥位の体位変換を早期から行い，荷重側肺障害や肺炎を予防しています．

　ヘッドアップをすると，重力により横隔膜が下がり機能的残気量（functional residual capacity：FRC）が増加して酸素化の改善を期待することができます．

私はこうしている

　努力様の呼吸を認める患者にヘッドアップをする際は，両上肢をクッションなどで支え，胸郭を上げることで患者の呼吸仕事量の軽減が期待できます（図1）．肥満や腹水のある患者では腹部で胸郭を圧迫してしまう可能性があるため，患者に相応したヘッドアップの調整が必要です．

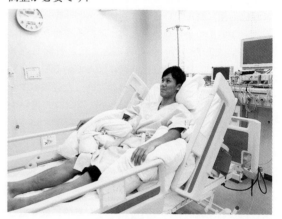

図1

3 褥瘡への影響
理想は4時間以内ごと

今はこうする

　体圧分散マットレスを使用している場合，褥瘡予防として4時間以内の体位変換が推奨されています．しかし，現在は体圧分散マットレスが進化してきており，血圧が安定しない患者や絶対安静指示がある場合にも，背抜きなどの除圧と四肢の体位調整を行えば，数日間は体位変換が行えなくても褥瘡の発生を回避できることがあります．しかし，全身の浮腫が極端に強く循環が不安定な患者の場合に，後頭部に褥瘡が発生することもあります．頭部は重く，枕などを使用するためエアマットの恩恵が得られません．体位変換が十分に行えない場合は頭部の除圧がむずかしいため，リスクが高くなります．

4 体位変換から始める
早期リハビリテーション

重症患者はICU獲得性筋力低下（ICU-acquiredweakness：ICU-AW）が早期から起こるため早期離床が必要です．

今はこうする

しかし，全身状態が安定しなければ離床を進めることはできないため，ヘッドアップから早期リハビリテーションを開始し，筋力低下が起こりやすいとされている体幹筋力の維持を優先します．その後，循環動態を評価しながら離床へと進めていきます．

5 ヘッドアップで
頭蓋内圧亢進を軽減する

今はこうする

分泌物による気道閉塞や誤嚥の危険性のある場合，あるいは頭蓋内圧亢進がある場合は，15〜30度の頭位挙上を考慮してもよい[2]（脳卒中ガイドライン2021）とされており，頭蓋内圧亢進を認める際はヘッドアップ15〜30度で管理することが一般的です．その際に静脈還流が障害，頭蓋内圧の亢進を助長する可能性があります．頸部の捻転や屈曲を避けるようにすることが必要です．また，側臥位の際にも頸部が体幹と同方向になるような調整も必要です．

引用文献
1）日本集中治療医学会早期リハビリテーション検討委員会：集中治療における早期リハビリテーション 根拠に基づくエキスパートコンセンサス．日集中医誌 **24**：255-303, 2017
2）日本脳卒中学会 脳卒中ガイドライン委員会：脳卒中治療ガイドライン 2021, 協和企画，2021

参考文献
1）日本褥瘡学会 教育委員会 ガイドライン改訂委員会：褥瘡予防・管理ガイドライン（第4版），褥瘡会誌 **17**：487-557, 2015

18 腹臥位療法とケア

腹臥位療法には，①腹側肺が広がり換気が促される，②広がりすぎず VILI（人工呼吸器関連肺障害）予防効果がある，③酸素化が促される，といった多くのメリットがあります.

照沼祥子

1 ARDS に効果的？ 腹臥位療法に関するガイドライン

重症 ARDS（急性呼吸窮迫症候群）患者への腹臥位療法の早期導入が，酸素化改善だけでなく予後も改善すると報告がされました[1]．国内では，1999 年に呼吸療法医学会によって最初の ARDS に対するガイドラインが刊行されており，2014 年に日本呼吸療法医学会/日本集中治療医学会 ARDS 診療ガイドライン作成委員会が発足され，「ARDS 診療ガイドライン2016」[2] が作成されました.

2 メリットたくさん 腹臥位療法のメカニズム

腹側肺が広がりやすい

仰臥位時の肺横断面の面積は，腹側肺は小さく背側で大きくなっています．胸郭により外向きの力が加わると，面積の小さい腹側は大きく引き伸ばされます．また腹側肺は，肺胞が広がりやすく，腹臥位でも腹側肺は虚脱せず換気される特徴があります[3]．

腹側肺が過膨張しにくい

仰臥位では PEEP（呼気終末陽圧）や一回換気量により腹側肺の過膨張が起こりやすく，腹臥位では腹側肺の PEEP による過膨張が低下します．この腹臥位による過膨張防止は，VILI（人工呼吸器関連肺障害）予防効果が期待されています.

酸素化が改善する

腹臥位による酸素化改善では，肺線維症・後期ARDS で酸素化の改善がなく，心原性肺水腫・早期ARDS で改善があると報告されています[4]．肺内血流では，陽圧換気の有無に関係なく仰臥位では背側に多く分布しますが，腹臥位では均等に分布することが示されています[4]．腹臥位による横隔膜運動の改善も示されており，背側横隔膜の動きが改善して肺拡張が有利になります.

以上のとおり，腹臥位は VILI 予防効果があり，腹側肺の虚脱が起こりにくく，肺内換気も肺内血流も均等に分布し，酸素化の改善がみられることがわかってきました．しかしながら，腹臥位の効果のメカニズムについては，まだまだ不明な点も多く残されています（表 1）.

3 PROSEVA study に基づく 腹臥位療法の実際

PROSEVA study[1] を参考に実践しますが，人員確保と熟練したスタッフが必要になります．Guerinらの動画[1] では，3 名の看護師で腹臥位を実施しています．実際には経験や技術が伴い，安全の確保のためにも 5〜6 名の人員が必要です．医師・看護師・臨床工学技士・理学療法士など多職種の協力のもと，気道管理役，チューブ類やカテーテル類の管理役，体位変換担当役，除圧目的のクッション挿入役など担当を決めて行います．人員の確保ができる時間を考慮して，当施設では 15〜16 時から腹臥位を開始し，8〜9 時で仰臥位に戻してケアや酸素化評価・全身状態の観察を行っています．夜間も顔を左右に変えたり，体幹・四肢の除圧をしたりする必要があります．また，緊急時対応に備えたチーム編成や環境の整備が必要です．鎮痛・鎮静と筋弛緩薬投与を行い，完全鎮静で腹臥位を開始しています．仰臥位に戻した観察中は，筋弛緩薬を中断して反射や体動を確認します．その間に，清潔ケアや全身観察・胸部 X 線画像検査などを行っています.

褥瘡予防のための用品

褥瘡予防には，腹側の骨突出部位と前額・下顎・頬部に綿状創傷被覆保護材（エスアイエイド®）などの皮膚保護材を貼付しています．除圧とライン類・カテーテル類の屈曲予防のために，前胸部と顔面にクッションや特殊ウレタンフォーム（ソフトナース®）を使用しています．ベッドのマットは低圧保持用エア

表1　PROSEVA study での腹臥位療法の適応や条件など

適応	中止基準	合併症
①重症ARDS（FiO₂≧0.6，PEEP≧5 cmH₂O で P/F＜150） ②低一回換気量人工呼吸開始後12〜24時間しても上記の基準を満たす場合 ③人工呼吸管理開始から36時間以内の患者 ④肺保護戦略（一回換気量6 mL/kg PBW）に基づいた呼吸管理をしている患者 ⑤適応決定後，1時間以内に腹臥位を開始できる	①仰臥位後4時間以内の動脈血液ガス評価で酸素化の改善があった場合 　PEEP 10以下，FiO₂ 0.6以下，P/F 150以上 ②仰臥位から腹臥位に戻り，連続2回で酸素化の悪化があった場合 　P/F 20%以上の減少 ③腹臥位でSpO₂ 85%以下，PaO₂ 55 mmHg が5分以上，HR 30 bpm が1分以上，収縮期血圧60 mmHg 以下5分間があった場合	①気管チューブ類のトラブル（屈曲による狭窄/閉塞，抜去，気管支への先進） ②血管カテーテル類のトラブル（屈曲による狭窄/閉塞，抜去） ③褥瘡 ④網膜損傷 ⑤静脈のうっ滞 ⑥神経圧迫 ⑦圧座損傷 ⑧横隔膜の制限

方法	禁忌
①肺保護戦略（一回換気量6 mL/kg PBW 吸気プラトー圧30 cmH₂O 以下）を維持する 　PaO₂ 55〜80 mmHg or SpO₂ 88〜95%，動脈血液ガス pH で7.20〜7.45を目標とする 　PEEP-FiO₂ table で管理する ②16時間/1回以上の長時間腹臥位を実施する ③4回±4回実施する ④仰臥位に戻った後4時間以内に動脈血液ガス評価を行う ⑤適切な鎮痛・鎮静管理を行い，必要時は神経筋遮断薬を追加する ⑥腹臥位後，1時間後・4時間間隔で動脈血液ガス評価を行う	①頭蓋内圧亢進＞30 mmHg，もしくは脳灌流圧低下＜60 mmHg ②緊急手術や放射線治療が必要な大量喀血 ③15日以内に施行された気管手術や胸骨切開術後 ④15日以内の重症顔面外傷や顔面手術 ⑤深部静脈血栓治療開始から2日以内 ⑥ペースメーカー挿入から2日以内 ⑦脊椎や大腿骨折，骨盤骨折 ⑧平均血圧65 mmHg 以下 ⑨妊婦 ⑩気胸に対する前胸部へのチェストドレーン留置

［今泉　均ほか：Intensivist 7：86-91, 2015 を参考に作成］

マットレス（エアマスタービックセル®インフィニティ）を使用しています．

体位変換の影響と対応

　腹臥位中は心電図電極を腹部から背部に貼りかえます．中心静脈カテーテルや尿道カテーテルなどによる潰瘍予防や誤抜去予防のためカテーテル固定に注意します．また，腹臥位で逆トレンデレンブルグ位の頭高位にしますが，顔面の腫脹・眼球結膜の腫脹が出現するため，事前に本人と家族に説明をしています．流涎による汚染も多くなるため，唾液吸引チューブ（メラ®唾液持続吸引チューブ）の使用や吸水シート（セーフティシーツ）なども使用しています．気管チューブは口角固定ではなく，門歯・上顎固定にして，顔を左右に傾けやすくします．経腸栄養は事前に中断し，胃残量を確認して栄養チューブはクランプしておきます．中心静脈カテーテルや動脈カテーテル，末梢静脈カテーテルなどは，必要であればチューブの延長もしておきます．

引用文献
1) Guerin C, et al: PROSEVA Study Group, prone positioning in severe acute respiratory distress syndrome, N Engl J Med **368**: 2159-2168, 2013
2) 3学会合同 ARDS 診療ガイドライン 2016 作成委員会（編）：ARDS 診療ガイドライン：GRADE システムを用いたシステマティックレビューと推奨 2016 Part2, p86-93, 2016
3) 卯野木健：腹臥位療法 腹臥位による生存率改善のメカニズムとは．ICNR **3**：53-65, 2016
4) 今泉　均ほか：腹臥位換気を自施設で始めるための体制整備と方法．Intensivist 7：86-91, 2015

参考文献
1) 藤野裕士（専門編集）：救急・集中治療アドバンス 急性呼吸不全，中山書店，東京，p214-221, 2016
2) 志馬伸朗（編）：Surviving ICU シリーズ ARDS の治療戦略「知りたい」に答える，現場の知恵とエビデンス，羊土社，東京，p140-147, 2013

19 口腔ケア

口腔ケア（ブラッシング）は，高度な技術よりも，すべての看護師が共通して安全に繰り返し行える技術を確実に身につけることのほうが大事です．

大石佐奈美

1 VAP予防が目的
口腔ケアの回数の目安

気管挿管患者の口腔ケアは，人工呼吸器関連肺炎（ventilator associated pneumonia：VAP）の予防を主目的として実施します．日本集中治療医学会，日本クリティカルケア看護学会が合同で「人工呼吸器関連肺炎予防のための気管挿管患者の口腔ケア実践ガイド（案）」を示していますが，患者の個別性や各施設の人員などによってアレンジが必要です．

口腔ケアの回数と間隔について「人工呼吸器関連肺炎予防のための気管挿管患者の口腔ケア実践ガイド（案）」では，患者の口腔の状態，および各施設の状況（人員配置，勤務状況など）に応じて決める．

今はこうする

「ブラッシングケア」は1日に1〜2回実施することが望ましい，「維持ケア」は「ブラッシングケア」を含めて少なくとも1日に4〜6回実施することが望ましい，ケア間隔は均等になるように注意する，とされています[1]．

口腔ケア方法は，使用物品やケア方法ともに患者の口腔の状況によって違いがありますが，①口腔の観察，②歯垢の除去，③汚染物の回収，④保湿を行います．

2 限られた回数のなかで
いかに工夫して口腔ケアを行うか

私が勤務しているICU（ベッド数8床，看護師4人）では，各勤務で口腔ケアを1回ずつ行っています．どの勤務帯でもブラッシングはしていますが，日勤帯でのみ挿管チューブの固定テープを貼り替えているため，口腔全体を観察し，隅々までケアできるのは1日1回です．夜勤帯では，見える範囲のみケアしています．バイトブロックを使用していると，ケアの範囲が限られてしまいます．ケアの間隔は，1日3回で8時間ごとにケアができればよいですが，他の業務が忙しいと口腔ケアが後回しになったり，消灯後に口腔ケアはしなかったりと，均等な間隔での口腔ケアができない現状があります．

方法は，①の口腔の観察については，oral assessment guide（OAG）などのアセスメントツールを使用して評価することが推奨されています．当院では，歯科医師，歯科衛生士とともに，院内のどのスタッフでも評価できる簡便なツールを作成し評価しています．

②の歯垢の除去は，主に歯ブラシによるブラッシングですが，高齢者で残りの歯が少ない患者は，24タフトの通常の歯ブラシとワンタフトの歯ブラシを併用します．無歯顎の患者はスポンジブラシで清拭のみの場合もあります．このブラッシング手技には個人の技術の差と，いかに丁寧に磨いているかが顕著に現れると思います．

③の汚染物回収は清拭で行っています．当院は，カフ上部吸引付きの挿管チューブを導入していませんので，口腔吸引のみでは洗浄液の回収に対応しきれないと考えるためです．

④の保湿については，必要に応じて口腔が乾燥している患者には保湿剤を使用します．

私はこうしている

私がスタッフに口腔ケアの指導をする際，はじめに伝えるのが「歯のある患者には必ず歯ブラシを使う」ということです．当たり前のことと思われるかもしれませんが，少し油断すると口腔ケア物品の中に歯ブラシのない患者が増えてしまいます．これは1つの例ですが，患者にあった物品の選び方から実際のブラッシングの仕方，洗浄する場合には，誤嚥しないような対応がされているか，これらの技術がICUの看護師一人ひとり習得できていることが重要です．

私はこう考える

高度な技術よりも，すべての看護師が共通して安全に繰り返し行える技術を確実に身につけることが，口腔ケアでは必要であると思います．

3 継続が大切だから 口腔ケアのハードルを下げることが大事

　口腔ケアはとにかく丁寧に，しっかり汚れを除去することが大事であると私は考えます．汚れが除去できていなければ，どんな洗口液や保湿剤を使用しても感染予防のための口腔環境を整えることが困難だからです．

私はこうしている

　定期的な口腔ケアのハードルを下げるために，**カテーテル固定用パッチを使用しています**（図1）．これを使用することで，今まで2人で行っていた口腔ケアを1人で行うことができ，テープを毎日貼り替える手間が省けるため，口腔ケアの負担感が軽減されました．チューブの固定位置を簡便に変更できるため，口腔の観察もケアごとにでき，今まで夜勤帯では見える範囲しかできなかったブラッシングが，毎回しっかりと行うことができます．

　また，口腔汚染が強い患者や，口腔にトラブルがある患者は早期に歯科介入を依頼します．重症患者は，口腔カンジダ症や口唇ヘルペスとなり，口腔環境が悪化する患者も多いためです．歯科衛生士と一緒に口腔ケアをすることで，看護師の口腔の観察する力や，ブラッシング技術の習得にも役立ちます．

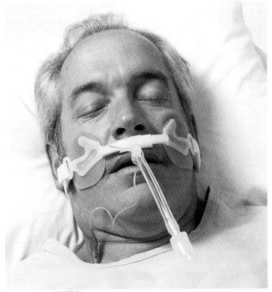

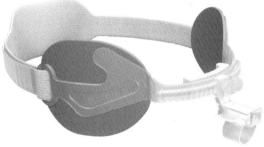

図1　カテーテル固定用パッチ

[提供：アルケア株式会社]

引用文献
1) 日本集中治療医学会・日本クリティカルケア看護学会合同委員会：人工呼吸器関連肺炎予防のための気管挿管患者の口腔ケア実践ガイド（案）
http://www.jsicm.org/koku_care2017.pdf（2020年1月30日閲覧）

20 気道管理とケア

すべての患者に Airway（気道）・Breathing（呼吸）・Circulation（循環）の安定化は重要で，予備能が低下した重症患者ではその意義がさらに高まります．また，院内急変の多くは Airway（気道）を含めた換気障害であり，BC に先立つ A が最優先となります． 仲間敏春

本稿では「気管吸引に関連した気道管理」と「侵襲的人工呼吸器（IPPV）グラフィックから読み解く気道状態」について解説します．

1 咳嗽力評価の意味もある
気管吸引の目的

吸引は，気道の開放性を維持・改善し，呼吸仕事量（努力呼吸）や呼吸困難感の軽減，肺胞でのガス交換能の維持・改善を目的とする気道浄化法[1] です．侵襲を伴う処置のため可能な限り回避すべきであり，ガイドライン（以下，GL）では，

今はこうする

1〜2 時間と時間を決めたルーチンの実施でなく，必要性の判断がなされた状況下の実施が推奨されています[2]．しかし，実臨床では「喀痰が多いかどうかを吸引で確認」といった実践がなされているのも事実ではないでしょうか．同 GL では，（吸引は）患者の**咳嗽力を評価するよい機会**である[2] とも記されています．つまり，本来の気道浄化目的に加え，それら副次的評価をあわせた実施ならば，患者への侵襲の機会を減らすよい実践だと解釈できます．

吸引は，その行為に伴う有害事象や病態悪化が起こりうることを十分に理解し，その対応策を講じたうえでの実施が求められます．

2 吸引に伴う
合併症への対策

吸引中の低酸素血症は多くの臨床家が経験します．**ARDS（急性呼吸窮迫症候群）患者では，吸引による有意な SpO_2 低下が報告されています**[3]．吸引中の低酸素血症対策には，前酸素化（pre-oxygenation：Pre-Ox）が有効です．一般的には 100% 酸素吸入を 3 分程度行う手技であり，無呼吸耐容時間を延長させ，吸引中の SpO_2 低下を未然に防止する効果があります．**米国看護師の吸引前実施率は 81%**[4] ですが，わが国では各施設・個人で認知度・実施率が大きく異なるのが現状ではないでしょうか．また，**重症患者に Pre-Ox を 4 分間 vs. 4 分以上（6〜8 分）実施した比較研究では，PaO_2 に大差なし**[5] との結果なので，4 分以上の Pre-Ox に臨床的意義はなさそうです．

3 1 つの指標だけに頼らない
IPPV のグラフィックから読み解く気道状態

バイタルサインの各項目を単体ではなく，血圧-SpO_2-呼吸数などと関連づけ，患者の病態・状態をアセスメントすることが重要です．IPPV グラフィックも圧，流量，換気量波形などを確認することで，いくつかのパターンに当てはめ，直に観察できない患者の気道状態を理論的に推察することができます．以下に典型的パターンを数例示します．

気道分泌物の貯留

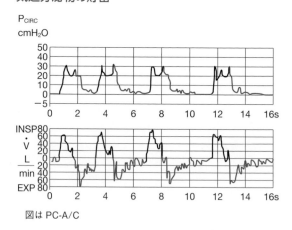

図は PC-A/C

気流が気道分泌物の抵抗を受け，圧・流量波形ともに鋸型となります．量制御（以下，VC）だと，気道抵抗を受けながらも規定量が送気されるので，換気量は不変，気道内圧は上昇します．通常，圧制御（以下，PC）では，規定圧にすぐに達してしまい，流量・換気量が低下します．気道の高度／完全閉塞時は換気様式を問わず，流量・換気量が低下します．

カフ損傷などによるガスリーク

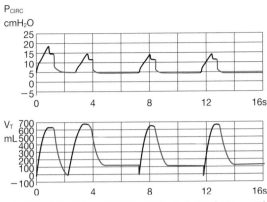

図は VC-A/C ※1番目の波形は正常，2番目以降がリーク波形

　リークが存在すると換気量波形が基線に戻らなくなります．IPPV からリーク補正が入るため軽度リーク段階では見落とすことが多いですが，換気量波形に注目することで発見が容易です．高度リークでは，圧・流量が維持できなくなり，波形が崩れます．

気道抵抗の段階的な上昇

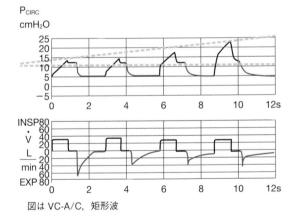

図は VC-A/C，矩形波

　気道抵抗が増えても，VC では流量が一定なので流量波形は正常です．変化するのは，「最高気道内圧とプラトー圧との差」です．この圧差の開大は，何らかの原因（気道分泌物など）による気道抵抗上昇を意味します（**正常圧差は 5 cmH$_2$O 以下，10 cmH$_2$O 以上で気道抵抗上昇**[6]）．VC の圧波形は，規定換気量に到達した時点が最高気道内圧であり，そこから肺内圧分布の均一化のため，吸気でも呼気でもない休止相（プラトー圧）が続きます．休止相に気流はなく，気道抵抗はゼロです．よって「最高気道内圧（圧の合計）－プラトー圧（気流がなく気道抵抗ゼロの部分）＝（残るは）気道抵抗」となります．

引用文献
1) AARC Clinical Practice Guideline. Nasotracheal Suctioning-2004 Revision & Update. Respir Care **49**：1080-1083, 2004
2) 日本呼吸療法医学会気管吸引ガイドライン改訂ワーキンググループ：気管吸引ガイドライン 2013（成人で人工気道を有する患者のための）．人工呼吸 **30**：75-91, 2013
3) Levitan RM, et al：Head elevated laryngoscopy position：improving laryngeal exposure during laryngoscopy by increasing head elevation. Ann Emerg Med **41**：322-330, 2003
4) Sole ML, et al：A multisite survey of suctioning techniques and airway management practices, Am J Crit Care **12**：220-230, quiz 231-222, 2003
5) Mort TC, et al：Extending the preoxygenation preriod from 4 to 8 mins in critically ill patients undergoing emergency intubation. Crit Care Med **37**：68-71, 2009
6) 日本集中治療教育研究会：JSEPTIC ハンドアウト 2012, p7

21 気管チューブ固定

気管チューブ固定の最大の目的は，1つめは正しい挿入位置を維持し適切な換気を保つこと，2つめは計画外抜管を予防することです．

日野真弓

1 気管チューブ固定の目的：確実な固定と合併症予防
維持と抜管予防

気管チューブの固定にはテープのほかに専用のチューブ固定ホルダーがあり（表1），近年ではチューブ固定ホルダーを使用している施設も増えています．

テープでの固定力にはテープの幅および長さが大きく影響します[1]．そのため，患者さんの状態にあわせてテープを選択することで固定力を強化することができます．

今はこう考える

チューブ固定ホルダーは，テープと比較して口唇潰瘍やチューブのずれが有意に減少する[2]という報告があります．このようなデータもチューブ固定ホルダー普及を後押ししているのかもしれません．口腔ケアが実施しやすいことも人工呼吸器関連事象（ventilator-associated events：VAE）予防の観点から非常に重要です．確実な固定，かつケアのしやすさは，私たちにとって重要なポイントであるといえます．

2 チューブの維持と閉塞予防
バイトブロック

固定方法のほかに換気を保つために必要なものがバイドブロックです．

チューブの狭窄や閉塞による換気障害（窒息），チューブの損傷の予防のために使用しますが，さまざまな種類がある（表1）ので，患者さんの状態にあわせ選択が必要です．

気管チューブ固定時にパイロットチューブ（カフ圧を注入するチューブ）やカフ上吸引チューブを一緒に

表1 気管チューブ固定方法によるメリットとデメリット

	テープ固定	アンカーファスト™	トーマスチューブホルダー
		☞ p.57	[提供：レールダルメディカルジャパン株式会社]
メリット	・手早く実施できる ・安価	・ハイドロコロイドドレッシング材使用 ・最長で7日間使用可能 ・トラックレールでチューブを左右に動かせる ・口腔内の観察が容易でケアしやすい	・気管チューブのほか，ラリンゲルマスク，ダブルルーメンチューブなど，さまざまな気管チューブを固定できる ・プレホスピタルや救急外来で簡便で確実な固定が可能
デメリット	・唾液やひげなどで剝がれやすい ・医療機器関連圧迫創傷（MDRPU）が発生しやすい	・高価 ・るい痩患者などにフィットしにくい	・高価 ・口腔内の観察が困難でケアがしにくい

固定するか，別々に固定するかがたびたび話題にのぼります．

私はこうしている

それぞれの施設でマニュアルがあると思いますが，当院では**別々に巻く**ことにしています．その理由として，パイロットバルーンやカフ上吸引チューブにテンションがかかったとき，気管チューブにも一緒にテンションがかかり誤抜去のリスクが増える，気管チューブの固定が緩みやすい，逆に固定がきつすぎてカフ圧が測定できない，カフ上吸引ができないなどの経験値から別固定にしています．

引用文献
1) 清水雄他，小林可奈子，萩谷圭一ほか：粘着テープの幅および長さが気管チューブ固定力に及ぼす影響．人工呼吸 **26**：104, 2009
2) Landsperger JS, et al：The effect of adhesive tape versus endotracheal tube fastener in critically ill adults：the endotracheal tube securement（ETTS）randomized controlled trial, Crit Care **23**：161, 2019

参考文献
1) 田村富美子：バイドブロックと気管チューブ固定（経口・経鼻）いろいろ．呼吸器ケア **14**：214-220, 2016
2) 橋本百合子：経口人工気道チューブの固定．重症集中ケア **17**：38-41, 2018

22 カフ圧管理

正常圧にカフを調整してもカフ圧低下・声漏れが持続する場合どうしますか. 患者以外の要因も考えて対処します.

仲間敏春

1 気管チューブの カフの役割

侵襲的人工呼吸（IPPV）下の患者では，気管チューブ（ETT）が患者の気道にとりかわります. そのETTの先端付近にはカフがあり，これが膨らむことでETTと気管壁の隙間を埋め，吸入ガス漏出が防止されます（図1）.

2 カフ圧の適正値と 管理の実際

カフ圧の管理値が，施設や個人間で大きく異なることはないと思われます. その理由はガイドライン（以下，GL）の存在にほかなりません.

今はこうする

米国胸部疾患学会では，カフ周囲の病原菌の下気道流入防止のために 20 cmH2O 以上のカフ圧管理 が推奨され[1]，これは今日の本邦医療でもカフ圧の下限値基準として支持されています.

一方で，カフ圧の上限値はどのように考えるのでしょうか. 一般的に気管動脈圧は 25〜30 mmHg（34〜40.8 cmH2O），気管静脈圧は 15〜20 mmHg（20.4〜27.2 cmH2O） とされます[2]. 過剰なカフ圧は気管の動脈圧・静脈圧を上回り，組織の血流障害を招く結果，気管動脈では組織壊死，気管静脈ではうっ血

を生じます. このことから，カフ圧上限値は 30 cmH2O と考えられています.

よって，これまでの内容から現時点におけるカフ圧適正値は 20〜30 cmH2O だといえます. そして，その適正値は臨床スタッフにも十分に周知できているように感じます.

声もれ時「カフ圧をさらに追加する」は正しいか

ですが，「IPPV患者の声漏れが改善しない状況」においては，スタッフはカフ圧の適正値（上限値）を知りながらも遵守しないという現象がしばしば起こります. 通常，正常圧にカフを調整した後に，それでもカフ圧低下・声漏れが持続するならば，カフ損傷を疑いETT交換が検討されると思います.

しかし，その対処がとられるのは所見が顕著な場合であり，一般的に「カフ圧をさらに追加する」という対処がとられることが多いように感じます. 漫然とこの対処を行うのは非常に危険です. その理由は，声漏れの原因がETTが浅いこと（抜けかけ）にあるかもしれないからです.

次のことをイメージしてみてください. ETTが抜けかけ，声門位置にカフがあると仮定します（図2）. 声帯などの構造物により，カフと気管壁の密着が甘くなり声漏れを生じます. カフの半分以上が声門上まで抜けた状態でカフを過膨張させたとすると，カフは拡張時に声門の抵抗を受け，さらに頭側へと押し上げられ，ETTはさらに抜けます. 声門上までETTが抜けてしまえば，もはやこれは「抜管」です. つまりは計画外抜管となり，非常に危険な状況です.

なので，口角などの固定位置の確認，X線によるETTの先端位置の確認を行いましょう. また声漏れの対応として，顔や身体の向きを変えてみるのもよいです. そもそも気管の形は正円ではなく，また気道内圧や体位によって気管の形に変化するからです.

3 管理していた圧より なぜカフ圧は低下するのか？

そもそも「カフ圧計の接続直後の値は，実際の管理中のカフ圧値ではない」のはご存知でしょうか（図

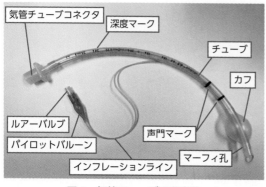

図1 気管チューブの各名称

（図中ラベル）
気管チューブコネクタ
深度マーク
チューブ
カフ
ルアーバルブ
パイロットバルーン
声門マーク
インフレーションライン
マーフィ孔

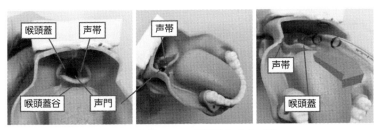

図2 気管チューブ位置のイメージ

頭側から見た喉頭（左）斜め上から見た喉頭（中央）
気管チューブが浅い位置においてカフを過膨張させた時のイメージ（右）

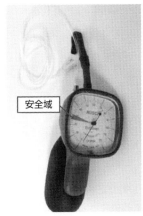

図3 カフ圧計. 東レ・メディカル
「RUSCH エンドテスト®」

3）. 一聞するには不思議な話に感じるかもしれませ
ん. 理屈に沿って考えてみましょう. 接続前のカフ圧
計の内圧（以下，器械側）は大気圧（0 cmH₂O）です.
当然，患者のカフ内圧（以下，生体側）のほうが高い
状態にあります. 接続後は生体側と器械側の圧が均等
になろうと，高いほう（生体側）から低いほう（器械
側）へと圧が流入し，器械側の圧が低下します. よっ
て，カフ圧計接続後の表示値は，本来の管理していた
圧よりも若干低下しています（圧変動の程度は，管理
中のカフへの加圧の大きさに影響）.

また，**カフ圧計を外す際の操作手技でも，カフ圧が
低下（2〜3 cmH₂O）すること**が報告されています[3].
　このように，患者要因以外にもカフ圧の変動（低下）
因子があることをまずは理解しておきましょう. 上記
以外のカフ圧の変動因子は，体位，首の向き，気管吸
引，咳嗽などが一般的です. 無論，その頻度や度合い
が大きいほどカフ圧変動に影響を及ぼします.

私はこうしている

　総じて，カフ圧の最適な管理方法・タイミングとし
ては，**患者への吸引や体位変換を済ませ，患者の状態
が安定した状況下に，カフ圧上限値の 30 cmH₂O に
調整した後，カフ圧計を外す**ということになるかと思
われます（その後に多少の圧低下を生じても適正範囲
に収まるので）.

引用文献
1) American Thoracic Society : Infectious Diseases Society
of America : Guidelines for the management of adults
with hospital-acquired. ventilator-associated, and
healthcare-associated pneumonia. Am J Respir Crit
Med **171** : 388-416, 2005
2) Seegobin RD, et al : Endotracheal cuff pressure and
tracheal mucosal blood flow. endoscopic study of
effects of four large volume cuffs. Br Med J (Clin Res
Ed) **288** : 965-968, 1984
3) 露木菜緒：気管チューブのカフ圧は調整手技により低下す
る：実験研究による検討. 日クリティカルケア看会誌 **6** :
50-57, 2010

23 ドレーン管理

ドレーン管理の大前提は，「不要なドレーンはドレナージ」すること．つまり，ドレーン less です．しかし，実際にはドレーン less にはなりません．できるかぎり早期に抜去することで，腸管機能低下，肺合併症，運動機能低下，感染，せん妄といった術後合併症を予防することができます．

露木菜緒

1 そもそもの目的を理解する
ドレーン管理のためにしていること

ドレーンはさまざまな部位に挿入され，とくに腹部術後はドレーンの数も複数本になります．ドレーン管理の基本は，それぞれのドレーンの留置部位とその目的を理解することです．このドレーンは，どこに，何のために挿入されているのかです．

目的・正常・異常を表にまとめておく

ドレーンの挿入部位は大きく分けて2種類あります．髄液や胆汁，膵液など生成されるところに挿入されるドレーンと，吻合した部位に留置するドレーンです．生成される部位のドレーンは，生成物がうっ滞しないように挿入されています．また，排液はその生成物が流出するのが正常です．一方，吻合部ドレーンからは生成物が排液されたら縫合不全を意味するため，異常です．このように，同じ排液でも留置されている部位により正常か異常かが異なります．ドレーンが多数挿入されていると大変ですが，表1のように，各ドレーンの目的，正常，異常，異常時に考えられる合併症と対応を整理しておくとわかりやすいです．

ドレナージシステムを理解する

近年では，閉鎖型で，持続吸引が可能なドレナージシステムが増えています．それぞれのドレナージシステムを正しく理解することがインシデントの予防にも重要です．

ドレナージシステムにはさまざまな種類があります．腹腔ドレーンなどに使用されるものでも何種類かあり，それぞれ容量と吸引圧に違いがあります．代表的なドレナージシステムを紹介します（図1）．

2 起こりやすい
ドレーンのトラブルと原因を整理する

ドレーンが挿入されたまま離床などをするとさまざまなトラブルを合併しやすいです．離床時やドレナージシステムの交換，設定変更時など，表2に示す項目を確認し，トラブルがないか確認します．

このような工夫で正しく安全にドレーン管理を実施し，1日も早く抜去できるようにしていきましょう．

参考文献
1) Fearon KC, et al : Enhanced recovery after surgery : aconsensus review of clinical care for patients undergoing colonic resection. Clin Nutr 24 : 466-477, 2005
2) Lassen K, et al : Consensus review of optimal perioperative care in colorectal surgery : Enhanced Recovery After Surgery（ERAS）Group recommendations. Arch Surg 144 : 961-969, 2009

表1　各ドレーンの目的と正常・異常

	目的	正常	異常	考えられる合併症	対応
膵管チューブ	膵液を体外に誘導して膵管と吻合部を減圧する.	性状はほぼ透明 ・術直後は少量,術後1週間で2～300 mL/日 ・約3週間で抜去可能	排液が全くない 刺入部の発赤 ワインレッド色へ変化 排液の混濁（黄色）	膵管チューブ閉塞 膵液漏 膵空腸縫合不全による出血の予兆 膵管チューブの空腸内への逸脱	・すぐに医師に報告 ・造影検査 ・再手術にて膵管再挿入 ・ショック兆候確認
膵空腸吻合部ドレーン	膵空腸吻合部縫合不全時の膵液,膿汁の排出	・術直後は淡血性 ・徐々に漿液性へと変化	粘稠度高い血性排液の持続,排液量増加 ・胆汁,膿性排液の排出 ・ドレーンアミラーゼ5,000 IU/L以上	膵-空腸吻合部の縫合不全・膵液漏に伴う出血 吻合部周囲で膵液や腸液漏れによる感染	・ドレーン排液アミラーゼ測定 ・蛋白分解酵素阻害剤の投与 ・膵液漏の場合再手術 ・採血データの確認
胆管ドレーン	胆汁を体外に誘導,胆管-空腸吻合部の減圧	・黄色～赤茶色 ・200～300 mL/日 ・術直後は排出量が多い（吻合部浮腫のため） ・3～4週間で抜去可能	術後早期に量が減少（術後4～5日がつまりやすい） 緑色の排液	胆管-空腸吻合部の縫合不全 ・胆汁漏 ・チューブ位置不良 胆管炎	胆管-空腸吻合部ドレーンからの胆汁排出の有無確認 ・X線でのチューブ位置確認 胆道系,肝機能の血液データ確認
胆管-空腸吻合部ドレーン	胆管-空腸吻合部の縫合不全の有無を知る	・術直後は淡血性 ・徐々に漿液性へと変化	黄色い胆汁様の排液の流出 粘稠度の増加 膿汁の排出	胆管-空腸吻合部の縫合不全 感染	・上記に加えて炎症データの確認 ・腹痛や急激な発熱の有無
横隔膜下ドレーン	出血の有無の確認滲出液の排出	・術直後は淡血性 ・徐々に漿液性へと変化	血性排液の持続,増加 混濁排液の排出	出血 縫合不全,腹腔内感染	止血,赤血球輸血 血液データの確認・腹痛や急激な発熱の有無
胃管・胃ろう	胃-空腸吻合部や胃内の減圧胃液の排出	・透明～黄緑色 ・500～700 mL/日	量の急激な減少 急激な増加	チューブの閉塞や位置不良 術後イレウス	・嘔気の有無 ・腹部状況 ・電解質の確認

［ICU 3年目ナースのノート改定増強版，日総研出版，愛知，2017. p198-199より引用］

表2 起こりやすいトラブルと原因

閉塞・開放忘れ	・排液, 内容物による閉塞
	・不適切な体位によるチューブの屈曲
	・機械の電源はずれ, 設定ミス
	・クランプの開放忘れ
はずれ	・接続部のゆるみ
	・移乗動作時の引っ張られ
抜去	・固定用縫合糸・絆創膏のはずれ
	・移乗動作時のひっかかり
切断	・ガーゼ交換時などテープと一緒に切断
	・ベッドなど間に挟まれて切断
その他	・機械の故障により設定どおりの吸引圧で作動していない

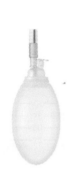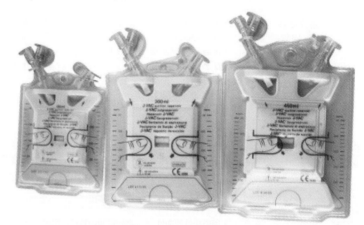

図1-1 J-VAC

　J-VACスタンダード型は3種類で150 mL, 300 mL, 450 mLの容量があります. J-VACバルブ型は容量100 mLです. 逆流防止弁がついているため排液時にクランプが不要です. 排液量がバッグ容量の半分を超えると吸引圧は低下してきます. 吸引圧を十分にかける必要があるときは, 排液量が半分以上貯まらないように管理します.

[提供：ジョンソン・エンド・ジョンソン株式会社]

ケア実践 編

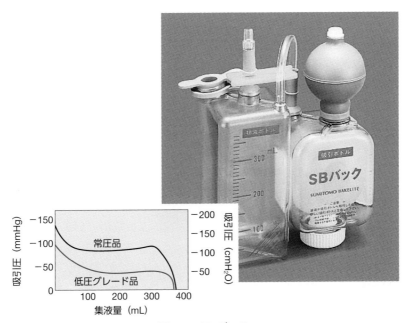

図 1-2　SB バック

SB バッグは吸引圧が高く，最大で 140 mmHg 程度にもなります．逆流防止弁がついていないため，排液時は必ずクランプが必要です．

「提供：住友ベークライト株式会社」

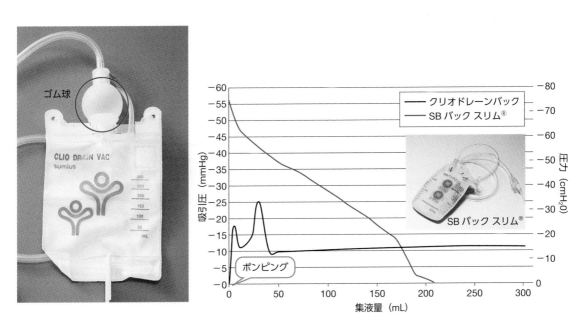

図 1-3　クリオドレーンバック

クリオドレーンバッグはゴム球（40 mL）を押しつぶすと最高陰圧 20 mmHg 程度になります．ゴム球を押しつぶさなければ陰圧がかからず，腹圧，落圧差での排液となります．吸引圧をかけるのか，かけないのかで管理が変わります．

「提供：住友ベークライト株式会社」

ライン管理
─輸液載せ替え システム M-shift トロリー

露木菜緒

　患者搬送時のこれまでの輸液管理においては，ICU患者は治療に要する薬剤が多く，輸液ポンプやシリンジポンプが複数台ツリーのように装着されていることがしばしばあります．患者が手術や検査のために移動するときは，1台ずつ輸液ポンプを点滴棒につけかえ，ICUへの帰室後は元に戻すという作業がつきものです．このような患者の搬送は手間も時間もかかるうえに，輸液ラインが複雑に絡まり，輸液ライン外れなどのリスクもあります．

　今回，紹介するM-shiftトロリー（ゲティンゲグループ ジャパン）は，ICU患者搬送時に輸液ポンプやシリンジポンプが複数台あっても，輸液ラインが絡まず，安全に一度にまとめて移動できる画期的な輸液載せ替えシステムです．手順はレバーをひとひねりするだけと，とても簡単です．

　輸液・シリンジポンプは，普段からシーリングペンダントのポンプ取り付けフレームにつけてベッドサイドで稼働しています．検査室へ搬送となったら，M-shiftトロリーをフレームの裏の支柱にはめ込むだけです．ほんの数秒ですべてのポンプが移動完了です．あとはL字フックでベッドに引っ掛ければベッドとともに移動ができ，帰室後も数秒で元どおりです．

　このように，先進的なシステムがどんどん開発されています．その根幹は，医療を受ける患者の安全性，効率性の向上です．ひいては，看護師の働き方改革に

も大きく寄与します．こうしたシステムを活用しながら，看護師の本来の本質的な業務，早期回復への援助を充実させるためにどうしたらよいのかを考えていきたいですね．

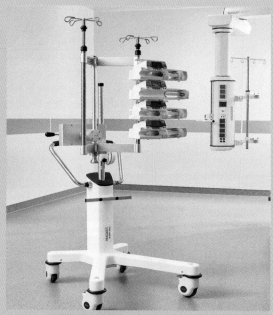

輸液載せ替えシステム M-shift トロリー
（右・シーリングペンダント）
［提供：ゲティンゲグループ・ジャパン株式会社］

24 体温管理とケア

クーリングの指示が適切かどうかは，看護師自身が全身状態をアセスメントしたうえで考えることが重要です．前提として発熱のメリット・デメリット，クーリングのメリット・デメリットを把握しておきましょう．

尾崎裕基

1 生体防御反応の1つ 発熱のメリット

私たちの核心温は37℃程度に調節されています．通常，核心温は0.2～0.3℃という範囲で体温調節が行われていて，これを閾値間域といいます．しかし，感染，外傷，手術など，生体に侵襲が加わると閾値間域を超えて上昇し発熱します．すると白血球の遊走能や貪食能が高まるなどのメリットがあります．つまり，発熱は生体防御反応の1つとして働くわけです．

発熱の機序

発熱は生体における炎症反応の1つです．感染，外傷（手術に付随する侵襲），腫瘍などに際し，脳が指令を出し，体温調節系を駆動させるとされています．

2 クーリングその前に その解熱，本当に必要？

実際に私たちがいる領域では発熱している患者は多いです．発熱の原因は感染，術後侵襲，中枢神経疾患の影響などがあると思います．たとえば術後の患者に医師から「38℃以上クーリング」と指示が出ていて，受け持ち看護師から「患者さんの体温が高いです．クーリングが必要だと思うのですがどうでしょうか？」という場面に直面することも多いです．皆さんもこういう経験ありませんか？前述したように発熱は決して悪いわけではありません．しかし，デメリット（表1）もあります．そのため，患者の状態をアセスメントし，必要に応じて体温管理を行う必要があります．

発熱の原因検索をしよう！

対象の患者の発熱の原因が，①感染性，②非感染性なのか，まずは考えましょう．手術の場合，3～7日が経過しても解熱しない場合にSSI（手術部位感染）などが懸念されます．その場合は感染が考えられるため，無闇に解熱を行うことは避けましょう．

クーリングのタイミング

クーリングを行う際，私は「発熱のデメリットがメリットを上回った場合，または患者から苦痛の訴えがあった場合」が望ましいと考えます．感染や炎症が原因で発熱している場合はセットポイントが上昇しています．図1のように，体温上昇時にクーリングを行うとシバリングを誘発することがあります．そのため，判断するポイントが重要になります．

私はこうしている

ポイントとしては，①四肢末梢が温かい，②皮膚が紅潮している，③発汗していることです．一方でクーリングが必要な場合もあります．1つ目は脳卒中や腫瘍，熱中症などにより高体温を呈している場合です（図2）．原因として，体温調節中枢の破綻や熱産生が熱放散を上回っている場合が考えられます．その場合は熱放散を助けてあげることが必要になります．2つ目は患者が望む場合です．アイスパック（氷枕）や氷のうの少量使用では解熱効果は期待できませんが，この場合に患者が求めているのは爽快感です．苦痛が緩和できるように，よく患者と相談しましょう．体温管理とその方法について説明してきましたが，必ずしもクーリングを行うことが正しいとははっきり言えません．必ずやっていただきたいことはアセスメントです．原因検索を行い対応することが，よいケアに結び

表1 発熱のデメリット

代謝量の変化	7～13％増加．
酸素消費量の増大	代謝の更新に伴い組織の酸素需要が増大する．更に二酸化炭素産生増加に伴い，呼吸回数増加．
心拍数増加	代謝亢進のため．
蛋白異化亢進	エネルギー供給が必要なため．

［尾崎裕基：クーリングの判断と方法．ICU 3年目までに必ず身につけたい！ゴールデンテクニック：すぐに役立つ手技・コツ・ワザ，道又元裕（特集編集），総合医学社，東京，p374-379, 2017より引用］

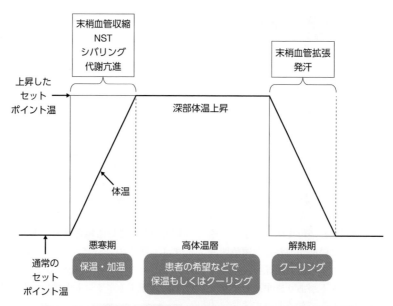

図1　セットポイント上昇による発熱時のクーリングのタイミング

[尾崎裕基：クーリングの判断と方法．ICU 3 年目までに必ず身につけたい！ゴールデンテクニック：すぐに役立つ手技・コツ・ワザ，道又元裕（特集編集），総合医学社，東京，p374-379, 2017 より引用]

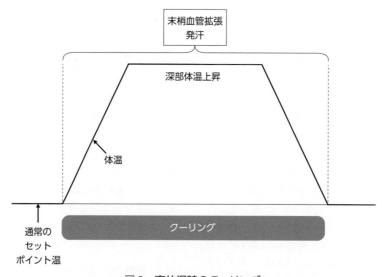

図2　高体温時のクーリング

[尾崎裕基：クーリングの判断と方法．ICU 3 年目までに必ず身につけたい！ゴールデンテクニック：すぐに役立つ手技・コツ・ワザ，道又元裕（特集編集），総合医学社，東京，p374-379, 2017 より引用]

つくと私は考えます．「熱は下げるものではなく，全身状態を鑑みて対応するもの」として考えてみてはいかがでしょうか？

参考文献

1）廣田和美（専門編集）：新戦略に基づく麻酔・周術期医学 麻酔科医のための体液・代謝・体温管理，中山書店，東京，p216-228, 2014
2）志馬伸朗：体温の生理学．Intensivist **12**：189-194, 2020
3）Hasday JD, et al：Antipyretic therapy in patients with sepsis. Clin Infect Dis 31 Suppl **5**：S234-241, 2000

25 画像所見とケア

看護師は画像の専門家ではありません．ただ，画像を単なるデータとして終わらせるか，あるいは重要な情報としてケアに活用していくかは，看護師個々の意識で変わります．

鈴木　淳

1 アセスメントの1つの裏付け
画像情報をどうケアに活かすか？

　臨床の看護展開においては，病態生理，血液データ，フィジカルアセスメント，画像情報などの統合が必要です．画像情報では解剖や撮影の原理などを知る必要もあります．しかし，私たち看護師は放射線技師などの専門家でもありません．画像診断技術を追求していくことは日々の業務の中では困難かもしれません．でもせっかく画像情報が現場にあるわけですから，患者をアセスメントする1つの裏づけとして活用していくべきと考えます．本稿では，ICUで日々撮影されている頭部CT，胸・腹部X線などを中心に，臨床事例を展開しながら，画像情報をどう看護に活用するか，臨床事例を用いながら解説します．

事例1：救急搬送

　A氏，60歳，男性，高血圧を指摘され近医通院中．某日，早朝に頭痛，めまい，吐き気，ふらつき感により救急搬送．救急センター搬送時，意識レベルクリア，血圧190/98 mmHg，心拍数99回/分，呼吸数18回/分，バレー徴候なし．諸検査の結果，小脳出血の診断によりICU入院，新人のM看護師が受け持ちとなった．入院時，主治医から高血圧性脳出血の急性期治療として，降圧薬の持続投与下で血圧コントロールは収縮期血圧140 mmHg以下の指示が出た．

　読者の皆さん，まず何を観察しますか？　小脳出血の診断で入院しているため，症状訴えの継時的変化，意識障害の有無や瞳孔径（入室時には意識レベルクリアのため実施なし），四肢失調の有無などなど，小脳出血の病態に関する観察を実施すると思います．しかし，救急搬送後に撮影した頭部CTや胸部X線などは，主治医から診断名を聞いているため，画像の情報収集は後回し（いや見ない）になっていませんか？

　ICUに勤務する看護師は重症患者を少なくても1人以上は受け持ちをしていると思います．時には受け持ち患者のみならず，ICUフロアに入室している患者に注意を向ける場合もあります．加えて，院内委員会・係り業務，看護記録，先輩の受け持ち患者ケアの手伝い？…，複数の業務を抱えていると思います．そのような中で，画像情報に対する意識は低くなってしまうのが現状ではないでしょうか？　ちなみに，私の施設の脳神経外科スタッフは画像情報に集中しすぎる傾向にありますが…．

2 頭部CTを中心に
画像の基本的知識を確認しましょう

CT：computed tomography（コンピュータ断層撮影）

　頭部CT検査の場合，X線を照射し360度回転させながら，脳を輪切りにした画像をつくります．照射されたX線の吸収量の違いにより白黒の濃度差（コントラスト）がつきます．骨の場合，X線を吸収しやすく白く映ります（X線の透過性の順位としては，空気→脂肪→水→骨という順で白く見えてくる）．出血や石灰化も高吸収域となります．一方，空気や脳脊髄液・脂肪組織では吸収されないので黒く映ります．脳浮腫や脳梗塞は低吸収域となります．頭部CTの適応としては，頭部外傷や脳出血などの脳血管障害などです．発生直後から高吸収域を呈するため脳出血を確認できます．脳梗塞では発生直後は確認できず，時間の経過とともに低吸収域が明瞭となります．

【補足】MRI：magnetic resonance imaging（磁気共鳴画像）

　MRIは高い磁場の中で電波をあて，人体の原子核から発生された信号を画像化する検査です．その信号が強いほど白く描画されます．CTとは違いX線は使用しないので被ばくなど心配はありません．また骨の影響を受けないため，脳梗塞や脳幹部病変などが発見しやすく早期診断に有効とされています．

それでは臨床事例に戻ります.

事例 2：第 4 脳室に高吸収域が見えた

　多忙な業務の中，入院時の観察を終了した M 看護師は看護記録を開始しました．すると，隣りの PC デスクトップの A 氏画像（頭部 CT）が目に入りました．気になり見てみると画像 1 でした．小脳の出血は確認できますが，上方の第 4 脳室に白いもの（高吸収域）が見えています．主治医に確認すると，小脳から脳室穿波していると情報を得ました．脳室穿波していると次に考えられることは水頭症です．脳脊髄液は脳室の脈絡叢で産生され，側脳室，モンロー孔，第 3 脳室，中脳水道，第 4 脳室，ルシュカ孔，マジャンディ孔，くも膜下腔を経て，くも膜下粒から吸収されます．今回，小脳出血により血腫が脳室内に流れ込み，脳脊髄液の循環障害（閉塞）から急性水頭症のリスクが高い状態にありました．脳室内に髄液が停滞してしまうと，脳室が拡大し脳ヘルニアを呈します．小脳出血の診断で ICU に入院しましたが，脳室穿波していることは主治医から M 看護師に伝わっていませんでした．以後，優秀な M 看護師は画像情報をもとに，優先順位を考え，ベッドサイドで継時的に神経学所見を観察していると，血腫の進行により意識障害が急速に悪化．GCS 6（E1・V1・M4）となり，主治医に報告後，緊急で脳室ドレナージ術施行となりました．

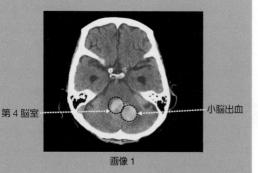

画像 1

　画像情報なしで紙面上の知識のまま看護記録に夢中になっていたら，脳室の拡大に伴う最悪の事態になっていたかもしれません．このようなコミュニケーショ

事例 3：口元からリーク音が聞こえた

　術後 1 病日，嘔吐による誤嚥から呼吸状態が悪化し人工呼吸管理となりました．鎮静剤はプロポフォールで持続投与を行いました．意識障害の評価も配慮し鎮静コントロールが不十分な状況にあり，流涎や体動も著しく，M 看護師が観察中に口元からのリーク音を発見しました．換気量は約 500 mL/回台で推移しています．呼吸音聴診では左右差もなく，rhonchi などの呼吸副雑音はありません．不安を感じた M 看護師は緊急手術中の主治医に報告しましたが，経過観察と言われ相手にしてもらえません（こんな経験ありませんか？）．しかたなく研修医に胸部 X 線のオーダーを入れてもらい撮影してみると，気管チューブ先端は画像 2 の位置にありました（読者のみなさんはこの画像を見てどう思いますか？）．

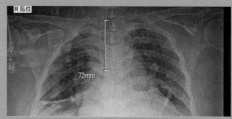

画像 2

　結果的に研修医から主治医へ報告後，気管チューブの位置を調整し計画外抜去を防ぐことができました．研修医の手柄となっていましたが，患者が救われたのですから M 看護師はそれでよいと思いました（あなたは優秀です）．また今後重要となることは，チームで患者の状態から気管チューブ先端位置の把握と計画外抜去のリスクが高いということを胸部 X 線の画像情報をもとに共有していくことかと考えました．術後 2 病日，体動が著しく，ミダゾラム持続投与が併用されました．安静臥床と深鎮静の影響から酸素化が悪化，M 看護師が呼吸音を聴診すると，分泌物貯留により右肺で rhonchi，中葉領域での呼吸音減弱を聴

取しました．このときのバイタルサインは，血圧
140/68 mmHg，心拍数 99 回/分，呼吸数 23 回/
分，SpO₂ 94％でした．主治医に報告後，胸部 X
線施行．胸部 X 線では画像 3 でした．右第 2 弓
のシルエットサイン*陽性であったため，主治医
と相談．循環動態は安定化されていたため，左前
傾側臥位を中心に体位管理を実施．人工呼吸器
モードを High PEEP に設定し酸素化の改善を待
つことにしました．以後 A 氏は人工呼吸器を離脱
後，経口摂取も開始でき療養型施設へ転院となり
ました．

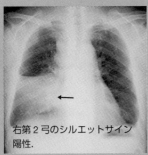

右第 2 弓のシルエットサイン
陽性．

画像 3

---

*シルエットサイン
水濃度と水濃度の陰影が相接して存在すると，その境
界が失われて不鮮明になります．この所見をシルエッ
トサインといいます．
正常では，心臓，胸部大動脈，横隔膜の辺縁は鮮明に
描出されています．
以下の病態などで認められます．
①肺胞内のガスが漏出液，浸出液，血液など水濃度を
示す物質で置換される
②肺胞が虚脱して肺胞内の空気が失われる
③胸水や腫瘍などがあって肺内ガスが心臓や胸部大動

脈などに接することができない
よって，画像 3 では，右心（第 2 弓）のシルエットが
消失し，病変が心臓に接している肺区域にあるとわか
ります．

　画像情報の活用で最後になりますが，長期の安静臥
床ではイレウスの発症も懸念されます．イレウスと
は，機械的閉塞がない状態で腸管麻痺により腸蠕動運
動が低下してしまいます．フィジカルアセスメントで
は反跳痛や筋性防御を認める場合，腹部 X 線で確認
します．イレウスの診断においては，一般的に腹部画
像の果たす役割が大きいといわれています（画像 4）．
今回，アセスメントを裏づけるために画像所見を活用
した事例を紹介しました．私たちはフィジカルアセス
メント，つまり主観的情報とフィジカルイグザミネー
ション（客観的情報）から患者の状態を判断していま
す．その中で「情報」とは，ある場面において何らか
の意味をもつ「データ」となります．画像所見の活用
については，ただの画像データで終わるのか，画像情
報として活用していくかは，看護師個々の意識で変わ
ると考えます．

参考文献
1) 脳卒中合同ガイドライン委員会ほか（編）：高血圧性脳出血
　の急性期治療：血圧管理．脳卒中治療ガイドライン 2015．
2) RM バーンほか（編）：カラー基本生理学，坂東武彦ほか（監
　訳），西村書店，東京，p239，2009
3) 鍵山　智ほか：脳血管疾患急性期，慢性期の脳循環動態と
　降圧療法．Med Pract 22 : 1607-1611，2005
4) 高山裕喜枝：腸閉塞（イレウス）の病態生理とケアのポイ
　ント．重症集中ケア 10 : 24-31，2011
5) 澤田元太：術後看護・観察の要注意ポイント 術後イレウス．
　消外 Nurs 21 : 784-788，2016

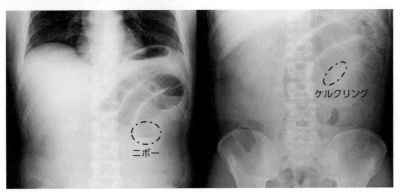

画像 4

イレウスの疑いがあれば，腹部単純 X 線撮影を行う．
立位では，腸管の空気と液体の貯留による液面形成（ニボー），臥位では幅の狭い小腸ヒダ
（細かいシマシマになっている）ケルクリングなどを認める

26 誤嚥予防ケア

高齢者は機能低下や認知症・脳卒中などの疾患による嚥下機能の低下により誤嚥性肺炎を起こしやすくなります．看護師のケアにより発生リスクを軽減することができます．誤嚥予防のケアのポイントは3つあります．

鎌田佳伸

1 看護ケアで 本当に誤嚥は予防できるの？

ICU に入床している患者は，人工呼吸器を装着していたり，薬剤による鎮静下にあったりすることが多く，とくに人工呼吸器関連肺炎（ventilator-associated pneumonia：VAP）は，人工呼吸器管理開始後の大きな問題となります．カフ上分泌物の気管への流入によって VAP が引き起こされることが，近年では広く知られています．また意識障害のある患者では，不顕性誤嚥による誤嚥性肺炎を発症することがあります．ICU に勤務する看護師にとって，これらの誤嚥を予防することは重要です．しかし本稿の読者の皆さんの中には，「看護師のケアで本当に誤嚥は予防できるの？」と疑問をもたれた方もいると思います．そこで本稿ではそれらの疑問にお答えしたいと思います．誤嚥予防に興味をもっていただければ幸いです．

2 ポイントは3つ 誤嚥予防ケアって具体的にどうするの？

2017 年の厚生労働省の統計によると，肺炎による死亡率は全体の 9.4% と全体の3位に位置しています．とくに高齢者では，加齢に伴う機能低下や認知症・脳卒中などの疾患による嚥下機能の低下により誤嚥性肺炎を起こしやすくなっていきます．これらは看護師のケアにより発生リスクを軽減していくことが可能です．不顕性誤嚥を含む誤嚥予防のケアのポイントは3つ！それでは具体的な方法を紹介していきます．

ポイント1 胃内容物・唾液の流入を防ぐ体位管理

今はこうする

日本集中治療学会 VAP バンドルの中では，**患者を仰臥位で管理しない**ことが示されています．患者を仰臥位で管理することで，胃内容物が口腔咽頭へ逆流し，VAP の発生率が増加するといわれています．ま

たベッドの**頭位を上げる**体位は仰臥位と比較して VAP 発生率を低下させるともいわれ，禁忌事項がなければ，1つの目標として **30 度で管理する**とされています．ただ 30 度頭位挙上で体位管理していても患者が咳嗽反射を起こす場面を見ます．

私はこうしている

そこで**オススメの体位は「前傾腹斜位」**です．エビデンスが明確になっているものではありませんが，誤嚥予防には「前傾腹斜位」が有効であるとの報告があります．この報告では，他の体位と比較し前傾腹斜位で患者を管理したことで，唾液の気管内への流入・誤嚥がまったくみられなかったとしています．実際臨床の場面でも前傾腹斜位で患者を管理すると口腔外へ自然に唾液が排出されている場面を目にします．患者体位を工夫することは誤嚥予防のポイントです．

ポイント2 口腔内の清潔を保つ

口腔内には約 700 種類もの細菌がいるといわれており，それらは糞便に匹敵するといわれています．もし，これらの菌が気管内へ流入すると考えると恐ろしいですね．健常人であれば口腔内は唾液の作用により菌叢はコントロールされていますが，ICU に入室している患者の多くはこれらの作用が弱まる環境下にあります．また仮に不顕性誤嚥を起こした場合，口腔内が清潔であれば，肺炎のリスクは減少します．そのため看護師が口腔ケアを行い，口腔内の環境を清潔に保つことが重要となります．ポイントとしては「適切なブラッシングと保湿」です．

今はこうする

ブラッシングに関しては，**洗口液を浸した歯ブラシで1分以上かけ，吸引をしながらブラッシングする**ことが推奨され，VAP の発生と ICU 滞在日数が減少したとの報告があります．私は頑固な汚れを除去する際，ブラッシングの前に保湿剤を塗布し，5分ほど置いて，汚染物を浮かせた状態でブラッシングを行っています．ただし，保湿剤にアルコールが含まれているものもあり，口腔内の炎症がある場合は痛みが出た

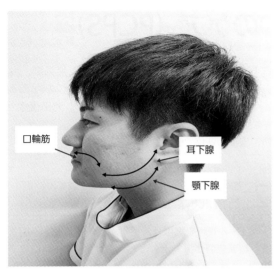

口輪筋

耳下腺

顎下腺

図1 唾液腺マッサージの部位

り，アルコールが揮発することで口腔内が乾燥したりすることがあるため注意が必要です．

ポイント3 唾液腺のマッサージにより唾液の分泌を促進する

　口腔内環境の維持には唾液が重要な役割を担っています．この唾液の分泌を促進するための方法として唾液腺のマッサージは効果的だとする報告もありますが，口腔乾燥に効果的であるというエビデンスはありません（図1）．しかし，高齢者では唾液腺マッサージにより，唾液分泌量の増加と安静時唾液量の維持が確認されています．加えてアイスラッカーなどのマッサージは，球麻痺のある患者では嚥下反射の誘発に効果があるとされていることもあります[1]．

引用文献
1) Magara J, et al : Cold thermal oral stimulation produces immediate excitability in human pharyngeal motor cortex. Neurogastroenterol Motil **30** : e13384, 2018

参考文献
1) 神津　玲ほか：摂食・嚥下患者における体位の違いが唾液誤嚥に及ぼす影響．日呼吸ケアリハ会誌 **17** : 93-96, 2007
2) 松尾　恭子ほか：唾液腺マッサージによる唾液分泌の年齢別比較による高齢者の口腔ケアの課題．日職災医会誌 **66** : 124-128, 2018

27 補助循環装置装着中のケア（PCPS）

3週間ほどの長期管理のから離脱できた場合も，その後の筋力低下や関節拘縮，無気肺，せん妄などの合併症が顕著です．PCPS管理中でも合併症を意識し，早期にリハビリを行えるかが重要です．

池田優太

1 役割としくみ PCPSって何？

　PCPS（経皮的心肺補助装置）は，心肺蘇生後や心原生ショック，重症呼吸不全などが適応となります．つまり，心臓の機能不全状態のときに心臓補助としてPCPSが必要となります．正常な機能を果たせていない心臓をPCPSでバイパスすることにより，循環血液量の50～70％を補助してくれます．「PCPSってむずかしい」って思いませんか？私もはじめはよくわかりませんでした．その血液の流れをイメージするとわかりやすいと思います（図1）．

　PCPS（V-A ECMO）の絶対的禁忌としては，回復の見込みのない心臓，高齢者，慢性的な臓器不全，長期化したCPRなどです．PCPS回路は回路の製品により異なりますが，1週間ほどで交換が必要となります．PCPSの管理としては，カニューレが鼠径部に挿入されていることや循環動態が不安定ということか

ら，安静仰臥位で管理されることが多いです．

2 長期化した場合は 合併症に意識する

　PCPSの管理の実際は，回復が見込めるかも不明まま，超緊急的に挿入することもあります．1週間程でPCPSを離脱できれば経過はよいですが，長期化した場合は，出血傾向，全身浮腫だけでなく，ARDS（急性呼吸窮迫症候群），敗血症，多臓器不全へと進行してしまうこともあります．

　私の経験上，3週間ほどの長期管理のから離脱できたケースもありますが，その後の筋力低下や関節拘縮，無気肺，せん妄などの合併症が顕著でした．この経験から，PCPS管理中でも合併症を意識し，早期にリハビリを行えるかが重要だと実感しました．

3 PCPS管理中にできる リハビリテーションとせん妄予防

リハビリテーション

私はこうしている

　体位変換のときはPCPSのカニューレに注意して，早期から上下肢のROMを行うようにしています．また，背部にポジショニングピローを入れて，背中側が少しでも空くようにし（背面解放），無気肺を予防していきます．体位変換の際は，挿入されているカニューレの位置のずれや，循環動態の変動により，脱血不良となってしまうことがあるため，看護師2人以上＋CEと一緒に行います．その際は，体位変換，リハビリに伴い循環変動するリスクもあるので，血圧，心拍数，心電図，心拍出量，SVO$_2$，PCPSの回転数・フローなどの推移を指標に行います．それらの数値の変化が少ない場合は，循環変動に注意し，リハビリを行います．

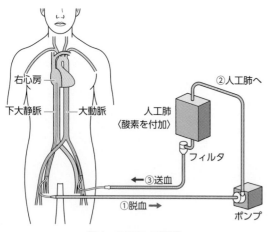

図1　PCPSの原理

①大腿静脈からから挿入したカニューレから脱血します．
②その脱血した静脈血を遠心ポンプにより，膜型人工肺に送り酸素化します．
③最後にその酸素化した血液を大腿動脈に挿入されたカニューレから全身に送血します．
　PCPSは遠心ポンプによる循環だけでなく，膜型人工肺で呼吸を補助する役割もあります．

せん妄予防

PCPS で管理する患者さんは，侵襲度が高いため，せん妄リスクも高いです．RASS −2 ほどの浅い鎮静管理の際は，せん妄予防も行います．CAM-ICU によるせん妄評価に加え RASS，CPOT にて経時的に評価し，患者さんの訴えにあわせて対応します．さらに，現状が把握できるような声かけを行っていきます．

具体的には，「○○さん，わかりますか？ここは，○○病院です．胸が痛くなったのは覚えていますか？○○さんは，そのあと，倒れてしまい○○病院に運ばれました．今は集中治療室で治療をしています．お口には管が入っていて，呼吸のサポートをしています．（鏡を見せながら）しゃべることはできませんが，何かあれば，こちらに書いてみてください」「今日は，○月○日のお昼の 12 時です．ご家族は昨日，面会に来られましたよ．痛みやつらいことなどはありますか？」というように，文字盤や筆談，ジェスチャーなどを用いて患者さんの理解状況や反応を確認しながら，丁寧に説明していきます．

また，覚醒度にあわせ，眼鏡，補聴器の使用や，時計，カレンダーなど配置して，現実見当識が保持できるようにしていくことも重要です．

「PCPS 管理中だから，体を動かしてはいけない」と思うかもしれませんが，むしろ PCPS により循環動態が保持できている状況です．そのため，早期からリハビリテーションおよびせん妄ケアを行っていくことが重要です．

参考文献
1) 赤嶺　斉ほか：ECMO の生理学．Intensivist **5**：269-278，2013
2) 方山真朱：ECMO 管理中の合併症．Intensivist **5**：305-313，2013
3) Extracorporeal Life Support Organization ECLS Guidelines 2018
   https://www.elso.org/Resources/Guidelines.aspx
   （2020 年 2 月 13 日閲覧）
4) 氏家良人（監修）：やさしくわかる ECMO の基本：患者に優しい心臓 ECMO，呼吸 ECMO，E-CRP の考え方教えます！羊土社，東京，2018

ミニお役立ちヒント

ICU は多くの病態と出合うため，疾患，治療，ケア，看護技術など，覚えることがたくさんあります．みなさんは，どこから勉強をはじめていけばよいか迷うことはありませんか？

私も新人の頃，勉強方法がわからず，途方にくれる日々でした．

そこで先輩に相談し，「その日の印象に残ったことをちょっとだけ，勉強するといいよ」と教わりました．そこからは，勤務で気になったことを休憩中や帰宅後の TV をみているときに，少しの時間，携帯電話で検索するようにしました．具体的には「術後の尿量が低下した人のアセスメントや報告の仕方について」や「胸腔ドレーンは，食道癌の術後では何で挿入されているのか，どんなことを観察すればよいのか」などです．先輩に指導したもらったことを自分でもさらに詳しく調べてみるという癖をつけるとよいと思います．つまりセルフ（1 人）振り返りです．ICU では多くの経験をしますが，何でも覚えようとすると大変だと思います．（できる人もいますが，私の経験上）そのため，少しのことでもセルフ振り返りを積み重ねていくことが大切だと思います．さらに，疑問や理解できないこともあるかもしれません．そんなときは，先輩に聞いてみるのもよいかもしれません．先輩が培った経験から得られることも多いと思います．先輩もすべてを知っているわけでないため，知らないこともあるかもしれません．しかし，先輩，後輩に関係なく，お互いが臨床疑問について，高めあうことで，よい看護につながっていくかもしれません．このような方法が ICU で学習していく私なりのコツでした．学習方法は，人により異なると思いますが，参考になれば幸いです．

28 補助循環装置装着中のケア（IABP）

「IABP 装着患者を担当するのが怖い！」と感じているあなたに行ってほしいことは，「機器が適切な駆動状態にあることの確認」と「機器装着に伴って起こる合併症回避への介入」の2点です．

門田耕一

1 IABP のポイントは 2 つ
正常駆動と合併症回避

　IABP（大動脈内バルーンパンピング）は，25～40 mL 程度のバルーンの容量変化により，バルーン拡張期の冠動脈血流増加と平均動脈圧上昇（図1），バルーン収縮期の後負荷軽減と心仕事量軽減（図2）を図ることが目的です．IABP 適切な駆動であることは，液晶画面と各種パラメーターから把握しましょう．

　加えて，発生率が 10～20％といわれる「合併症回避」にも注意が必要です．具体的には，大動脈損傷，大動脈分岐や下肢の血行障害，出血および血栓・塞栓，腓骨神経麻痺，感染，などがあげられます．

2 手術後どう対応する？
IABP の非同調性と出血抗凝固療法

　心臓手術の周術期管理目的で IABP 装着患者が主に入室する当院 ICU では，とりわけ術後管理で難渋する課題として，IABP の非同調性と凝固療法があります．

非同調性のどう対応する？

　心拍数が 100 bpm 以上の頻脈や頻脈性心房細動をきたした患者では，IABP の学習機能が追いつかず同調しにくくなります．

私はこうしている

　そこで看護師は，<u>医師・ME と協働して薬剤投与やアシスト比 1：2 への変更といった調整を行い，それでも同調性が悪ければ IABP 抜去</u>を考慮します．アシスト比 1：2 は，1：1 に比べて 40％程度しか補助で

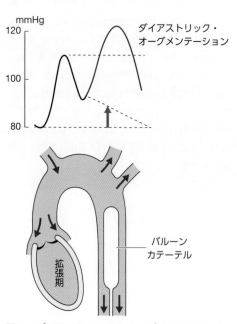

図1　ダイアストリック・オーグメンテーション
［提供：ゲティンゲグループ・ジャパン株式会社］

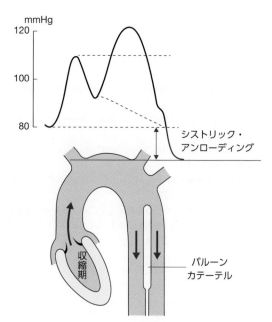

図2　システトリック・アンローディング
［提供：ゲティンゲグループ・ジャパン株式会社］

きない[1] ともいわれていますが，非同調による後負荷増加での心負荷増強を考慮し，看護師の継続的な観察のもと，他職種との連携を常に心がけています．

抗凝固療法は行わない？

　もう1点，抗凝固療法です．IABP駆動中は血栓形成を防ぐため，活性化凝固時間（ACT）が150〜200 secになるよう，ヘパリン®を持続投与すると思います．

私はこうしている

　しかし当院ICUでは，術後患者のIABP装着例では術後出血の助長を回避するため，**ヘパリン®をすぐには投与せず止血確認を優先します**．具体的には，ICU帰室直後にACT，APTTを把握，さらに6時間後，12時間後にACTを把握します．術直後は体外循環使用の影響でAPTTが延長していることもあるため，ドレーン排液量およびその性状変化とあわせて評価します．そして，止血確認ののち，術後12時間を目処にヘパリン®投与開始を5,000〜10,000単位/日で考慮します．前述のような頻脈性不整脈出現時には再考しますが，術翌日にIABP抜去が予測できる場合には，抜去までヘパリン®を投与しないこともあります．

3　患者の状態に応じた「異常の早期発見」と「医療者間での情報共有」を徹底する

私はこうしている

　私は勤務開始時，<u>確認事項をルーチン化し「異常を見落とさない管理」</u>に留意します．ルーチン化することで申し送りや最低限の確認の漏れを防ぎたいからです．
①IABP設定（モードやアシスト比，タイミング）やヘリウムガス残量（図3）の確認
②電源コードの固定やコンセント，心電図電極およびIABPカテーテルの固定確認
③胸部X線での先端位置確認
④挿入側の下肢血流および神経障害の有無の確認
⑤血液検査データによる臓器障害の有無の評価（凝固線溶系を含む）
　駆動タイミングが適正かを確認（図4），ドレーン排液や刺入部観察により出血傾向を，血栓形成の兆候は血液検査データから把握し，全身評価を行います．また，下肢の血行障害の有無は動脈触知またはドプラで確認．主要動脈への血栓形成は臓器障害につながるため，各臓器機能の評価項目も確認しておきましょう．そのうえで病状経過や治療方針を加味し，循環作

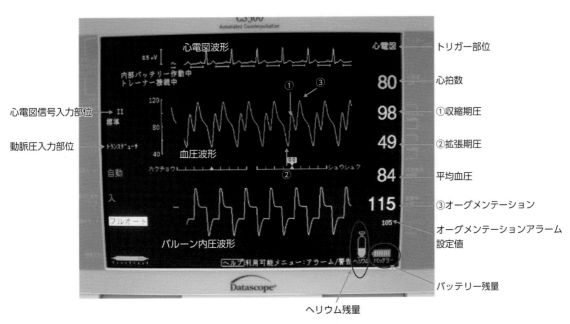

図3　IABP（CS100）液晶画面の各表示項目

[提供：ゲティンゲグループ・ジャパン株式会社]

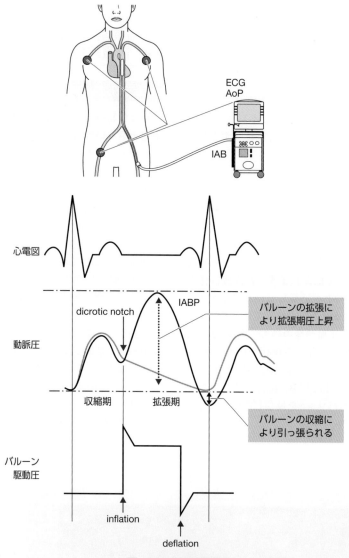

心電図

動脈圧

dicrotic notch

IABP

収縮期　拡張期

inflation

deflation

バルーン
駆動圧

バルーンの拡張に
より拡張期圧上昇

バルーンの収縮に
より引っ張られる

ECG
AoP

IAB

図4　IABPの原理

[倉島直樹，荒井裕国：IABPの原理と最新技術動向，決定版 病棟必携！カラーで診
る補助循環マニュアル，Vol.5，p.23，図2，2010より許諾を得て転載]

動薬や抗凝固薬の投与・量変更，IABP離脱のタイミングなど，当日の目標設定を行います．看護師はそれを踏まえ，治療介入と体位調整や清潔ケアを含む日常生活援助実施のタイミングを調整します．加えて，患者の精神症状の把握も必須です．患者が常に，安静臥床や機器駆動による騒音，病状回復に対する身体的・心理的苦痛を感じていることを念頭にかかわり，苦痛緩和への看護ケアを行います．

常に先を見据え，「IABPによる循環補助の離脱が可能か，またはECMOなどのさらなる循環補助が必要か」といった全身状態の変化を日々評価しましょう．そして他職種間で情報共有できる場をつくり，協働して合併症を予防していきましょう．

近年，IMPELLAが使用されていますが，私個人は，ECMOやIABPにとってかわるという認識ではなく，病態に応じて適応が検討され，各デバイスの「棲み分け」が進めばよいのではと考えています．

引用文献
1) 荒木康幸：IABPの準備と装着の実際：決定版 病棟必携！カラーで診る補助循環マニュアル 基礎知識から最新の動向まで．CIRC Up-to-Date 5（増刊）：41-46, 2010

29 血液浄化装置装着中のケア

ICU で行われる血液浄化療法は，間歇的血液浄化療法（IBP）と持続的血液浄化療法（CBP）に大別されます．本稿では，看護師がかかわる機会・時間が多い CBP を想定してお話しさせていただきます．

吉田憲史

1 モニタリングだけじゃない
看護の 4 つの基本原則

さまざまな文献がありますが，CBP のケアというと，観察と機器管理が多くあげられます[1~3]．CBP の合併症（電解質・酸塩基平衡異常，低血圧，感染，出血，低体温）はまれではなく，死亡率と関連していること[4]や，機器トラブルのリスクなどからこれらが肝要であることは言うまでもありません．ほぼすべての施設で CBP 管理のためのチェック項目が設けられているのではないでしょうか．このような機器管理やモニタリングは 10 年以上前から行われていました．では今はどのようにケアが変化してきたでしょうか．実は CBP のケアに関するメジャーなアップデートはありません．CBP に関する看護研究は限定的であり[5]，症例報告が主です．介入研究によるケアのエビデンスは，看護師が行う管理を含めほとんどないのが現状です．

今はこうする

今は CBP に対するケアだけではなく，CBP を妨げずに ICU に関連した合併症の予防を行うなど，CBP 管理とその他のケアの両立が求められています．CBP 管理に関しては，看護の基本原則として，①CBP の適応症の継続的な評価，②バスキュラーアクセスの開通性の維持，③不必要な中断時間の回避，④合併症の予防の 4 つが提言されました[5]．これらは十分なエビデンスに基づいて唱えられたものではありませんが，CBP の看護の指針としては適当であると考えています．いま私が考える ICU でのベストプラクティスは，これらの基本原則を遵守しつつ，ABCDEF バンドルを自薦することです．分けて考えるのではなく，両立させるための工夫を考えることが大切です．

最近では血液浄化装置を装着した状態で歩行するなど，積極的な離床が報告されています[6]．大腿部からバスキュラーアクセスカテーテルが挿入されていても，離床による重大な有害事象の発生はないと報告されており[7,8]，日本の集中治療における早期リハビリテーションのエキスパートコンセンサスにおいても，

離床は低リスクであると評価されています[9]．

2 どっちが大事？
PICS 予防と CBP の継続

早期離床を行うことが PICS（集中治療後症候群）予防の観点からメリットであることに異論はありませんが，実際 CBP 中に離床は可能なのでしょうか．離床による重大な有害事象の報告はないものの，とくに大腿部にカテーテルが留置されている場合，下肢の屈曲などで脱血不良を起こすことはよく経験します．上述しましたが，不必要な中断時間は避けるのが看護の基本原則です．治療のダウンタイムが延びることで，フィルター寿命の低下やそれによる治療効率の低下[10]，コストの増大など，デメリットが多くあがります．

もし端座位や立位，歩行を行うとなると，いくつかの障壁があります．1 つは回路の長さです．離床に際し大きく身体を動かす場合，回路に十分な長さがないと事故抜去のリスクが高まります．また，回路を延長する場合，低血圧や低体温のリスクが高まることが考えられます．バックアップ体制も必要になります．医師，看護師，臨床工学技士，理学療法士らスタッフが十分いることが条件にあげられます．安全に離床を進めるため，プロトコルの整備も必要です．さらに，歩行を行う場合はバッテリー駆動できる血液浄化装置も必要になります．これらを勘案すると，歩行まで行うことのできる施設は限られてくると考えられます．私の施設では歩行を行うのは困難です．

3 やっぱり両方大事
CBP 中でも行えるリハビリテーション

マンパワーや機器，システムが充実している施設であれば，プロトコルに則って積極的な離床が行えると考えられますが，実際はなかなかむずかしいです．そこで私の施設では次のように工夫しています．

ベッド上の ROM 訓練やヘッドアップは，CBP 中でも可能であれば行います．ただし，大腿部にカテーテルが留置されている場合はカテーテル挿入側の股関節の運動は行いません．運動を行ってはいけないエビデンスはありませんが，経験上，多くの場合で脱血不良を起こすからです．

端座位より先の離床を行う場合は，**回路交換を行うタイミングで離床を行います**．これは離床の実施とダウンタイムの回避を両立させるためです．回路が外れていれば，大腿にカテーテルが留置されていたとしても脱血不良などの問題は起こりません．事故抜去のリスクもなくなるため，回路交換の時間は離床を行いやすい時間であると考えています．回路交換の時間は決して長くないため，臨床工学技士との協働が必要です．また，回路交換は通常 1 回／日であることから，多くの回数は行えないことに注意が必要です．

血液浄化装置をつけていても離床を行わない理由にはならないようです．CBP 中，優先されるべきは安定して血液浄化療法が実施されることではありますが，安静にしているだけでは患者の機能は失われていくばかりです．ICU 退室後も見据え，CBP 中であっても安全に離床やケアを行う方法を考えることが重要です．

引用文献
1) 日本集中治療医学会看護テキスト作成ワーキンググループ：集中治療看護師のための臨床実践テキスト：療養状況と看護編，真興交易医書出版部，東京，p146-152, 2019
2) 透析療法合同専門委員会：血液浄化療法ハンドブック2020，協同医書出版社，東京，p402-403, 2020
3) 日本急性血液浄化学会：日本急性血液浄化学会標準マニュアル，医学図書出版，東京，p157-163, 2013
4) Shawwa K, et al：Hypotension within one-hour from starting CRRT is associated with in-hospital mortality. J Crit Care 54：7-13, 2019
5) Richardson A, et al：Nursing essential principles：continuous renal replacement therapy. BBCN 20：8-15, 2014
6) Damluji A, et al：Safety and feasibility of femoral catheters during physical rehabilitation in the intensive care unit. J Crit Care 28：535. e9-15, 2013
7) Mayer KP, et al：Safety, Feasibility, and Efficacy of Early Rehabilitation in Patients Requiring Continuous Renal Replacement：A Quality Improvement Study. Kidney Int Rep 5：39-47, 2020
8) 矢部広樹 ほか：Adverse Events relate to Intradialytic Exercise. 日血浄化技会誌 26：133-140, 2018
9) 日本集中治療医学会早期リハビリテーション検討委員会：集中治療における早期リハビリテーション 根拠に基づくエキスパートコンセンサス．日集中誌 24：255-303, 2017
10) 安丸 諒：看護師の立場から患者ケア中に生じるトラブルとその対応．日本急性血液浄化学会雑誌 9：44-47, 2018

参考文献
1) 寺田典生ほか：AKI（急性腎障害）診療ガイドライン．日腎会誌 59：419-533, 2016
2) Connor MJ, et al：Continuous Renal Replacement Therapy：Reviewing Current Best Practice to Provide High-Quality Extracorporeal Therapy to Critically Ill Patients. Adv Chronic Kidney Dis 24：213-218, 2017
3) Schell-Chaple H：Continuous Renal Replacement Therapy Update：An Emphasis on Safe and High-Quality Care. AACN Adv Crit Care 28：31-40, 2017

30 カテコラミン輸液時のライン交換（点滴）

カテコラミンは血中濃度半減期が短く，薬剤交換時に循環変動をきたす可能性が高いです．
カテコラミンを交換する際の循環変動を少なくするためには，薬剤濃度の変化や中断時間を
最小限とすることが重要です．まず，交換時の循環変動の要因をあげていきます．

菊谷麻璃菜

1 循環変動の要因 1
シリンジポンプの流量が不安定

シリンジポンプ開始直後は流量が安定していない

シリンジポンプを使用する際には，シリンジをセットした後に少量早送りをして，推し子とのあそびをなくしてから投与開始します．それでも流量が安定するまでには時間がかかり，長いと 20～30 分程度要する場合があります．

シリンジの大きく，動き出しの抵抗が大きい

シリンジが大きいほど内筒のゴムが大きいため，動き出す際の抵抗が大きく，流量が安定するまでに時間がかかります．また，投与量は少ないほど，流量が安定するまでに時間がかかります．投与量が 1 mL/h より少ない場合などには，より小さなシリンジで薬剤を準備することも考慮してもよいでしょう．

2 循環変動の要因 2
薬剤をつなぐ場所が患者から遠い

新しい薬剤を古い薬剤より患者側につなぐ場合，その薬剤は途切れずに投与できますが，複数のカテコラミンを投与していたり，何度も薬剤を交換していたりすると，そうもいかなくなってきますよね．新しい薬剤をつなぐ場所が古い薬剤より患者から遠い場合は，薬剤の投与が途切れたり，濃度が薄くなったりする時間が発生します（図1）．複数のカテコラミンが同一ルートから投与されているときには，薬剤を接続する場所や交換の順番を考えてから実施するのが得策です．

3 一気か，少しずつか
カテコラミンの交換方法

カテコラミンの交換方法や呼び方にはさまざまなものがあり，施設や個人によって違うことも多いと思います．一般的な方法とそれぞれのメリット，デメリッ

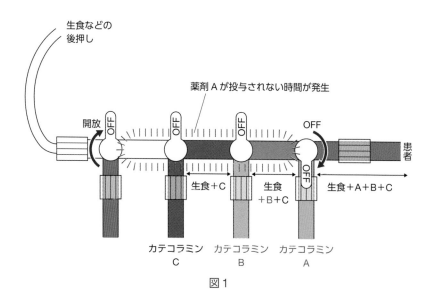

生食などの
後押し

薬剤 A が投与されない時間が発生

開放　OFF　　OFF　　OFF　　　OFF　　　　OFF　　　患者

生食+C　　生食
+B+C　　生食+A+B+C

カテコラミン　カテコラミン　カテコラミン
C　　　　　B　　　　　A

図1

トなどについて説明していきます.

一気に交換する方法

新しい薬剤を大気に解放して空流し（〜20分程度）し，流量を安定させてから，① or ②の方法で交換します.
①三方活栓の空いているところに接続し，古い薬剤の三方活栓を OFF にする.
②古い薬剤を三方活栓から外し，同じ三方活栓から新しい薬剤を素早くつなぐ.

<u>メリット</u>：手技が簡便で個人によるばらつきが少なく，循環変動が少ない.

<u>デメリット</u>：新しい薬剤をつなぐ場所が投与中の薬剤よりも大幅に患者より遠位だった場合に，薬剤が投与されない時間が長くなり，循環変動をきたす.

手技に時間がかかると，総流量の減少や薬剤中断時間が発生する.

投与中の薬剤よりも患者側に新しい薬剤をつなぐことができる場合，遠位でも割と近い場所に接続できる場合には①の方法がオススメです. ただし，三方活栓の開放を忘れた際のダメージは大！

少しずつ交換する方法

新しい薬剤を 1 mL/h などの少量で開始後，血圧が上昇してきたら古い薬剤を同量減量し，薬剤の総量が指示量になるよう，古い薬剤を徐々に減量，新しい薬剤を徐々に増量していきます.

<u>メリット</u>：薬剤が少量ずつ切り替わるため，新しい薬剤をつなぐ場所によって起こりうる薬剤投与が中断される時間を少なくできる.

<u>デメリット</u>：ポンプを停止させるたびにポンプの安定性が元に戻る.
操作回数が多く時間がかかり，ミスをする確率が高まる.
個人によりタイミングや手技にかける時間が違い，患者の循環変動にばらつきが出る.
何度もシリンジポンプを停止させるため，そのたびに総流量に影響する.

古い薬剤より患者から遠位，かつ離れた場所に新しい薬剤を接続しなければいけない場合にオススメの方法です. 私の施設でも，新生児などの微量投与かつ循環変動をきたしやすい患者では，0.1 mL ずつ時間をかけて交換しています. 何度も操作しているうちに「あれ，結局何 mL だっけ…」…注意！

4 新しい交換方法 スマートポンプ®での自動更新

個人の手技によるばらつきはなくなりますが，導入している病院は限られます. 更新プログラムが必要ですが，うまく活用できれば循環変動をより少なくできる可能性があります.

どんな方法でも，血圧低下時や立て続けの実施は避け，患者の側でバイタルサインを確認しながら実施しましょう.

カテコラミン交換時の循環変動をゼロにすることは困難であり，循環変動の原因を理解したうえで実施することが重要です. 薬剤が複数ある場合は，薬剤をつなぐ位置や交換する順番を考える必要があります. また，焦りは禁物！ 時間，薬剤の残量ともに余裕をもって実施しましょう.

参考文献
1）吉村一徳ほか：安全なカテコラミンのシリンジ交換方法の確立 4 ml 充填したオンオフ法. 医療マネジメント会誌 **18**：229-233, 2018
2）小林直也ほか：スマートポンプによる微量投与中の薬液交換における総流量変化の検討. 日小児麻酔会誌 **21**：172-176, 2015
3）中西正子ほか：注入薬液濃度変化を最小限にするシリンジ交換方法. 成人看護 **32**：175-177, 2001

31 ライン固定

ICU の患者には多くのラインが挿入されています．固定具や固定方法にはさまざまなものがあり，何を使ってどのように固定するか，悩むことも多いのではないでしょうか？

菊谷麻璃菜

1 3つの過程から考える ライン固定方法の意味

ライン固定時の状況や患者の病状，ADL や皮膚の状態などに応じて固定方法が変わる場合がありますが，「固定力，刺入部や接続部の観察のしやすさ，清潔の保持（感染予防），皮膚障害予防，快適性」などは守る必要があります．病院や部署で方法が決まっている場合がありますが，その方法にはきっと意味があるはずです．

末梢静脈・動脈ラインの一般的な固定方法を，①留置針の固定→②フィルムドレッシング材の貼付→③ラインの固定の3つに分けて説明します．

①留置針の固定方法

注意ポイント：固定力，清潔保持，刺入部の観察のしやすさ，皮膚障害の予防

一番の目的は留置針が抜けないことです（図1）．翼があるタイプ，ないタイプがありますが，図1-a の

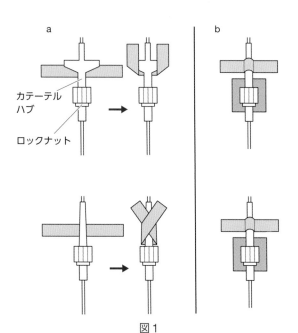

カテーテルハブ

ロックナット

図1

方法だとカテーテルハブが直接皮膚に触れずに固定できます．このときにテープで刺入部が隠れないように注意しましょう．清潔を保ちながら固定することも重要です．

②ドレッシング材の貼付

注意ポイント：固定力，清潔保持，皮膚障害の予防，カテーテルハブとロックナットの接続が確認できる

切り込みが入っているドレッシング材は，引っ張る力を分散させるため固定力が高いです．カテーテルハブでの圧迫による皮膚障害を予防するために，ロックナットがドレッシング材の上に来るように固定しましょう．接続の緩みも容易に確認できます（図2）．足背などや手首の内側など皮下組織が少ない部位では圧迫による皮膚障害が生じるリスクが高いため，ハイドロコロイドドレッシングなどを敷く場合もあります（図1-b）．また，ドレッシング材で刺入部を覆うことで清潔を保持することができます．

ドレッシング材の選び方～ガーゼ？ フィルム？～

カテーテル関連血流感染（catheter-related blood stream infection：CRBSI），カテーテル先端コロニー形成または皮膚コロニー形成におけるドレッシングの種類による有意差は確認されなかった[1] とされています．

著明な発汗や刺入部からの浸出液，出血がある場合，表皮剥離などによりフィルムドレッシング材の使用がむずかしい場合は，ガーゼドレッシングを選択します．しかし，ガーゼドレッシングは刺入部の観察がしにくく，頻回に交換する必要があります．

③ラインの固定

注意ポイント：固定力，力の分散，皮膚障害の予防，快適性

①，②を実施しても，ラインが引っ張られると留置針は容易に抜けてしまいます．ラインの固定法は，「折り返し，S字，ループ」など色々ありますが，どれも引っ張られたときに力が分散するような固定方法です（図2は折り返し）．ドレーン固定をするときにおな

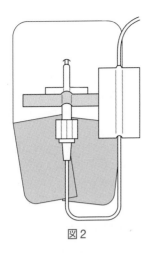

図2

じみのΩ（オメガ）固定が，剥がれにくく圧迫を防ぐコツです．

2 その他の留意点
確認しよう

長期留置が予測される場面では

　緊急時は素早く，清潔で確実に固定することが重要ですが，長期留置となると，皮膚障害の予防や快適性がより重要視されます．ICUに入室している患者は循環不全，浮腫，低栄養，糖尿病，感覚・知覚・認知の低下など，医療関連機器圧迫損傷（medical device related pressure ulcer：MDRPU）のリスクが高いため，より注意が必要です．

中心静脈ライン

　原理原則は末梢静脈ラインの固定方法と同様です．挿入長が重要なので，ラインを固定する際にカテーテルの長さが確認できるように固定する必要があります．CRBSI予防のため，クロルヘキシジン含有のドレッシング材を選択する場合もあります．

　ラインを固定する際は，固定力，刺入部や接続部の観察のしやすさ，清潔の保持（感染予防），皮膚障害予防，快適性に着目し，患者に応じたドレッシング材や固定方法を選択しましょう．

引用文献
1) 矢野邦夫（監訳）：血管内留置カテーテル由来感染の予防のためのCDCガイドライン2011，メディコン株式会社，p25-27, 2011
http://www.info-cdcwatch.jp/views/pdf/CDC_guideline2011.pdf（2020年1月10日閲覧）

参考文献
1) 矢野邦夫（監訳）：血管内留置カテーテル由来感染の予防のためのCDCガイドライン2011，メディコン株式会社，p25-27, 2011
http://www.info-cdcwatch.jp/views/pdf/CDC_guideline2011.pdf（2020年1月10日閲覧）
2) 日本褥瘡学会（編）：ベストプラクティス医療関連機器圧迫創傷の予防と管理．照林社，東京，p76-81, 2016

32 抑制とケア

まずは「抑制してもしょうがないよね」という自身の考えや組織風土を変えましょう.

濱野　繁

1 安全か尊厳か
急性期医療と抑制

　意識障害や鎮静, さまざまな生命維持のためのデバイス留置が切っても切り離せないICUでは, 身体抑制もまた"患者の安全"のために必要なケアの1つとされています. もちろん, 気管チューブや補助循環装置, 多様な薬剤を投与している中心静脈カテーテルが予定外抜去されれば生命にかかわることは容易に予測できます.「もし自分がその当事者になったら…」と考えるだけでも怖いですよね.

　「命を守るためには必要」「他の仕事もあるしずっと横には居られない…」と考えるのは必然なのかもしれません. 反面, 身体抑制が患者の尊厳を侵害することは想像にかたくありません. それでも身体抑制するということは相応のメリットがあるハズ ….

　ですが"抑制で安全が守られ有益である"という意見は少数派です. シンプルな言い方をすれば「患者さんに心理的・身体的にストレスを加えるにもかかわらず, 安全は守れないことが多い」ということです.

　それでもよくない結果を予見し回避する義務がありますので, 身体抑制も1つの選択肢になります.

・結果発生予見義務＋結果回避義務＝注意義務
・客観的注意義務違反＝過失
　結果発生予見：なにかをしたら（しなかったら）○○が起こるかもしれないと予見すること.
　結果回避：結果発生予見（未来を予測）をし, それを回避する行動をとること.
　注意義務：以上の一連の考え・行動をとらなければならない義務.
　過失：不注意で生じた失敗. 対義語は「故意」（わざと）.
　注意義務は主観（個人の能力）によるものではなく, 社会通念上, 要求される注意を払うことを指します. 過失ではないと認められるには, 社会通念として求められる程度の注意が払われる対応をする必要があります.

今はこうする

　抑制が許される条件としては, ①緊急的に対応が必要で（緊急性）, ②他に方法がなく（非代替性）, ③一時的である（一時性）とされています. 介護分野がベースになっていますが, 医療施設であっても原則は変わりません.

急性期での抑制の実際

　悩ましい身体抑制の場面としては,
・麻酔や鎮静薬により正常な判断ができないかも
・認知症で何度説明しても忘れてしまう
・大事なデバイスが入っているからルーチンで
・なんとなく不安（心配）
などでしょうか. 私も現場で働く者ですから, これらの状況で身体抑制を使用することもありますし, 心苦しくなる場面も経験もします.
　本当に他に方法がないのでしょうか？

2 「しょうがないよね」を変える
抑制する前にできること

　まずは「しょうがないよね」という自身の考えや組織風土を変える必要があります. 当ICUでは先輩認定看護師が数年前に矢面に立つかのごとく, 大変な努力で風潮を変え, 抑制が大幅に減少したという歴史があります. そんな先駆者が居ない場合, まずは一人ひとりが抑制を減らそうと思い, 言葉に出すことから始めてもよいのかもしれませんね.

私はこうしている

　当時を思い起こすと"○○さんは私が担当"という考えが強かったように思います. 当然, 自分がその場を離れる際には抑制をしておこうと考えるでしょう. 現在では"A（B）チームの患者さんは, チームみんなでみる"という考えが強くなっています. そばを離れる時に「ちょっと○○する間, 見守りできる？」と他スタッフに依頼します. 逆に見守りスタッフは他スタッフから手伝いの依頼があっても「ごめん, いま見守り中で. 他スタッフに頼めるかな？」と断ることが

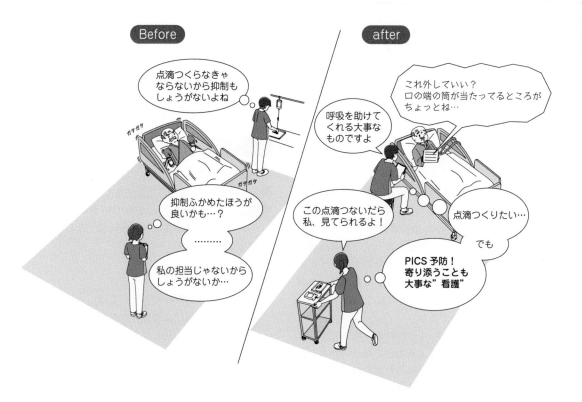

当たり前になっています.

　見守りが可能であれば，患者さんとのコミュニケーションも増えます. 時々「深鎮静にはしたくないけど，抜かれたくないな」と思う医師より「RASS −2〜−3で管理」という指示が出ることがありますが，逆に危険で断ることも多いです. もし自分が"寝ている間に口に何か入れられ，起きたら痛い"という状況なら，邪魔物は本能的に取り除きますよね.

私はこうしている

　大切なことは，**留置物を患者さん自身が「これは私の命を守ってくれる大切なもの」と理解できることです. おのずと RASS は 0〜−1 を目標となり，十分な苦痛緩和を行います**. 理解はできても苦痛があれば本能が理性を上回って取り除こうとしますし，常に我慢するという状況はせん妄を招きます. 現状，認知ができれば鏡を使ったり実際に触ったりしてもらいながら，留置物のオリエンテーションが行えます. 細やかな不安や苦痛もとらえることができるでしょう.

　認知症患者では見えるところに説明の紙を貼ったりしますが，やはり人の目が必要です. 仕事に追われながら同じ説明を繰り返すことに苛立ちを感じることも多いかもしれません. 業務を他のスタッフに再分配し，穏やかな気持ちでかかわることも，看護師配置の多い ICU では可能かもしれませんね.

3 抑制時の心がけ
信頼関係が大事

　それでも医療者側の理由で身体抑制が必要な場合もあります. その場合，抑制を行う事情と，何分くらい行うか患者さんに説明し協力してもらいます. 大切なのは言った時間に必ずベッドサイドに戻ること. 信頼関係が崩れれば次は協力を得られなくなります. 麻酔覚醒まで一時的に使用しても，覚醒後は一度解除し同じように説明を行います.

　抑制をするからには，目的の行動抑制ができるかの確認を忘れてはいけません. 辛い思いを患者に強いた挙げ句に，自己抜去などで生命危機や回復を阻害してしまうことがないよう心がけましょう. 圧迫・関節過伸展による皮膚・神経障害にも注意が必要です.

　抑制をせずに自己抜去が起こることもあります. しかし，抑制をしていても自己抜去が起こります（自分で抑制体験をすると簡単に抜去できることがわかります）.

　「抑制しないから抜かれた」という考えを捨て，「どうしたら快適性・現状理解・患者協力が得られたか」という議論が大切です.

参考文献

1) Devlin J, et al : Clinical Practice Guidelines for the Prevention and Management of Pain, Agitation/Sedation, Delirium, Immobility, and Sleep Disruption in Adult Patients in the ICU. Crit Care Med **46** : e825-e873, 2018

2) 日本看護倫理学会：身体拘束予防ガイドライン，2015 http://jnea.net/pdf/guideline_shintai_2015.pdf（2021年4月13日閲覧）

3) 最高裁判所：一宮西病院での身体拘束に対する判例．2010 http://www.courts.go.jp/app/files/hanrei_jp/356/038356_hanrei.pdf（2021年4月13日閲覧）

33 清潔ケア

クリティカルな状況にある患者にとって日常生活のケア自体が侵襲となることがあります．
事前に患者の状態を把握し，清拭を行うリスクをアセスメントする必要があります．

本荘弥生

1 意外とたくさんとある
清拭のメリット・デメリット

クリティカルケア領域にある患者の皮膚は，バリア機能の低下から乾燥や浮腫で菲薄化しており，とても脆弱です．臓器障害や代謝機能の低下に伴う皮脂分泌低下，再生能低下，組織耐久性低下など，皮膚の生理機能を低下させる内的・外的要因を表1に示しました．

清拭のメリット

清拭は，皮膚の清潔を保持し，バリア機能を維持することで内的・外的要因による皮膚損傷を防止し，細菌の増殖や有害物質の侵入を防ぎ，感染を予防する目的があります．また，末梢血管を刺激し血行促進や患者に爽快感を与えるだけでなく，意図的に行うことで意識レベルや ICU-AW（ICU-acquired weakness）の程度，せん妄の有無，刺激に対する生理的な反応を観察できる機会となります．そして，臥床している患者の四肢を動かすことで筋肉の刺激となり，拘縮予防やリハビリテーションにつながるメリットがあります．

清拭のデメリット

清拭を行うメリットがある一方，デメリットもあります（図1）．クリティカルケア領域にある患者は，清拭に伴い循環動態や呼吸状態に影響するリスクがあるため，リスクマネジメントを行い，デメリットを最小限にする必要があります．高容量の昇圧剤使用，循環血液量の低下など，身体機能の予備能低下から恒常性が維持できないため，酸素消費量の増大，代謝の亢

デメリット
・呼吸・循環動態の変動
・ライン類のトラブル
・疼痛

メリット
・感染の予防
・血行促進
・患者の爽快感
・全身の観察
・拘縮予防，リハビリテーション

リスクへの予測と対策

図1 清拭におけるメリット・デメリット

表1 皮膚の生理機能を低下させる原因

内的因子	外的因子
高齢・ドライスキン 意識障害 低栄養状態 浮腫 低酸素血症 循環血液量減少・脱水 ショック・末梢循環不全 播種性血管内凝固症候群 多臓器不全 免疫機能低下・易感染状態 腎不全・肝不全 糖尿病 代謝障害	安静臥床 オムツによる湿潤環境 昇圧剤・鎮痛薬・麻酔薬 人工呼吸器・補助循環・CHDF 回路 チューブ・ドレーン・カテーテル の挿入 医療用テープ

［道又元裕：ICU ケアメソッド　クリティカルケア領域の治療と看護，学研メディカル秀潤社，p304，2014 を参考に作成］

進を招き酸素需給バランスが崩れる可能性があります．体位変換の際に，肺気量や血流分布の変化に伴うSpO$_2$低下や平均血圧の変動がみられます．

2 時には多職種で
デメリットにどう対応するか

酸素の需給供給バランスの変動

酸素の需要供給バランスは，スワンガンツカテーテルが挿入されている場合SvO$_2$（混合静脈酸素飽和度），フロートラックセンサーが装着されている場合ScvO$_2$（中心静脈血酸素飽和度）といったモニターの数値を指標にします．

血圧の変動

低心機能患者は，左側臥位で心臓の拡張が阻害されるため血圧低下を招きやすく，循環血液量が減少している患者は，右側臥位で右体幹・下大静脈の圧迫による静脈還流が低下するため血圧低下を招きやすいです．

不安定性のある患者

脊髄損傷患者や骨盤骨折など不安定性のある患者では，安定を保持するためにログロールやリフトアップを行う必要があり，マンパワーが重要です．患者の疼痛を最小限にするために，医師に頭部や損傷部位を保持してもらうなど，役割を決めて実施します．他に，さまざまな医療機器やドレーン・カテーテル（以下，ライン類）が挿入されているため，ライン類の閉塞，屈曲，ゆるみや外れ，事故抜去にも注意します．循環動態だけでなく，ライン類の管理など，安全で質の高いケアを実施するためには，看護師だけでなく医師など多職種でかかわることも必要です．

3 リスクアセスメントで判断
清拭は毎日しなくてもよい

朝一番に一斉に清拭をする，機能別看護で患者の状態を知らないスタッフが清拭をしていることはありませんか？声を大にして"待った！"をかけたいです．前述したとおり，クリティカルケア領域にある患者にとって，ケア自体が侵襲となることがあります．清拭を行う前に患者の状態を把握し，スキンケアの方法と清拭をすることでのリスクアセスメントが必要です．

私はこう考える

私は，**循環動態が不安定な患者に，必ずしも毎日清拭をする必要はない**と考えています．新人の頃，循環動態が悪い患者を受けもったとき，先輩看護師に「1日1回清拭をやらないといけない」と指導されたことがありますが，勇気をもって"清拭をしない"という決断も時には必要です．ただし，陰部は，臥床患者の半数以上が大腸菌を保有しているといわれており，感染予防のために毎日清拭ケアすることが望ましいと考えます．また，アセスメントを行いリスクに対する対策を講じる，処置やケアが重ならないように時間を調整する，全身清拭ではなく四肢の部分浴や部分清拭を取り入れるなど，工夫することで清拭を行うことができます．そして，スキンケア後には皮脂成分を補うために保湿も重要です．保湿剤は家族に市販のものを持参してもらったり，ウレパールローション®やヒルドイドローション®などを使用したりします．

参考文献
1) 志村知子：スキンケア．ICUケアメソッド クリティカルケア領域の治療と看護，道又元裕（編），学研メディカル秀潤社，東京，p304，2014

34 輸液療法剤の選択と投与方法

状況や状態にあわせてアセスメントを行い，チームで相談しながら，患者さんに一番適した輸液を選択します．

成瀬暁生

1 晶質液と膠質液
輸液は大きく2つ

　輸液は晶質液と膠質液に大きく分けることができます．晶質液は生理食塩液，膠質液は5％アルブミンに代表されます．等張液である生理食塩液を血管内に投与すると，理論的には4分の3が間質，残りの4分の1が血管内に残ります．膠質液（5％アルブミン）は投与後の血管内の膠質浸透圧に変化がなく，そのすべてが血管内に残るといわれています[1]．それなら，「組織還流の安定化を図るために使用する輸液は5％アルブミンでいいじゃないか…」となりますが，循環が破綻した患者をICUで受け入れたとき，いきなり膠質液を投与することはありません．コストや副作用もその理由ですが，グリコカリックス層の破綻がポイントになります．

グリコカリックス層の破綻の影響

　通常，毛細血管内皮の内腔側には，グリコカリックスと呼ばれる産毛が密集したような内皮グリコカリックス層というものが存在し，水や溶質の透過性などは血管壁を介した静水圧と膠質浸透圧勾配に従い調整されています[2]．しかし，ICUに入室するような状態（炎症，侵襲，外傷，高血糖，敗血症など）の患者さんでは，このグリコカリックス層が破綻し，水やタンパクが血管内から間質へ漏出します（capillary leakage）[1]．そのため，膠質液でも血管内に残りづらく，血管内に残る量は晶質液と大差がなくなります．晶質液と膠質液はいずれも細胞外液の喪失を補う目的で使用されますが，血管内容量の違いや侵襲，炎症の強度によって血管内に残る量が変化するということですね．

2 輸液の選択
血管内に残りやすいのは何？

　では，他の輸液はどうでしょうか？ 5％ブドウ糖液は自由水であり，投与後に細胞内：間質：血管内の比率に沿って均等に分布します．すると，血管内には12分の1しか残りませんね．電解質とブドウ糖が含まれる○号輸液と呼ばれるタイプの輸液では，維持液として汎用される3号輸液（＝ソリタT3®）を例にあげると，7分の1ほどしか血管内に残りません．

　やはり，細胞外液補充液としては，理論上，血管内に4分の1が残る生理食塩液がよいのでしょうか？実は生理食塩液にも問題があります．生理食塩液には血漿の1.5倍ほどのClが含まれており，大量輸液の際には高Cl性代謝性アシドーシスや腎障害をきたす場合があるといわれています[3]．その問題を改善したのが，balanced crystalloidと呼ばれる，乳酸，酢酸，重炭酸などを含んだリンゲル液です．自施設においても，輸液蘇生時の最初は生理食塩液から開始して，早い段階でbalanced crystalloidに変えるか，第一選択としてbalanced crystalloidを投与していることが多いです．また，すでに大量輸液をしており，かつアルブミン値が低いときは，膠質液を投与することがあります．アルブミン以外の膠質液であるHES製剤は生命予後などのハードアウトカムを改善するエビデンスはなく，積極的に利用する理由が乏しい[3]とされています．

3 輸液投与方法
評価しながら行う

　輸液投与方法に関しては輸液反応性を評価することが必要となります．

今はこうする

　推奨では，**輸液チャレンジとして晶質液500mLを30分以内に急速投与し一回心拍出量が10～15％上昇すれば輸液反応性ありと判断**します[3]が，心拍出量が計測可能なデバイスを使用していないと困難です．そのため臨床では，輸液投与後に血圧の上昇があるかどうかで判断していることが多いです．また，受動的下肢挙上試験（passive leg test：PLR）として，他動的に下肢を挙上し静脈還流を一過性に増加させ，血圧が上昇するかで判断しています．その他，外傷患者では初期輸液療法として晶質液を全開投与し，500mL投与ごと（上限2,000mL）に血圧や脈拍数を評価したりもします．2,000mL投与しても循環の

安定が得られないときは，輸血や塞栓術，手術を考慮することになります．

医師によって指示する輸液が違わない？

　輸液の大きな目標は「心拍出量を増やし組織への酸素化を維持してショック（組織での低酸素）を回避すること[1]」にあります．では，臨床で輸液が奏効するのはどんな場面でしょうか？ 私の所属するICUでは循環不全（出血や脱水，侵襲による血管透過性の亢進時，敗血症のように血管拡張をきたし相対的にボリュームロスに陥る病態）のときに輸液負荷が指示されることが多いです．しかし，医師により生理食塩液だ！ ラクテック®だ！ ヴィーンF®だ！ と，指示する輸液が異なります．なぜでしょうか？ それは，輸液だけでは根本解決にならず，安価な晶質液の一時的な投与であれば患者アウトカムにそこまで大きな影響を与えず，かつある程度は血管内にとどまり弊害も少ないと判断している医師が多いからだと感じます．輸液の細かな組成にこだわるより，迅速に輸液を投与し循環を一時的に立ち直らせ，その間に原因検索や次の一手を考えるという前向きな指示だと捉えています．

私が思う
ICUでの輸液の使い方

　臨床ではcontext sensitive（状況や状態にあわせて敏感に）が重要なポイントです．月並みですが患者さんの背景や疾患，病状，病態は同じではなく，輸液反応性も個人個人で違っているからです．だからこそ，状況や状態にあわせて敏感に…フィジカルイグザミネーションとデータ解釈を繰り返してアセスメントを行い，医師やチームで相談し，患者さんに一番適した輸液を選択することが重要です．

引用文献
1) 川上大裕：明日のアクションが変わる ICU 輸液力の法則，中外医学社，東京，2019
2) 多田羅恒雄：侵襲時輸液の生理学 知っておきたい体液動態．Intensivist **9**：259-271，2017
3) 田中竜馬（編）：集中治療，ここだけの話，医学書院，東京，2018

参考文献
1) 平井　亮：輸液管理の基礎知識．重症患者ケア **6**：635-643，2018
2) 中川　遥ほか：ICU 看護の最新を知る 水・電解質 電解質補正とその根拠．ICNR **5**：24-33，2018
3) Finfer S, et al：A comparison of albumin and saline for fluid resuscitation in the intensive care unit. N Engl J Med **350**：2247-2256, 2004

35 患者とのコミュニケーション

コミュニケーションが円滑に図れない環境にあるときに，コミュニケーション方法の定番というものは存在しません．それぞれの患者にとってよい方法を見つけるという看護師の心がけが大切です．

角丸佳世

1 困難が多い ICU におけるコミュニケーション

コミュニケーションには，言葉である言語的コミュニケーションと，表情やジェスチャーなどの非言語的コミュニケーションがあります．コミュニケーションが成立するためには，コミュニケーションを構成する5つの要素（送り手，受け手，内容，伝達する手段，伝達する場面）のほかに，受け手の受け取ったメッセージの意味の解釈と，その解釈を伝える側にフィードバックするという過程が必要になります[1]．これらを踏まえ，看護師は患者とのコミュニケーションを行っていく必要があります．

しかし，ICU では，気管挿管や鎮静，せん妄状態にある患者が入室していることが多く，患者とコミュニケーションが成立する状況は少ないのではないでしょうか．ICU の看護師は人工呼吸器装着患者とのコミュニケーションについて，身体状態や精神状態が安定しない患者が送るメッセージを読み取れない，患者に否定的感情を引き起こすなどの困難さを感じていると報告されています[2]．また，人工呼吸器を装着中の患者にとってコミュニケーションの困難は，怒り，不安，パニック，恐怖，不眠，苦痛を伴うとされています[3,4]．コミュニケーションが困難になることは，治療などに影響を及ぼしている可能性があると考えられます．そのため看護師は，適切なコミュニケーションの方法を選択し，患者の訴えに耳を傾け，治療の促進や，適切なケアの提供をしていくことが必要です．

2 生命の危機にあるから コミュニケーションをとる余裕がない，

実際に働いていると，「十分に患者の訴えを聞く時間ない！」「患者に言っても伝わらない！」という状況はありませんか？ ICU にいる患者の多くは，生命の危機的状況にあります．このような患者を担当する看護師は，病態アセスメント，点滴の交換，機器類の点検，アラームへの対応，医師の指示確認など，山ほどやることがあります．そのため，患者のニードより治療や業務が優先されやすい状況となります．また，コミュニケーションをとる時間や方法が限られ，患者の訴えがよくわからないままケアをしているという現状はないでしょうか．

たとえば，こんな場面に出合ったことありませんか？

気管挿管され人工呼吸器を装着している患者，表情が冴えません．必死にジェスチャーや筆談で訴えてくれます．しかし，筆談の文字は達筆で読みづらく，看護師が理解できません．立腹した様子で「向こう行け」ジェスチャーをします．その後は，近寄るだけで怒り，興奮し，気づいたときには，頻呼吸や頻脈の出現，SpO_2 が低下しているという状況に遭遇したことはありませんか？

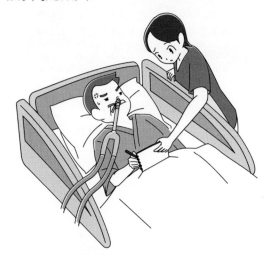

このような状況にあるとき，コミュニケーションを中断せざるをえません．患者のフラストレーションは高まりますが，状態安定を優先しないといけない，心が痛い判断ですよね．コミュニケーションが困難な患者と信頼関係を構築し，治療やケアを進めていくことはむずかしいなと，働いていて感じます．

3 基本だけど忘れがち
患者の訴えを聞くことから始める

私は患者とのコミュニケーションにおいて，基本（挨拶，表情，姿勢など，とくに非言語的コミュニケーション）が大切だなと感じています．ICUでコミュニケーションが困難な患者の場合，それらに加えて下記のことをアセスメントし，実践していくことかなと思います．

コミュニケーションの実践

1. コミュニケーションに配慮した（ができる）環境を整える
2. コミュニケーションに影響する機能的スキルを評価する
3. 患者のニードを予測する
4. 適切な代替およびデバイスを選択し，使用する/読唇術を使用する
5. コミュニケーション方法について，患者，家族およびスタッフと計画を立てる

（Grossbach I, et al : Crit Care Nurse 31 : 46-60, 2011 を参考に作成）

私はこうしている

実際に自分に余裕がないけど，患者が訴えを急いでいるというときには，**何がつらい，どこがつらいかなど，すぐ解決できることを聞く**ようにしています．また，患者の訴えがわからないときには，他の看護師へ応援を頼みます．他の看護師でもわからない場合は，

家族を頼ることが多いです．家族は患者の価値観や会話の特徴などを知っているため，患者のメッセージを読み取る名人であると思っています．家族に頼る欠点としては，ICUでは家族が常に患者の側にいられない環境にあることでしょうか（当院ではクリティカルなフロアでは，家族の付き添いが認められていません）．

コミュニケーションが円滑に図れない環境にあるとき，これ！というコミュニケーション方法は確立されていないのが現状だと思います．患者にとってよい方法を見つける，時間をつくるなど，看護師の心がけが大切だと思います．

引用文献
1) 篠崎恵美子ほか：看護コミュニケーション 基礎から学ぶスキルとトレーニング，医学書院，東京，p12-18, 2015
2) 山口亜希子ほか：ICU看護師が体験した人工呼吸器装着患者とのコミュニケーションの困難さおよび実践．日クリティカルケア看会誌 9 : 48-60, 2013
3) Patak L, et al : Patients'reports of health care practitioner interventions that are related to communication during mechanical ventilation. Heart Lung 33 : 308-320, 2004
4) Rotondi AJ, et al : Patiens' recollections of stressful experience while receiving prolonged mechanical ventilation in an intensive care unit. Crit Care Med 30 : 746-752, 2002

参考文献
1) Happ MB, et al : Nurse-Patient Communication Interactions in the Intensive Care Unit. Am J Crit Care 20 : e28-40, 2011
2) Grossbach I, et al : Promoting Effective Communication for Patients Receiving Mechanical Ventilation. Crit Care Nurse 31 : 46-60, 2011

36 医師が経過観察と言わない, 効果的なドクターコールとは？

経験的手法や技術的介入も重要ですが, 人間性や社会性を育む職場風土をつくることや, 良好な人間関係を築くことが何よりも重要です. 本田 稔

1 完璧はない, 再現性もないから 報告はむずかしい

報告のタイミング, 伝達のむずかしさは, 看護師ならば誰だって経験するでしょう. そのため, 報告(または伝達)漏れや報告忘れがなくなる工夫や方法があります. しかしながら, 「このようにすれば完璧」という方法は残念ながら存在しません. なぜなら, 報告とはコミュニケーション(意思疎通)の一環であって, 相手がいて初めて成り立つものであり, 一方向の準備が万端でも, もう一方の準備が不十分であれば, 不都合が生じるためです. また, 報告相手に言語や常識が通じなければ, 意思疎通は困難となります. そして, 効果的な報告手法をもっていても, 人間は楽をしたり(手順を飛ばすなど), 忘れたりする生物であり, 非効果的となってしまうという懸念もあります(図1). **クリティカルケア領域では, 意思疎通のインシデントにより患者の生命が脅かされる恐れが根底にあること**を忘れてはいけません. 私が看護師になった頃は, 「先輩の報告の仕方を見て盗みなさい」と教わったもので

した. もちろん, その姿勢は大切だと思いますが, こういった経験や感覚に頼る手法を用いた報告では, 一貫性や再現性がありません.

SBAR

そこで, 意思疎通の効率を図る手法として SBAR を紹介します. これは, team STEPPS (team strategies and tools to enhance performance and patient safety：医療のパフォーマンスと患者安全をより高めるためのチームとしての戦略とツール)というチームトレーニングプログラムの中にある手法の1つです(表1). さらに, 効果的なコミュニケーションには, 情報が完全であること, 明確であること, 簡潔であること, 適時的であることがあげられています. つまり, これらが損なわれると, こちらの意図が伝わらず, 結果として不都合が生じるわけです. ここで示す不都合とは, 前述したように患者の生命を脅かすものにほかなりません. SBAR やその他のコミュニケーション技法を用いれば, より明確かつ簡潔に, より完全に情報を伝達することが可能となります.

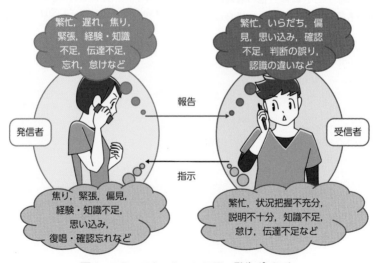

図1 コミュニケーションエラー発生ポイント

表1 SBAR（ISBARC）

頭文字	内容	報告例
I	Identify：個人	○病棟の△です． 敗血症で入院された×さんの件で報告です
S	Situation：状況	突然胸痛を訴え始めました SpO_2 が低下しています
B	Background：背景	慢性心不全で何度も入院されている患者です 3日前に膵頭十二指腸切除をされています 透析導入されている患者です
A	Assessment：判断	患者の状態が悪化しているように思います 緊急性が高いと思われます
R	Recommendation：提案	至急診察していただきたいです 何か検査を準備（追加）しますか
C	Confirm：復唱確認	はい，○○を 5 mg 静脈内投与します はい，CK-MB，トロポニン，凝固追加でよろしいですね

2 経過観察って何をするの？
傍観や静観とは違います

　しかしながら，どんなに工夫をしても経過観察をしなければならない状況はあります．たとえば，状況を判断する医師が救急患者の対応中や外来診察中，処置，手術，検査，休暇中などである場合です．熟眠して電話に出られない，なんてことも人間だったらあります．そもそも，「経過観察」は経過を追って観察する，というそのままの意味なのですが，傍観する，静観する，見ているだけと解釈され，あまりよい意味で用いられていないように思えます．つまり，「経過観察」の意味は受信者の主観に影響しており，偏見というフィルターがかかっているということです．そこで，経過観察とは看護師が「ベッドサイドで観察し，経過を追って評価し，悪化すれば再度報告する」という意味があると考え，指導することにしましょう．医師に経過観察と言われた場合は，どのように，何を，どれくらい観察するのか考えて確認しましょう．**指示の受け手である看護師が，考える姿勢をもつことや，考えていく職場風土をつくることが，意思疎通の不都合を生じさせないためにも重要なのです．**

経過観察はもちろん免罪符ではない

　次に，問題となるのは，止むをえない状況以外で経過観察という指示が出た場合です．どうして経過観察という指示に至ったのか，理由を想像してみてください．「報告したのですが，経過観察するように言われました」．まるで，怖い先輩から詰問されても許される免罪符のように，この言葉を振りかざすスタッフがいませんか？（マジで！？ 状況きちんと伝わっているのかな？）なんて思うことはありませんか？ そうです．伝わっていないのです．「なぜ経過観察なの？」と尋ねると「さぁ？ 医師の指示です」「でも，報告しましたよ？」と答えるスタッフはいませんか？（さぁ？って…，医師が患者にカリウムを静注せよと言えばカリウムを投与するの？ 知識がないのか？ 考えないのか？）と悩むこともあるでしょう．そうです．知識がなく，考えていないのです．これらの「連携できていなかった」「知識が不足していた」といった要因によるインシデントは，年間約 7,000〜8,000 件報告されたインシデントの 10％程度です．しかも，報告されているものは一部であり，いわゆる氷山の一角と思います．さて，飛行機墜落死の可能性が 0.0009％，ジャンボ宝くじ 1 等の当たる確率が 0.00000001％と考えた場合，10％という数字に「そんなに多いの？」と驚きますか？「なんだ，そんなものか」と楽観視しますか？

3 SBAR を有効に活用するには
人や時によってブレがない

　報告の伝わり方は，発信者の経験やセンスによるものも大きいです．同じやり方をしても，受信者との築いてきた人間関係や信頼関係で対応が変わってしまうことも多々あるでしょう．まずは，報告者によって報

告内容が変わらないように，SBARなどのツールを用いて伝達し，内容の漏れがないか，準備しましょう．さらに，SBARの内容をラミネート加工してポケットに忍ばせる，受話器のところに見えるようにしておくなどの工夫をしましょう．

報告すべきことを明確にする

ところで，皆さんの職場に感情の起伏が激しい医師（すぐ怒る医師）はいますか？ 怒られると，重要なことが「報告する内容」から「また怒られないか」に変わります．重要なことは，怒られないことではなく，報告すべきことを報告することなのです．ただし，優先順位を無視して何でも報告することは効率的ではありません．ゆえに，報告するためには準備が大切なのです．「報告には準備9割，勇気1割」だと認識しましょう．また，「この指示をもらったの？」とスタッフに確認したら，「忘れていました（笑）」といったことがあります．時間が許すのであれば，リーダーナースは足を運び，何を報告するか確認しましょう．さらに，指示を受け介入したスタッフナースに再報告を義務付けてください．スタッフナースも足を運び，何を報告するのか相談し，どんな指示が出たのか報告しましょう．そして，その効果がどうであったのか報告する癖をつけましょう．経過を追って評価ができる環境を，リーダーを含むメンバー全員で調整していくことが重要だと思います（図2）．

介入効果が得られなかった場合も想定する

一方，SBARを用いるにあたって，むずかしいのはアセスメントと提案です．これらは，病態に関する知識が必要であり，一朝一夕ではどうにもなりません．したがって，わからないことや知らないことは正直にはっきりと伝え，リーダーナースと報告前によく相談するといいでしょう．提案や指示を受けるコツは，**介入効果が得られなかった場合を想定して，2手，3手先まで考えること**です．たとえば，血圧が低下したため報告を行ったとしましょう．ノルアドレナリン5 mL / 5 mgと生理食塩液45 mLを希釈し，1.5 mL / Hで開始する指示を受けます．最初に，「何を効果判定の材料にするのか」考えましょう．収縮期血圧なのか，平均血圧なのか，どれくらいの数値を目標に使用するのか確認しましょう．次に，「薬剤効果が得られなかった場合」を考えて，どれくらいまで増量するのか確認しましょう．上限流量の確認とともに下限流量と減量する基準も確認しておくとよいでしょう．「上限値に至った場合，どうしますか？」まで確認できていれば，困ることはないでしょう．また，**医師から「そのときは再度連絡してください」という指示を引き出せたら最高**です．「また連絡してもいいですか？」と確認することも，この約束を引き出すうえで大切です．「なぜこの薬剤なのか」と聞ける環境があれば，なおさらよいと思います．

最後に，指示を受けたら復唱して確認しましょう．

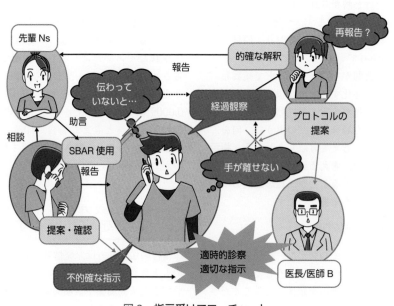

図2　指示受けフローチャート

それでも，対応に難渋することは生じるものです．そういった場合を想定して（または，困難だった場面を振り返って），プロトコルをつくることも大切かもしれません．「このような場合，こうしてもよい」というルールをつくっておくのです．たとえば，「担当医につながらない場合，当直医誌の判断にゆだねる」，「担当医が手を離せないときは，病棟医長に連絡をとる（相談する）」などがあげられます．これを院内で周知するように徹底するのです．

良好な人間関係を築く職場風土が大事

私は，前述した経験的手法やSBARのような技術的介入も重要ですが，**人間性や社会性を育む職場風土をつくること，環境を調整すること**が何よりも重要だと思っています．効果的なドクターコールをするには，意思伝達の不都合なく患者を安全に管理するには，日頃からよく考え，よく学び，多職種で話し合い，良好な人間関係を築くことが大切なのではないかと考えます．リーダーナースは，スタッフナースに教育・指導を行い，スタッフナースは指導内容を共有し，「経過観察」という言葉に偏見をもたないでください．何人かの「できる看護師」が24時間365日，職場に待機するわけではありません．医師や仲間と何でも相談し，患者管理をする楽しさを知っていただきたいのです．

---

37 臨床推論を活用したケア実践例（呼吸編）

人工呼吸管理中の患者さんの「息が苦しい」には，酸素化や換気が悪化し呼吸困難を体験している状態，循環器疾患の胸部症状，気管挿管に伴う苦痛など，いくとおりかの意味が考えられます．

植村　桜

事例／1週間前に重症のマイコプラズマ肺炎で一般病棟へ入院した70歳代の男性

入院後に脱力感，嚥下障害が出現し誤嚥性肺炎を併発，呼吸状態が悪化しICUへ緊急入室，気管挿管，人工呼吸管理開始となりました．ICU入室1日目，抗生剤・ステロイド加療中，フェンタニルによる持続鎮痛・デクスメデトミジンによる持続鎮静中，精査目的のMRIへ出棟・帰室後より，体動が激しくなり「息が苦しい」と訴えます．

事例紹介
人工呼吸器設定

PC/AC　FiO_2：0.6　吸気圧：18 cmH$_2$O　吸気時間：1.0秒　呼吸回数：15回/分　PEEP：8 cmH$_2$O

ABG

pH：7.429　PCO_2：44.0 mmHg　PO_2：178 mmHg　HCO_3：29.1 mmHg　ABE：5.0

血液検査

Na：141 mEq/L　K：4.0 mEq/L　Cl：102 mEq/L　WBC：7.76 $10^3/\mu$L　RBC：4.05 $10^6/\mu$L　HGB：12.9 g/dL
NEUT%：84.5%　LYMP%：12.4%　CRP：9.48

観察所見

BP：143/80 mmHg　HR：68回/分（SR）　体温：36.8℃　呼吸数：20回/分　SpO_2：98%
GCS：3T6　RASS：−1　対光反射（R/L）：＋/＋　瞳孔径（R/L）：2.0/2.0

1 洞察のアルゴリズム
どこに着目するか

「息が苦しい」にもさまざまな意味がある

　人工呼吸管理中の患者さんの「息が苦しい」という訴えは臨床でよく経験します．その言葉には，純粋に酸素化や換気が悪化してガス交換の障害が起こり呼吸困難を体験している状態，循環器疾患の胸部症状の一形態，気管チューブの違和感や圧迫感など気管挿管に伴う苦痛の訴えなど，さまざまな意味があります．意識レベルの低下や深鎮静の患者さんでは呼吸困難を訴えることができないため，**呼吸数の増加や努力呼吸様式**（呼吸補助筋の使用）など，他覚的な所見が気づきの一歩となります．患者さんが何を語りかけているのか，**訴えを傾聴**すること，**身体診察**のスキルを使い丁寧に観察や情報収集を行うことで，問題の同定に努めます．

酸素化か，換気か，そもそも人工呼吸管理の目的は何か？

　人工呼吸管理を行っている患者さんでは，何の目的で人工呼吸管理を行っているか（低酸素血症の改善，高二酸化炭素血症の改善，呼吸筋疲労の軽減）に着目します．**酸素化か換気か，両方か，何が悪化しているのかを，呼吸状態，呼吸器系のフィジカルアセスメント，血液ガスの結果から判断**していきます．呼吸状態の悪化は，患者さんの生命維持に直結するため，見落とすと患者さんの命にかかわる重篤な疾患を念頭に置き，鑑別診断につながる情報収集を優先的に行うことも大切です．とくに，**発熱とショック徴候**（感染の併発），**胸痛の有無**（心筋梗塞，大動脈解離，肺塞栓・気胸の鑑別）に着目し，検査・治療介入の必要性を洞察します．

　実際に低酸素血症や高二酸化炭素血症を認める場合，その原因や病態を増悪させる要因について，人工呼吸器設定と実測値，人工呼吸器との同調性，鎮痛・鎮静・せん妄管理，ポジショニング，リハビリテー

ションの状況，気道クリアランスなどの関連因子について確認します．

2 何をみて，何をみないか
アセスメントの実際

私たち人間は呼吸器系で身体の中に酸素を取り込み，循環器系で全身へ酸素を送り届け，細胞レベルでエネルギーを産生し，生命を維持しています．多くの呼吸の問題では，この酸素運搬に障害をきたすため，酸素運搬の規定因子（酸素供給量）を理解し，アセスメントを進める必要があります．
* 酸素供給量＝心拍出量×動脈血酸素含有量
* 動脈血酸素含有量＝（$13.4 ×$ Hb 濃度 $× SaO_2$）＋（$0.03 × PaO_2$）

酸素供給量の式のとおり，身体に取り込まれた酸素は**心拍出量**によって，全身に送り届けられます．そのため，呼吸と循環を切り離してアセスメントすることはできません．呼吸の観察に加え，心拍出量を規定する前負荷・心収縮力・後負荷も一緒に評価します．**動脈血酸素含有量**の式から，ヘモグロビンは効率よく酸素を運搬することがわかります．貧血の有無は酸素運搬に大きな影響があるため，貧血のアセスメントも重要となります．

呼吸の問題が生活に与える影響

ケア実践を考えるうえで，ガス交換の障害を含む呼吸の問題が，結果的に患者さんの身体面・精神面・社会面など日常生活の質にどのように影響しているのか，関連図をイメージし，アセスメントすることも大切です．とくに，呼吸困難感や気管挿管の苦痛，人工呼吸管理に伴う不安などは患者さんの主観的な体験であり，医療者の客観的な評価で片付けてはいけません．PICS（集中治療後症候群）などの長期予後も見据え，患者さんの全人的苦痛について考える必要があります．

アセスメントの過程で注意しなければならないことは，意思決定のバイアスを取り除くことです．思い込みや短絡的な思考を避けるために，系統立てて観る視点をもつとよいでしょう．人工呼吸管理中の呼吸アセスメントでは，人工呼吸管理に伴う合併症の併発も起こりうるため，DOPE などの視点をもとに観察を行います．

事例解説：臨床推論とアセスメント

事例では，人工呼吸管理により P/F 比：297，PCO_2：44.0 mmHg となり，SpO_2 の低下はなく，低酸素症は改善傾向にあり，高二酸化炭素血症は認めていません．呼吸数は 20 回／分の平静呼吸，努力呼吸様式は認めず，呼吸筋疲労の徴候はありませんが「息が苦しい」と訴えています．胸部 X 線所見では浸潤影は増悪なし，無気肺もなく，肺野の聴診では両肺野に coarse crackles を聴取，気管内分泌物は白色痰が少量と記録にありました．バイタルサインは著変なく循環器系の異常所見は認めず，BPS：3，胸痛（NRS）：0/10，CAM-ICU：低活動型せん妄と評価されています．意識レベルは清明で RASS － 1 であり，筆談でコミュニケーションを図り，痰が出しにくいこと，喉の痛みが強く苦しいこと，いつまでこのような状況が続くのかと不安の訴えがありました．MRI からの帰室後であり，DOPE に沿って気管挿管チューブの位置異常，人工呼吸器設定と実測値を確認し，異常を認めませんでした．

3 他の看護師・医師に
何をどう伝えるか

頻呼吸は急変の可能性を考え，チームで共有する

呼吸に関する臨床推論の過程で，ガス交換の障害について緊急度や重症度を判断し，必要時急変対応に沿って，SBAR でリーダー看護師や医師に報告します．一般的に患者さんの病態悪化時，もっとも早い段階で変化するバイタルサインは呼吸数といわれており，頻呼吸があれば，懸念事項を周囲に伝えましょう．

時間があればそのほかも

時間的な猶予があると判断した場合は，系統的に患者さんを観察し，問題とその原因，次の治療方針を考えた準備を進め，医師の診断推論に有益な情報提供や検査・治療介入の提案などを行います．たとえば，リハビリテーション開始直後の低酸素血症で肺塞栓が疑われる場合，静脈血栓症の既往，出血性病変の有無，凝固系・D ダイマーの検査結果を確認，下腿径の計測を行い，医師に離床直後であるという患者背景を報告し，追加の検査指示を仰ぎます．

チーム医療の多職種カンファレンスなどがあれば，アセスメントの思考を可視化（見える化）して伝え，効果的なケア実践について意見交換を行います．

4 私のケア実践
こうしている

　事例では，呼吸に関する問題に緊急性はなく，ガス交換の障害は改善傾向にあるため，チーム医療の多職種カンファレンスにおいて，気管挿管による喉の痛みや不安の訴えを代弁し，苦痛緩和についてのケア実践を検討しました．低活動型せん妄を呈していたため，睡眠状況の確認を行い，気管吸引のタイミングについて共有しました．今後，人工呼吸器からの離脱，抜管へ向け，マイコプラズマ肺炎の中枢神経系合併症の1つである嚥下障害を懸念事項として捉え，気管挿管中の口腔ケア，言語聴覚士も含めた嚥下評価と嚥下リハビリテーション，ポジショニング，神経・筋障害の評価の追加について確認しました．

　臨床推論を活用しケア実践につなげるために忘れてはならないことがあります．それは，看護師の臨床推論の目的は，確定診断をつけることではないという点です．看護師は臨床推論を活用し，患者さんに発生した，または発生するであろう問題を早期にキャッチし，医師の診断推論に有益な情報提供を行うこと，観察・情報収集の結果からアセスメントを深め，効果的なケア実践を計画します．そして，患者さんの変化が起これば，臨床推論を活用して再評価を行い，さらなる改善を目指すことが大切です．

参考文献
1) Scotto DC Stern (ed.)：考える技術：臨床的思考を分析する，第3版，竹本　毅（訳）日経BP社，東京，2015

臨床推論を活用したケア実践 編

38 臨床推論を活用したケア実践例（心臓循環編）

胸痛が起こったときに考えたいのは，この患者の痛みの原因は何か？ 虚血以外に原因はあるのか？ ということです.

及川　大，長尾　工

事例紹介／70歳の女性，大動脈解離の患者

70歳の女性. 急性大動脈解離に対し，緊急で上行大動脈人工血管置換術を施行し，挿管のまま ICU に帰室されました. BMI 35 と肥満体型であり，挿管中より体位ドレナージを行い，覚醒時に喘息発作がないことを確認し，術後翌日に抜管され，NPPV 管理となっていました. リハビリ開始後も血圧 100 mmHg，心拍数 80 bpm，呼吸数 18 回/分，BT 37℃と比較的安定し経過していました. 咳嗽反射も強く，自己喀痰は可能でした.

術後 6 日目，立位リハビリ後に，胸痛の訴えがあり，血圧 90 mmHg，心拍数 110 bpm 洞調律，呼吸数 30 回/分となりました. ただちに医師に報告をし，12 誘導心電図では虚血性変化がないことを追加で報告すると，鎮痛剤投与と胸部 X 線のフォローの指示であった. 鎮痛剤を投与するとバイタルサインも安定し，胸痛も改善されていた. 胸部 X 線では心拡大や肺うっ血の増悪などの所見はありませんでした.

---

1 どこに着目するか
洞察のアルゴリズム

そもそも胸痛の原因は何か

　ここで看護師は，医師の指示ということもあり，鎮痛剤を投与して経過観察と判断してしまうかもしれません. しかし，このとき考えたいのは，「この患者の痛みの原因は何か？ 虚血以外に原因はあるのか？」ということです.

　心臓循環領域の胸痛＝虚血性心疾患を疑うことが多くあります. すぐに心電図検査が行い，虚血性変化がなければ，とりあえず鎮痛剤で経過観察をしがちです. しかし，胸痛の原因は無数にあり（表1），**虚血**以外でも緊急性，重症度の高い病態・疾患があることを知っておきましょう. さらに，限られた時間でキーワードを抽出し，時間経過やエピソードに着目することが大切となります.

　この事例で胸痛の原因として，①心筋虚血の発症，または大動脈弁膜症，②リハビリ後の急性肺塞栓症，③術後侵襲に伴う炎症性変化，④心因性の4つが考えられます. 問題を捉えたら緊急性の高いものから，随伴症状や薬剤や精神性の問題などを考え，絞り込みを行っていきます（図1）.

表1 胸痛の原因として疑う病態・疾患

心臓・循環	肺・呼吸	消化器系	神経・筋・皮膚・その他
急性冠症候群	肺炎	逆流性食道炎	帯状疱疹
心外膜炎	胸膜炎	胃炎	頸椎症
解離性大動脈瘤	肺塞栓・肺梗塞	胃嚢炎	皮下気腫・縦隔気腫
大動脈弁膜症	気胸	胃・十二指腸潰瘍	肋骨骨折
	肺高血圧	胆石	心因性
	過換気症候群		

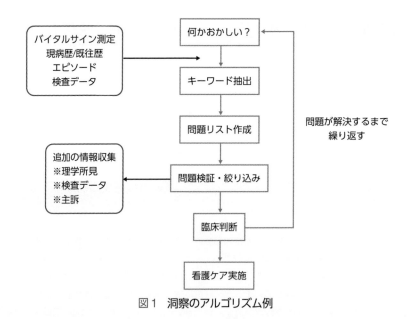

図1　洞察のアルゴリズム例

2　何をみて，何をみないか　アセスメントの実際

　心臓循環のケースで**胸痛を認めたら，まず循環器系の徴候をアセスメントします**．バイタルサインに始まり，理学所見によりショックの徴候がないかを把握します．心臓術後であれば，手術に関連する情報，創部やドレーン排液，炎症反応などをアセスメントしておきます．この事例では，創部の発赤やドレーン排液の増加はなかったが，炎症反応（CRP）は術後4日目より再上昇していました．随伴症状として，頻呼吸や頻脈を認めましたが，鎮痛剤投与により安定化したため，疼痛による反応と推察されます．この時点で，バイタルサインは安定していますが，炎症反応の上昇により何らかの感染が疑われます．肥満患者では，心臓手術後に胸骨ワイヤーが外側に偏位することがあります．そのため，胸部X線像を見直すと，空気混入はなかったが，わずかに胸骨ワイヤーの偏位を認めました．患者のエピソードを確認すると，鎮痛剤投与により痛みはよくはなるが，NRS 0にはならないことから，胸骨離開が考えられました．

　気管支喘息の既往を念頭に置いて呼吸器系のアセスメントを同時に行うと，現時点では呼吸に異常がないことが推察されます．胸部X線の所見からも呼吸器疾患は否定的で，胸痛に想起されない運動器，栄養代謝，腎臓，脳神経などについてのアセスメントは不要と判断されます．アセスメントを行ううえで，リストアップした問題を緊急度に沿って，臓器別に推論を組み合わせることが短時間で行えるポイントとなります．

3　他の看護師・医師に　何をどう伝えるか

医師に胸骨離開の可能性があることを伝える

　医師には，上記の情報を踏まえて，現在の状態や看護の判断として，胸骨離開の可能性があることを伝えます．そして，安静度拡大の中止を提案し，看護の判断だけではなく，血液検査の追加やCT検査などを相談しました．その結果，血液検査は追加されましたが，CT検査については後日となりました．結果としては，炎症反応が上昇し，鎮痛剤を使用するも断続的に胸痛を認めたため，CTにより胸骨離開が診断されました．

他の看護師と胸骨離開の可能性を共有する

　炎症反応が高く，断続する胸痛，胸骨ワイヤーの偏位により胸骨離開の可能性を情報共有しました．その裏付けとして，肥満，頻回な咳嗽，リハビリに伴う可動性の変化から胸骨の接着不良が起こりやすいことを伝え，リハビリや安静度について医師と相談を行いました．

　結果として，床上安静と制限が入り，先行除痛を図ることで強い咳嗽を予防することになりました．

4 こうしている 私のケア実践

　胸骨離開については，診断アルゴリズムがなく，胸痛からこの問題にたどり着くことはまれな事例でした．この事例では，胸痛，炎症所見上昇，肥満の3つをキーワードに推論し，自験例も踏まえて検証を行いました．胸骨離開に対して，とくに術後では強い咳嗽を予防するための鎮痛剤投与と痛みへのアセスメントが必要です．痛みの評価は，簡便な共有ツールとしてNRSを用い，鎮痛剤については定時投与を提案しました．また，安静度制限の必要性を説明し，胸帯の装着を促しました．スタッフに対しては，胸骨動揺，創部の感染兆候や検査データの確認を指導し，発熱時に医師への報告と培養検査の確認を事前に提案しました．さらに，精神面への配慮として，不安やストレスに対する説明や訴えの傾聴に時間をとれるように調整を心がけました．

胸骨離開を見極めるには

　縦隔炎は，心臓手術後の合併症の1つです．創部発赤と排膿が典型的な所見となりますが，その段階では治療に難渋します．そのため，前段階である胸骨離開で診断できることがカギとなります．しかし，診断アルゴリズムがなく，自験で各施設が対応していることが現状であり，その一例について例示しておきます．

胸骨離開（縦隔炎）を疑う所見（自験）

- 38度以上の発熱
- 安静時の胸痛（創痛）
- 胸骨の動揺
- 白血球数＞20,000/mm^3
- CRPの再上昇

※肥満，糖尿病があるとなりやすい

参考文献
1) 石松伸一（監修）：実践につよくなる看護の臨床推論：ケアを決めるプロセスと根拠，学研メディカル秀潤社，東京，2014
2) 國原　孝（編）：ハートチームのための心臓血管外科手術 周術期管理のすべて，メジカルビュー社，東京，2017

39 臨床推論を活用したケア実践例（脳循環編）

脳は人体を統合しコントロールしている重要な臓器です．ICU を始めとするクリティカル部門へ入室している脳神経疾患患者は，脳卒中が原因だけではなく，さまざまな病態が同時に混在していることが少なくありません．

鎌田佳伸

　看護師はさまざまな視点をもち，患者の重症化を回避し回復へと導いていかなくてはなりません．どのよ

うに脳神経疾患患者のケアに当たるべきかを，1つの事例を通して考えてみたいと思います．

事例／67 歳男性．突如右麻痺と失語症状が出現し救急搬送

搬入時 JCS Ⅰ-3，GCS 13（E4V3M6）MMT 右上肢 4/5，下肢 4/5．瞳孔は右 3.0 mm，左 3.0 mm，対光反射あり．左大脳半球分水嶺領域に脳梗塞を認め，MRA では左の中大脳動脈に高度狭窄を認めました（図 1）．急性期治療を目的とし SCU に入床されました．SCU 入床後，JCS 0，GCS 15（E4V5M6），失語と麻痺は改善がみられましたが，神経症状として感覚障害が残存していました．

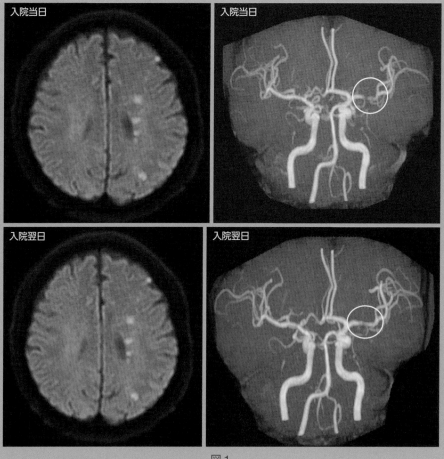

図 1

みなさんはこの患者をどうアセスメントしますか？意識レベル・麻痺の改善，一見すると症状は軽症であり，回復しているように感じますね．しかし「見た目」に騙されてはいけません（私も看護師1年目のとき「見た目」に騙され，大変痛い目にあっています）．実はこの事例には看護師として絶対に見逃してはいけない患者のサインとケアが隠れているのです！ポイントは3つ！①病態の理解，②患者のバイタルサインの評価，③重症化を回避するためのケアです．

1 どこに着目するか
やっぱり病態の理解が大事

アテローム血栓症と症状

脳梗塞には，①心原性脳塞栓症，②アテローム血栓性，③ラクナ梗塞と，大きく3つの病態が存在します．それぞれ発生機序・症状は異なります．今回の事例は，左のMCAの高度狭窄によるアテローム血栓性脳梗塞と考えられます．左のMCAの脳梗塞では，右側の片麻痺と感覚障害，失語，失認，失行，ゲルストマン症候群などの症状が出ます．この事例で，右側の片麻痺と感覚障害，失語症状がみられました．血管の高度狭窄により脳虚血が起こり脳梗塞を発症しましたが，入床後に補液を投与し，血液希釈療法で血漿量を増加させ，抗凝固療法（アルガトロバン）を行うことで症状の改善がみられました．

血流が再開するペナンブラ

脳は虚血を起こすと，虚血を起こした支配領域の中心部がすぐに壊死（梗塞）しますが，その周辺には早期に血流が再開することで回復する部分があり，それをペナンブラといいます．**脳梗塞治療ではこのペナンブラの救済が最優先である**と言っても過言ではありません．この事例でも入床後症状が改善がしており，一時的に血流が落ちた瀕死の部分に血流が戻ることにより「ペナンブラ」が救済されたためと考えられます．

しかし，油断はできません．なぜなら，この事例では左MCAの高度狭窄が改善されてはいないので，もし血圧低下や脳循環血液量が減少した場合，左中大脳動脈領域が広範囲の脳梗塞となります．その場合，意識低下・麻痺の進行，さらには脳浮腫が進むと，脳幹への障害が示唆される瞳孔不同といったサインがみられます．生命の危機へ移行する可能性が高くなるため，これらのことを念頭に置き観察していくことが必要です．

脳神経疾患患者の看護では，**意識レベル，運動機能，神経症状を正しく評価すること**が重要です．さらに皆が共通した認識でアセスメントし，その内容を経時的に観察し異常の早期発見につなげることが必要となります．

2 何をみて・何をみないか
アセスメントの実際

意識：JCSとGCSの利点・欠点を使い分ける

脳神経疾患患者の評価に用いるツールを紹介しましょう．まずは意識の評価です．意識の評価で広く使われているものは，「JCS」と「GCS」です（⇒ p.258）．2つのツールは各施設で広く使われていますが，それぞれ利点と欠点があります．

JCSは短時間で簡便に覚醒度を評価する方法でき，多職種間で広く用いられています．しかし，麻痺や異常肢位を評価できないため，意識レベルを正確に評価できないことがあります．

その点，GCSは「開眼，発語，運動」の3側面から評価するため，重症度と評価がJCSに比べ正確だといわれています．また，GCSのスコアが8点以下，あるいは2点以上の急激な悪化は，切迫する意識障害とされ緊急度評価にも有効です．しかし，JCSに比べ評価が複雑であるという欠点があります．この2つのツールを併用することで意識障害の評価の精度は上がると考えています．

運動機能：MMTが簡便

次に運動機能の評価です．徒手筋力検査法（manual musle testing：MMT）は，実際に多くの施設で使用していると思います．**MMTは末梢性運動障害に評価に優れていますが，中枢性運動障害の評価には適さない**といわれています．しかし，MMTを運動機能の評価として用いることは問題ないと考え，日々の評価で用いています．その理由は，簡便で運動機能の変化に気づきやすいからです．**簡便に使用できるということは「誰でも，どの職種でも用いる」こと**ができます．これはとても重要な事です．患者とかかわるのは看護師だけではありません．医師はもちろん，セラピストなど，さまざまな職種がかかわります．そのかかわりの中で，少しでも早く異変に気づける共通ツールを用いることは，患者の利益につながるのです．また，MMTの評価と一緒に，「バレー試験」と「ミンガッチーニ試験」を行うことで，より精度の高

い錐体路障害の評価が可能です.

> **バレー試験**：上肢の比較的軽度の麻痺を観察する
> ための方法です. 患者に目を閉じてもらい, 手の
> ひらを上にして両手をまっすぐ伸ばしてもらいま
> す. 麻痺側ではゆっくりと回内しながら下降しま
> す.
> **ミンガッチーニ試験**：ベットに臥床している状態
> （仰臥位）で, 目を閉じてもらい, 両膝を立てた
> 状態から, 両足を 90 度屈曲させて挙上してもら
> います. 麻痺側は下肢が下降します.

　さて意識・運動機能の評価ツールを紹介しました
が, その他の神経症状を観察していくことも重要で
す. 神経症状を評価するには NIHSS（⇒ p.259）が
有効です.「意識, 視野, 眼球運動, 顔面神経麻痺,
四肢筋力, 言語」など, 15 項目を評価します. スコ
アは 0～42 点で, 点数が高いほど重症となります.
NIHSS は神経症状をひととおり評価できる点で優れ
ており, NIHSS を経時的に評価することで神経症状
の悪化にいち早く気づくことが可能となります. 反面
項目と評価ルールが複雑なのでむずかしいと思うかも
しれませんが, ぜひ繰り返し練習し習得してほしいと
思います.

3 私のケア実践
私はこうしている

脳の血流を低下させない

　私たちのケアで重要なことは, 異常の早期発見と患
者の重症化回避です. その中でもっとも重要なこと,
それは「脳の血流を低下させない」ことです. 脳は普
段, 脳循環自動調節能（オートレギュレーション）に
より, 血圧の変動があっても脳血流を一定に保とうと
します. しかし, 脳に障害を受けるとこの機能は破綻
してしまい, 血圧が低下すれば脳血流は低下してしま
います. そこで脳血流の状態を推測するため「平均血
圧」が重要となります. 平均血圧が 60～160 mmHg
の範囲であれば脳血流は一定に保たれます. ですから
平均血圧を経時的に観察していくことで, 脳循環が保
たれているか予測することが可能となります.

頭部挙上 15～30 度

　また, 45 度以上の頭部挙上は脳血流を減少させる
可能性があるといわれているため, 頭部挙上の目安は
15～30 度で管理するとよいでしょう. この事例にお
いても翌日までは床上安静とし脳循環の維持に努めま
した. ただし, 床上安静による弊害は大きいため, 脳
循環が安定した時点でできる限り早く離床を進めま
しょう.

事例で考えよう

　では今回の事例の入床時の意識, 運動, 神経症状の
評価を振り返り, 患者のアセスメントをしてみましょ
う. JCS 0, GCS 15（E4V5M6）と切迫する意識障
害はありません. また, MMT でも左右上下肢は 5/5
と麻痺はみられません. NIHSS では 4 点なので軽傷
と判断します. しかし, 血管が高度狭窄しているので,
閉塞や循環血液量の減少でレベル低下してもおかしく
ありません. 循環を維持できるようかかわり, 経時的
に観察を続けバイタルサインの変化がないかを探って
いくわけです. 翌日の画像（図 1）では, 脳梗塞の拡
大は最小限にとどまり血流の改善がみられ, 2 週間後
に自宅退院の運びとなりました. 病態・バイタルサイ
ンの評価, 重症化回避のケアをつなげていくことで,
患者にとってよい看護が提供できると考えます. 少し
でも参考になれば幸いです.

参考文献
1) ポール L マリノ：ICU ブック, 第 4 版, 稲田英一（監訳）,
メディカル・サイエンス・インターナショナル, 東京,
p653-678, 2015
2) 日本救急医学会（監修）：ISLS ガイドブック 2018, へるす
出版, 東京, 2018
3) 日本脳卒中学会 脳卒中ガイドライン委員会：脳卒中ガイド
ライン 2015, 協和企画, 東京, 2015

40 不整脈！様子見てもよい？

不整脈の中で，危険な波形なのか，そうでないのかを見分けるのがとても重要です．不整脈は大きく，徐脈性不整脈，頻脈性不整脈，期外収縮の3つに分けられます．一般的に，上室性は危険度が低く，心室性は危険度が高いとされます．

工藤志和子

急変事例／大動脈弁置換術後に不整脈

60歳代．男性．体重70 kg．大動脈狭窄症にて大動脈弁置換術施行．ヘパリン®を持続静注中で，APTT 40〜50秒で経過していました．出血傾向はなく，ドレーン留置中で性状は淡血性でした．収縮期血圧は115/72 mmHg，心拍数94回/分で洞調律．酸素2 L/分投与でSpO₂：96%．尿量は100〜150 mL/hの流出があり，安静度はベッドサイド立位，食事は経口摂取されていました．

術後2病日の早朝に心拍数132回/分，R-R不整の頻脈となり，動悸の症状が出現しました．5分後には血圧92/52 mmHgとなり，尿量流出が減少しました．

1 急変時に 何をみるか

不整脈は基本から理解する

不整脈と一言でいってもさまざまで，苦手意識が多いスタッフが多いのではないでしょうか．

クリティカルな現場にいるとモニター波形は避けて通ることのできないものです．まずは基本の波形を理解したうえで，正常か異常かを見分けることが，基本の「き」です．そして，不整脈の中でも危険な波形な

のか，危険でないのかを見分けるのはとても重要です．不整脈は大きく，徐脈性不整脈，頻脈性不整脈，期外収縮の3つに分けられます．一般的に，上室性は危険度が低く，心室性は危険度が高いとされています（表1）．

モニター心電図で手に負えなければ12誘導心電図で確認する

頻脈性不整脈は，不整脈を起こす基質（伝導障害，再分極異常，副伝導路など）に，増悪因子（心不全，電解質異常，交感神経興奮，ストレス）や誘引（期外

表1 不整脈の分類と重症度

分類	要観察	要注意	重症	致死的
頻脈性不整脈	・慢性心房細動（AF） ・洞性頻脈	・発作性上室性頻拍（PSVT） ・心房細動（頻脈性）（AF） ・心房粗動（頻脈性）（AFL）	・WPW症候群（AF，PSVTを伴う） ・非持続性心室頻拍（NSVT）	・心室細動（VF） ・持続性心室頻拍（VT） ・トウサード・ド・ポアン型心室頻拍
徐脈性不整脈	・Ⅰ度房室ブロック ・洞性徐脈	・Ⅱ度房室ブロック（ウェンケバッハⅡ型）	・Ⅱ度房室ブロック（モビッツⅡ型） ・洞不全症候群（アダムス・ストークス発作を伴う）	・Ⅲ度房室ブロック
期外収縮	・心房性期外収縮（散発）（APC） ・心室性期外収縮（散発）（PVC）	・心室性期外収縮（頻発・多源性・多形性）	・心室性期外収縮（RonT型・ショートラン型）	

収縮など）が加わって起こると考えられます．とくに心臓手術後の患者さんは手術自体の侵襲により，循環血液量や電解質の変化，心臓自体の炎症，カテコラミンの使用による影響など，不整脈が起こりやすい状態となっています．そのため，心電図モニターだけではどのような不整脈か判断がつかないことがあります．明らかに生命の危険に直結する心室性頻拍以外では，12誘導心電図を施行し，何の不整脈が起きているのかを判断することが大切です．

全身状態の悪化にも気をつける

また，不整脈が持続することによって，血圧の低下や尿量の減少などが引き起こされ，全身状態の悪化につながる危険性があります．呼吸・循環動態の観察と同時に，不整脈の種類や原因を明らかにすることが重要です．ここでポイントなのは，抗凝固薬が投与されているか否かです．不整脈の種類によっては，それが持続することによって血栓ができやすくなり，この血栓で脳梗塞や心筋梗塞，腎梗塞，上下肢動脈塞栓などの重篤な合併症を引き起こすことになるので，抗凝固の有無と同時に意識レベルの変化や麻痺の状態，胸痛や呼吸困難，上下肢の痛み，腰痛などの有無を観察す

ることも重要です．

2 他の看護師・医師に 何を・どう報告するか

他の看護師に不整脈になったことを報告し，12誘導心電図を施行し不整脈の種類を確認しましょう．意識状態や循環動態の急激な変化がなければ，慌てずに医師に状態報告をしましょう．この症例の場合は「大動脈弁置換術後2病日の○○さんですが，10分くらい前に心拍数100回台前後の洞調律から130回台/分のR-R不整の波形がみられたので心電図を施行したところ心房細動でした．収縮期血圧が90 mmHg台と少し低下してきていて，それに伴って尿量も減少してきています．ドレーンからの出血はありません．現在は呼吸状態の変化はありませんが，動悸の症状を訴えています．処置が必要と思いますので診察をお願いします．薬剤の準備をしておきますか？」と，12誘導心電図の所見から頻脈の原因が何かを想定したうえで報告し，事前の準備の確認をしましょう．

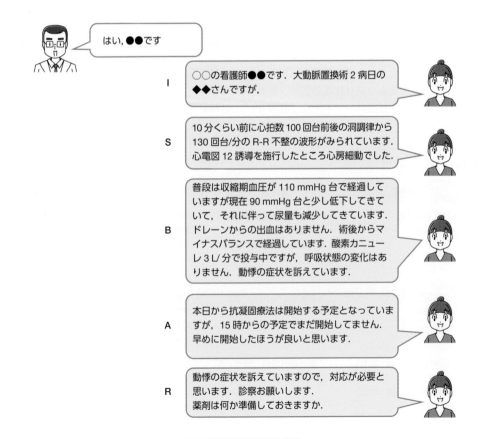

はい，●●です

I ○○の看護師●●です．大動脈置換術2病日の◆◆さんですが，

S 10分くらい前に心拍数100回台前後の洞調律から130回台/分のR-R不整の波形がみられています．心電図12誘導を施行したところ心房細動でした．

B 普段は収縮期血圧が110 mmHg台で経過していますが現在90 mmHg台と少し低下してきていて，それに伴って尿量も減少してきています．ドレーンからの出血はありません．術後からマイナスバランスで経過しています．酸素カニューレ3L/分で投与中ですが，呼吸状態の変化はありません．動悸の症状を訴えています．

A 本日から抗凝固療法は開始する予定となっていますが，15時からの予定でまだ開始してません．早めに開始したほうが良いと思います．

R 動悸の症状を訴えていますので，対応が必要と思います．診察お願いします．薬剤は何か準備しておきますか．

良い例

15時からの抗凝固療法の点滴を今から開始してください.
ランジオロール®の持続投与を開始するので準備をしておいてください.

C

15時の指示の抗凝固療法を今から開始ですね.
わかりました. 開始しておきます.
ランジオロール®の準備をしておきます.

今から診察と指示を出しに行きます.

わかりました.

*I は導入（introduction）.
C は指示受け内容の口頭確認（Confirm）を示す

具体的な報告方法

SBAR（⇒ p.97）に沿って，たとえば以下のように報告します.

3 こうしている
私のケア実践

心電図モニター波形は一部の波形しかわかりません. 波形によってはP波が不明瞭で，洞調律なのか否か判断しづらいことも多くあります. **わからない波形が出たら12誘導心電図を施行する**ことが大切です. 何の不整脈が起きているかを正確に把握することは，正しい治療を行うために必要不可欠です. そのため，脈拍数が正常で呼吸・循環動態が安定していれば慌てて報告するのではなく，診断に必要な情報をしっかりと把握することが肝要です. しかし，持続性の頻拍性不整脈は心拍出量が減少し尿量も減少，ひいては

心不全につながる危険性があります. 血圧の低下や尿量減少，動悸の症状が出現している場合は早急に報告し対応が必要です. それでも実際にはどう対処していいのか迷うケースはあると思います.

私はこうしている

そこで私たちは，**事前に医師を含めたカンファレンスを行っています**. この患者に起きる可能性のあるイベントは何か，もし起きてしまったらどのように対応するか，腎機能，肝機能，現在の内服薬の確認，注射薬を使用する場合の投与ルートなどを考えたリストを作成することで，様子観察できる不整脈か否かの判断がより可能となります.

参考文献
1）落合慈之（監修）：循環器疾患ビジュアルブック，第2版，学研メディカル秀潤社，東京，p177-181, 2017
2）緑川博文：心臓外科手術の術後ケアICU 術後1日目抜管後以降から病棟帰室まで. ハートナーシング **1**：22-28, 2018

41 尿量減少！

尿量が減少したときには，無尿，乏尿の可能性を考えます．原因は，腎前性，腎後性，腎性の3つがあげられます．

工藤志和子

1 急変時に 何をみるか

腎前性か，腎後性か，腎性か

正常な尿量は1 mL/kg/hであり，最低でも0.5 mL/kg/hとされています．それよりも尿量が減少したときには，無尿，乏尿を考えます．原因は，腎前性，腎後性，腎性の3つがあげられます（表1）．これらを患者の状態からアセスメントすることが大切です．

まず尿閉（腎後性）の除外から

まずは尿閉の除外を行います．集中治療室に入室し

表1 急性腎障害の分類と特徴的所見

分類			特徴	原因
腎前性 （腎臓への血流が低下する場合）			・循環血液量の不足により腎血流量が低下 ・乏尿：400 mL/日以下	・脱水（下痢や嘔吐など含む） ・大量出血 ・心機能低下 ・血圧低下
腎性 （腎臓自体に原因がある場合）	糸球体疾患		・尿タンパク ・血尿 ・尿沈渣の異常所見	・急性糸球体腎炎 ・膠原病の経過中に発症
	間質性腎炎		・尿・血液の好酸球の増加	・急性間質性腎 ・慢性腎盂腎炎の急性憎悪など
	急性尿細管壊死	虚血性	・乏尿：400 mL/日以下 ・血圧低下	・手術 ・薬物
		腎毒性	・ミオグロビン尿	・薬物
腎後性 （腎臓より下の尿路に原因がある場合）			・乏尿・多量を繰り返す	・腎盂，腎杯，尿管などの拡大 ・尿管結石 ・神経因性膀胱 ・著しい前立腺肥大

ている患者は膀胱留置カテーテルを挿入していることが多く，膀胱留置カテーテルに何らかの問題が生じた場合は腎後性障害をきたします．術後に体位変換を行った後から尿量が減少，またはまったく増量がなくなったとなると，膀胱留置カテーテルの屈曲や閉塞，尿漏れがないか観察します．

次に腎前性，最後に腎性

腎後性が否定されたら腎前性，腎性の順番で確認していきます．腎前性は集中治療室の中ではもっとも多くみられ，なかでも循環血液量の絶対的不足は腎血流量減少を引き起こしやすいため，水分出納管理が重要になってきます．呼吸・循環動態の観察はもちろんですが，**水分バランス**がどのくらいになっているか，**尿比重**の確認，**ツルゴール低下**や**舌乾燥**の有無，口渇の有無などを確認します．一方で，同じ腎前性でも心不全による循環不全が原因の場合は治療が大きく異なるため，循環血液量がどうかという判断は非常に重要です．

腎性はクレアチニン腎機能検査データとともに薬剤が原因の場合があるので，使用している薬剤の副作用を確認し，疑わしいときは薬剤の変更を考える必要があります．

2 他の看護師・医師に 何を・どう報告するか

開腹下での腹部大動脈人工血管置換術の患者は，術中の不感蒸泄を考えた水分出納が必要とされます．術中のバランスには不感蒸泄が含まれないため，数値の印象よりも循環血液量が少ないことが多く，水分バランスが+3000〜5,000 mL であっても，呼吸・循環動態を観察しながら輸液量を増量することもあります．この場合，尿量減少時の指示が利尿剤投与であったとしても，「本日，腹部大動脈人工血管置換術を施行した●ベッドの▲▲さんですが，尿量が減少しています．現在までバランスが+800 mL です．血圧が110〜120 mmHg で経過していましたが，体位変換時に一時的に90 mmHg まで下降し，SvO₂ の低下もみられました．体温も38℃と上昇していて，脈拍も100 回台/分と頻脈になってきています．ボリューム不足が原因の血圧低下，尿量減少だと思います．ニカルジピンは指示に従い中止しましたが，輸液の増量が必要と思います」と，尿量減少の原因が腎前性（循環血液量減少）によるものの可能性を考慮した報告をしましょう．

具体的な報告方法

SBAR（⇒ p.97）に沿って，たとえば以下のように報告します．

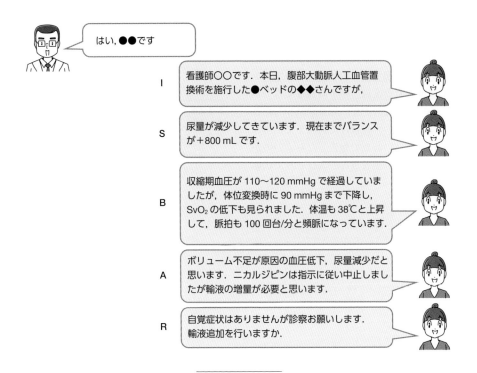

はい，●●です

I 看護師〇〇です．本日，腹部大動脈人工血管置換術を施行した●ベッドの◆◆さんですが，

S 尿量が減少してきています．現在までバランスが+800 mL です．

B 収縮期血圧が110〜120 mmHg で経過していましたが，体位変換時に90 mmHg まで下降し，SvO₂ の低下も見られました．体温も38℃と上昇して，脈拍も100 回台/分と頻脈になっています．

A ボリューム不足が原因の血圧低下，尿量減少だと思います．ニカルジピンは指示に従い中止しましたが輸液の増量が必要と思います．

R 自覚症状はありませんが診察お願いします．輸液追加を行いますか．

良い例

循環血液量の低下が原因ですね.
輸液の追加を行います.
ヴィーン F 500 mL を 1 時間 80 mL/h で
末梢の側管から開始してください.

C　ヴィーン F 輸液 500 mL を 1 時間 80 mL の速度で
注入ですね.
ルートは末梢静脈路の側管からですね.

はい,そうです.今から診察に行きます
が開始していてください.

わかりました.

3 私のケア実践
こうしている

本症例は開腹下の手術であり,術中のバランスや手術時間による不感蒸泄が術後の尿量の流出に大きくかかわってきます.患者の状態を一番に把握しているのは執刀医です.

私はこうしている

そのため,術後の患者さんを受けもったときは,**主治医（とくに執刀医）と患者さんの状態についてカンファレンスをします**.たとえば,朝の時点まで水分バランスをどのくらいにしたいのか,尿量が減少したときに利尿剤の指示が出ていたら続けて何回まで使用して,反応がなかったらどの時点で報告したらよいのかなど,確認しておきます.患者さん一人ひとりで状態は違うので,ルーチンの指示が出ていても必ず確認するようにしています.今回の症例では,体位変換を行った後に血圧や SvO_2 の下降がみられたことから,循環血液量が減少している可能性があります.そのため,尿量減少に対しては利尿剤投与ではなく,輸液の追加を指示してもらうことが必要です.このとき,患者のアセスメントを行い,自分が今この患者さんにどんな指示をもらいたいのかを伝えられるような報告を行うために,SBAR に当てはめた報告を行うことがよいでしょう.また,報告を行ったときは医師に質問されたことに的確に答えられることも大切です.

参考文献
1) 道又元裕（編）：ICU ディジーズ：クリティカルケアにおける看護実践.学研メディカル秀潤社,東京,p88-97, 2013
2) 緑川博文：心臓外科手術の術後ケア ICU 術後 1 日目抜管後以降から病棟帰室まで.ハートナーシング **31**：22-28, 2018

42 血圧低下！

血圧は，4つの因子，①心収縮力，②心拍数，③前負荷，④後負荷がそれぞれ影響しあって
変化するため，原因を特定するのがむずかしい場合が多いです．そのため，優先順位を考え
ながら観察していきます． 堀　知恵

急変事例／僧帽弁置換術後に血圧低下

僧帽弁閉鎖不全症のため僧帽弁置換術後に，未覚醒挿管のまま ICU へ入室．帰室時，血圧 108/60 mmHg，心拍数
（heart rate : HR）80 回/分 の 正 常 洞 調 律，中 枢 温 36.0℃，中 心 静 脈 圧（central venous pressute : CVP）
9 mmHg，心係数（cardiac index : CI）3.1 L/分/m²，ドレーンからの出血量は約 60 mL/時間であった．
入室 3 時間後に血圧 80/38 mmHg（動脈圧波形は呼吸性変動あり），HR 110 回/分の正常洞調律，CVP 5 mmHg，
CI 2.5 L/分/m²，末梢血管抵抗（systemic vascular resistance : SVR）1,500 dynes/秒/cm⁵，中枢温 36.5℃ に変化
した．ドレーンからの出血量は 100 mL/時間前後で，四肢に冷感を認めた．尿量は帰室時から 1 時間で 400 mL/
時間，帰室 1 時間後からは 50 mL/時間であった．

1 何が血圧を決めるのか
主に4つ

　血圧は心拍出量（cardiac output : CO）と SVR
により規定されています．そのため，血圧低下の原因
として CO の低下，SVR の低下のどちらか，もしく
はその両方が考えられます．さらに，CO は一回心拍
出量（stroke volume : SV）と HR の積で計算する
ことができ，SV は心収縮力・前負荷に影響を受けま
す．そのため，血圧低下を認めた場合は，**①心収縮力**，
②心拍数，**③前負荷**，**④後負荷**（≒SVR）をそれぞ
れアセスメントする必要があります．また，CO は体

格により異なるため，相対的な指標として CI を用い
ることがあります（図1）．

2 何をみて，何をするか
急変時

　事例を，①心収縮力，②心拍数，③前負荷，④後負
荷の4つの視点で考え，入室 3 時間後の血圧低下の
原因をアセスメントします（表1，図2）．
　事例では，帰室後 1 時間までの尿量が多く，その後
は急激に減少しています．また，出血量が多く，動脈
圧波形の呼吸性変動も認めていることから，循環血液

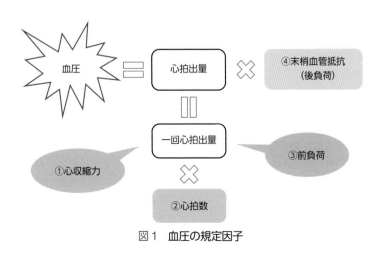

図1　血圧の規定因子

表1　規定因子

項目		説明	指標例
心拍出量 (CI/CO)	①心収縮力	心臓ポンプ機能のことで，主に心エコーで確認します．心タンポナーデや心筋梗塞などが原因となり低下することもあれば，年齢や心疾患などで低下している場合があります．	駆出率（ejection fraction：EF） 左室駆出率（left ventricular ejection fraction：LVEF）
	②心拍数	徐脈で心臓の収縮回数が少なければ，心拍出量は低下します．頻脈では拡張期に左室に血液を充満する時間が短くなるため，心拍出量は低下します．	徐脈 頻脈 不整脈
	③前負荷	心臓に戻ってくる血液量，つまり循環血液量を指します．脱水や出血で低下し，手術侵襲などにより細胞外液のサードスペースへの移行でも下がります．侵襲からの回復期には循環血液量が増加するため前負荷は上がります．	尿量，出血量 CVP，肺動脈楔入圧（pulmonary capillary wedge pressure：PCWP）
	④後負荷	主に心臓から出る血管の抵抗を指します．臨床で四肢の皮膚温が冷たいと「末梢が締まっている（＝末梢血管収縮・後負荷上昇）」，温かいと「末梢が開いている（＝末梢血管拡張・後負荷低下）」と表現されることがあります．血管拡張薬・収縮薬使用，血液粘稠度，血管の弾性などでも変化します．	四肢の皮膚温 SVR

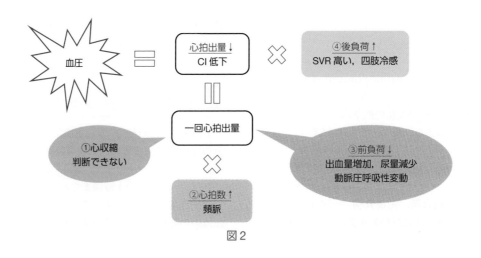

図2

量（前負荷）が減少したことにより，COが低下し血圧低下を認めていると考えられます．そのため，前負荷を補うためにHRと後負荷が上昇している状態です．心収縮力については事例内容から判断できないため，心エコー検査などで評価する必要があります．そして，出血に対して血漿製剤の投与とともに，循環血液量を維持するために大量の輸液を必要とする場合があります．また，出血が持続するようなら再手術を考慮して準備をします．

3 こうしている
私のケア実践

　血圧を規定する4つの因子を説明しました．それぞれ影響しあって変化するものであり，「これが原因！」と判断するのがむずかしい場合が多いと思います．そのため，優先順位を考え，ある程度の予測をしながら観察していきます．身体は血圧を維持しようと代償機能が働くため，代償機能が働き血圧が維持されているうちに対処できれば，それ以上の血圧低下を防ぐことができる可能性があります．

　疾患，病態，術式などにより血圧が低下する要因は

さまざまです．各種パラメータや採血データなど経時的な変化を捉えることが重要ですが，モニターなどの数値のみに捉われず，患者に話しかけて意識レベルを確認する，触れて四肢の皮膚温や毛細血管再充満時間（capillary refill time：CRT）を確認するなど，患者から異常を察知する知識・技術も必要です．

ミニお役立ち情報

　CRT測定は救急領域でトリアージにも使用される手法で，ブランチテストともいいます．爪床を5秒圧迫して，圧迫を解除した後に爪床の赤みが戻るまでに2秒以上であればCRTが延長している状態であり，循環不全の徴候といえます．何か特別な物品を使用しなくとも容易に測定できるため，臨床で循環のアセスメントを行う際の指標の1つにしてみてください．

参考文献
1）小泉雅子：循環管理のアプローチ．ICUディジーズ：クリティカルケアにおける看護実践，第2版，道又元裕（編），学研メディカル秀潤社，東京，p228-243, 2015
2）卯野木健：循環動態のアセスメント．クリティカルケア看護入門，第2版，学研メディカル秀潤社，東京，p81-107, 2015
3）Paul L. Marino：出血と血管内容量減少．ICUブック，第4版，稲田英一（監訳），メディカル・サイエンス・インターナショナル，東京，p161-177, 2015

43 SpO₂ が測定できない，どうする？

SpO₂ は非侵襲的かつ簡便に測定することができ，バイタルサインの評価には欠かせないものです．ただし，あくまで1つの情報に過ぎないことを理解し，並行して患者を観察・アセスメントすることが重要です．

堀　知恵

急変事例／腎盂腎炎による敗血症，SpO₂ 測定不能

腎盂腎炎による敗血症のため ICU 入室．入室時，血圧 87/55 mmHg，心拍数 100 回/分で四肢の冷感があり，毛細血管再充満時間（capillary refill time：CRT）は延長していた．不穏状態であり，呼吸回数 38 回/分で肩呼吸，経皮的酸素飽和度（percutaneous oxygen saturation：SpO₂）は測定不能．リザーバーマスク 10 L/分投与下で動脈血ガス分析の結果は，pH 7.277，$PaCO_2$ 19 mmHg，PaO_2 60 mmHg，HCO_3^- 13 mEq/L，BE −6.4 mEq/L，SaO_2 85%，Hb 7.0 g/L，Lactate 2.13 mg/L であった．

【酸素飽和度と SpO₂ 測定原理】
血液中には酸素と結合しているヘモグロビン（hemoglobin：Hb）（酸素化 Hb）と酸素と結合していない Hb（還元 Hb）が存在します．酸素飽和度（oxygen saturation：SO₂）とは血液中の Hb のうち，酸素化 Hb の比率を指し，経皮的にパルスオキシメータで動脈血酸素飽和度（arterial blood oxygen saturation：SaO₂）を測定したものを SpO₂ といいます．SpO₂ は動脈の拍動で動脈成分を感知して測定しています．
パルスオキシメータは光を出す発光部と，その光を受け止める受光部からなり，赤色光と赤外光の2つの波長の光を当て測定します．酸素化 Hb は赤色光の透過性がよく，還元 Hb は赤色光を吸収するため，吸光度の比から酸素化 Hb と還元 Hb の比率を求め，SpO₂ を算出しています．しかし，測定部位には動脈のみでなく静脈や間質組織があるため，動脈の拍動で動脈成分を感知して測定しています．

---

1 急変時に　何をみて，何をするか

測定原理と測定に影響する因子から，事例における SpO₂ が測定できない原因を考え，対処方法を考えていきます（表1，2）．

ショックバイタルであり，四肢冷感や CRT の延長を認めており，末梢循環不全の状態です．そのため，低灌流により動脈の拍動が感知できず，測定できない状態であると考えられます．さらに，不穏状態であり，体動も測定できない要因と考えられます．低灌流時には測定部位を温める，測定部位を変更する，センサを粘着式にするなどの対処方法があります．粘着式センサはクリップ式に比べ動脈を圧迫しないといわれており，測定部位は末梢循環障害の影響を比較的受けにくい前額部が有効です．

十分な「酸素」「Hb」「心拍出量」の3つが必要

SO₂ には酸素と Hb が必要です．十分な酸素があっても，貧血の状態では SO₂ は低下し，逆に低酸素血症の状態で Hb だけ存在しても，SO₂ は低下します．事例のように，酸素と Hb 両方が不足していることもあるでしょう．さらには，SO₂ が正常であっても，酸素は組織に運ばれなければ意味がありません．そのため，組織まで酸素を運ぶために心臓から拍出される血液量（心拍出量）が必要です．心拍出量がすくなければ，組織まで酸素を運搬することはできず，低酸素症となってしまいます．

事例の場合，SpO₂ が測定できても病態が改善したわけではなく，循環・呼吸不全に対して輸液やカテコラミンの投与，人工呼吸器管理，貧血に対して輸血も必要となる可能性があります．バイタルサインの安定化を目指すとともに，不穏状態のため患者の安全確保に努めます．

2 こうしている　私のケア実践

SpO₂ が測定できないとき，患者の状態に異常がないかの確認が一番重要です．そのため，まずは患者の

表1 測定に影響する因子と対処方法

	測定値に影響する因子例	対処方法
センサーの不良	故障 発光部・受光部の汚れ センサー外れ	自分で測定してみる 汚れの除去 正しく装着
ノイズ	体動 電気メス 外部光（直射日光や蛍光灯など）	測定部位変更 動脈血ガス分析で評価 布団などで覆う
測定障害	指先の冷え，末梢循環不全 マニキュア，ジェルネイル 色素沈着，爪白癬症，瘢痕	温める，センサー・測定部位変更 マニキュア除去 測定部位変更
異常ヘモグロビン	一酸化炭素ヘモグロビン メトヘモグロビン	動脈血ガス分析で評価

表2 測定部位と特徴

部位	特徴	
手指・足趾	・もっとも一般的な部位 ・体動に影響を受けやすく，測定精度が低下することがある ・末梢循環不全・低灌流の際は測定が困難となることがある ・足趾は他の部位と比較して反応時間が遅い	クリップ式 粘着式
耳朶	・脈波が小さく，測定精度が低下する可能性がある ・手指・足趾での装着に不快感があるなどの理由で装着できない場合に有効	
前額	・内頚動脈由来の動脈を感知して測定するため，血管収縮の影響を受けにくく，末梢循環不全時に有効 ・反射型パルスオキシメータの使用が必要（他の部位は透過型を使用）	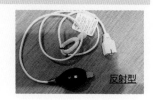 反射型

もとに行き状態を観察します．また，正確な波形が出ているかの確認をし，波形が出ていない，平坦・なまった波形，脈拍と関係なく波形が出ている場合は，正確に測定できていない状態です．センサーの故障も考えられるため，センサー側と患者側，どちらに原因があるかも確認します．

測定中には，同一部位にセンサーを装着しつづけることで，低温熱傷など皮膚障害を生じることがあります．また，測定できないからとテープを強く巻き付けることで，うっ血や圧迫壊死する可能性もあります．

とくに，末梢循環障害のある患者には注意が必要であり，必ず一定時間ごと（約4～8時間）に血流や皮膚の状態を確認することが重要です．

SpO_2 は非侵襲的かつ簡便に測定することができ，バイタルサインの評価には欠かせないものです．そのため，原理・数値の意味を理解し，簡便であるからこそ安全に使用する必要があります．そして，SpO_2 の値は1つの情報に過ぎないことを理解し，患者を観察・アセスメントすることが重要です．

参考文献
1) 日本呼吸器学会：Q & A パルスオキシメータハンドブック
   https://www.jrs.or.jp/uploads/uploads/files/
   guidelines/pulse-oximeter_medical.pdf（2020 年 1 月
   24 日参照）

2) 卯野木健：呼吸器系のアセスメント．クリティカルケア看
   護入門，第 2 版，学研メディカル秀潤社，東京，p113-129,
   2018
3) 米倉修司：パルスオキシメータ．人工呼吸ケア「なぜ×何」
   大百科，道又元裕（編著），照林社，東京，p434-441, 2008

44 人工呼吸器，同調していない！どうする？

ミストリガーは，オートトリガーやダブルトリガーと比べて見逃されがちという印象があります．ここではミストリガーに焦点を当てていきます． 　　　　金森貴之

急変事例／人工呼吸中，突然の徐脈

　PCV モードで人工呼吸器装着にて管理中の患者，モニターでは呼吸数 20 回/分であった．一回換気量の低下アラームを何度も認め，気管内吸引実施すると強度粘稠な喀痰が少量引けたが，その他に気になる所見はなかった．突然，ABP 60 台に低下し，徐脈を呈した．

1 急変時
何をみるか：ミストリガーに注意！

　非同調の種類として表1を参照してください．Thille らは 85％がミストリガーで，13％がダブルトリガーであったと報告しています[1]．少し乱暴ですが，ミストリガーをしっかりとケアできるかがポイントと言えます．私見ですが，オートトリガーやダブルトリガーと比べて，ミストリガーは見逃されがちという印象があります．ミストリガーはアラームが鳴らないことが多いからかもしれませんね．決してその他の非同調を軽視しているわけではありませんが，ここではミストリガーに焦点を当てていきたいと思います．

　さて，事例患者のグラフィック波形を図1に示します．呼気時の流量波形での赤矢印，圧波形での黒矢印はミストリガーを示しており，自発呼吸の感知には至らない状況を表しています．さらに赤丸で囲んだ部分は，呼気の終わりであるにもかかわらず流量は 0 に戻っておらず，息を最後まで吐き切れていないことを示しています．つまり，オート PEEP が存在し，設定してあるトリガー感度にまで到達するには，過膨張分がプラスされた呼吸努力を要することがわかるわけです．

表1

大別	詳細	頻度
不適切なトリガー	ミストリガー	85％
	ダブルトリガー	13％
	オートトリガー	1％未満
	リバーストリガー	
吸気流量過不足	サギング	
吸気→呼気へのタイミングのズレ	早期終了	1％未満
	終了遅延	1％未満

①ミストリガー：患者の吸気努力を感知できないこと．トリガー感度が鈍すぎることがある．
②ダブルトリガー：吸気努力に対して，送気時間が短いこと．送気時間が終わっても吸気努力をしており，回路に陰圧がかかってトリガーされる．
③オートトリガー：患者心拍やリーク，回路内水滴を自発呼吸として感知してしまうこと．トリガー感度が鋭敏すぎることがある．
④リバーストリガー：強制換気が横隔膜刺激を誘発すること．結果自発呼吸と感知されてしまい，ダブルトリガーの誘発になる．頻度はまれだが，脳死患者や深鎮静患者にみられる．

[Thille AW, et al：Intensive Care Med **32**：1515-1512, 2006 を参考に作成]

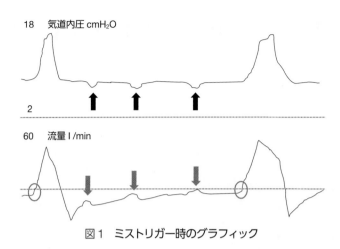

図1　ミストリガー時のグラフィック

2 何を・どう伝えるか
他の看護師・医師に

　非同調は患者の呼吸苦や呼吸仕事量を増大させ，死亡率との関連があるのではないかという報告もされているようです．ミストリガーの原因は，①トリガー感度が高すぎる（鈍い），②減弱した吸気努力，③オートPEEPの存在です．①②に対してはトリガー感度を変更（鋭敏）することで解決することが多いです．しかし，③に関してはトリガー感度では解決しません．また，臨床では③が見逃されがちな印象が強いです（あくまでも私見です．感度のよい医療者はたくさんいます）．オートPEEPとは呼気が十分に行われないまま，次の吸気が開始されることが繰り返され，結果として肺が過膨張となることです（閉塞性肺疾患では頻発）．

　したがって，医師へはオートPEEPによるミストリガーが感知されず，胸腔内圧が上昇し右房への静脈還流が妨げられた結果，血圧低下，徐脈という変化をたどった可能性を伝えます．また事例情報として，喀痰の粘稠度が強いことがあります．喀痰による気道狭窄により呼出障害をきたしたために，呼気終末において肺胞内圧と気道内圧の較差が生じ，オートPEEPとなったことが予測されます．その他の排痰困難で換気量低下が起こったという解釈のみでなく，肺の過膨張につながることをあわせて伝えることが必要です．

3 私のケア実践
こうしている

まず発見することが大事

　非同調へのケア，とくにミストリガーに関して言えば，まず発見することが重要です．そもそも不適切トリガーなので，モニターに表示される呼吸回数は一見，異常には見えないこともあります．私は患者の胸の動きを看ます．呼気時の流量波形で図1の赤矢印，圧波形では黒矢印のときに患者の胸に手を置いてください（見るではなく，看るのが看護です）．

私はこう考える

　胸が持ち上がっている（わずかです）にもかかわらず，送気がなければ，ミストリガーの可能性が高いです．グラフィック波形を見て（見極めて），トリガー感度を調整できれば，格好良いですが，私は自信がありません（笑）．至難の業だと思いますよ．グラフィックと自らの手で確認してようやく見つけることができます．まさにフィジカルアセスメント！視診，触診＋グラフィックです．発見という意味では，目線を患者の胸郭の高さにあわせて平行な角度で見るのも重要です．清拭や寝衣交換のタイミングは絶好の機会です．

体位を変える

発見だけではケア介入としては心細いので，実践できるものも個人的な意見と経験をもとにお話しします．

私はこうしている

私は，**患者の体勢を変える**ことを考えます．**横隔膜を下げるような体位挙上の実施**ができないかを模索し，可能なら実施します．覚醒とも相まって，吸気努力が増し，さらにはドレナージ効果による気道狭窄の改善により，ミストリガーが軽快する経験を何度かしたことがあります．気管支拡張薬の使用やトリガー感度を鋭敏にする，換気回数を下げるなどの対処はありますが，医師の判断が必要ですよね．

ホットタオルで温める

私はこうしている

呼吸努力による疲労を軽減させるために，**ホットタオルを使用して背中全体を温める**（まさにサウナ感覚）こともしています．自分が入院中にこれはとても気持ちがよかったです．非同調は改善しないかもしれませんが，呼吸疲労に対しては価値のあるケアだと，個人的には感じています．患者と意思疎通が可能ならば，呼気時間を長くとるように伝えます．うまくいけば効果が大きい介入だと感じていますが，非同調で苦しんでいる際にはあまり現実的でなく，お勧めはしません．

引用文献
1) Thille AW, et al : Patientventilator asynchrony during assisted mechanical ventilation. Intensive Care Med **32** : 1515-1522, 2006

参考文献
1) Blanch L, et al : Asynchronies during mechanical ventilation are associated with mortality. Intensive Care Med **41** : 633-641, 2015
2) Colombo D, et al : Efficacy of ventilator waveforms observation in detecting patient-ventilator asynchrony. Crit Care Med **39** : 2452-2457, 2011

45 痰が硬い，呼吸音減弱，こんなときどうする

痰の性状は，漿液性痰，粘液性痰，膿性痰，血性痰に分類されますが，COPD（慢性閉塞性肺疾患）では粘液性痰がみられることが多くあり，痰の吸引や排痰が困難になることがあります．

本庄智代

急変事例／COPD 患者が呼吸音減弱

COPD で在宅酸素療法導入し自宅療養していた 70 歳代男性．ADL はほぼ寝たきりでやせ形の体型．誤嚥性肺炎の診断で緊急入院となりました．酸素 2 L/分カニューレで投与し SpO$_2$：92%．意識レベルは清明ですが，咳嗽が弱く喀痰が不十分でした．患者のバイタルサインは体温 37.0℃，脈拍 88 回/分，血圧 106/41 mmHg，呼吸回数 16 回/分．右側臥位から左側臥位へ体位変換をしたところ，SpO$_2$：86%に低下．脈拍 105 回/分，血圧 98/37 mmHg，呼吸回数 30 回/分．発声は可能ですが，右上肺野にいびきのような低い音が聴取され，呼吸音が減弱していました．

1 急変時に何をみるか

寝たきりの高齢者は，全身機能の低下とともに，嚥下機能や呼吸機能が二次的に低下していることが考えられます．痰の性状は，サラサラした無色透明で粘度が低い漿液性痰，粘度が高くネバネバした粘液性痰，黄緑色で粘度が高いネバネバした膿性痰，血性痰に分類されますが，COPD では粘液性痰がみられることが多くあり，痰の吸引や排痰が困難になることがあります．酸素解離曲線（図1）に当てはめて考えると，SpO$_2$：90% 未満では PaO$_2$ が 60 mmHg より低くなっていることが予想され，呼吸不全と判断できます．呼吸不全は，PaO$_2$ が 60 mmHg 以下で PaCO$_2$ が 45 mmHg 以下の I 型呼吸不全，PaCO$_2$ が 45 mmHg 以上となる II 型呼吸不全があり，この症例では I 型呼吸不全に該当します．そのため緊急の対応が必要となります．急変時の一次評価は，ABCDE アプローチ（表1）はよく知られています．発声は可能であり，A の気道は開通しています．聴診で呼吸音の減弱を確認していますので，B の異常とアセスメントできます．呼吸音が減弱する病態としては，肺気腫，気胸および胸水，無気肺，気道の閉塞などが考えられます．ボーボーという低音性のいびき音は気道狭窄の可能性を示唆しています．他にできるだけ多くの情報を集める必要があります．患者の意識レベルや苦痛の有無，SpO$_2$ 以外のバイタルサインの変化がないか，呼吸数，速さ，深さ，リズム，胸郭や呼吸補助筋の動き，呼吸に伴う腹部などの動き，および左右差を観察します．本症例では既往に COPD があり，慢性的に CO$_2$ が貯留している可能性があります．体内での CO$_2$ による pH の変化によって起こる呼吸刺激が低下していて，低酸素血症が呼吸刺激となっています．そのため酸素投与量を増やして低酸素血症が改善されてしまうと，呼吸刺激が減弱し換気が不十分となる可能性があります．医師が到着するまでの間，CO$_2$ 貯留や呼吸停止に至るリスクがあるため，酸素投与量をむやみに上げることは避けなければなりません．NPPV（非侵襲的陽圧換気療法）は PEEP によって痰が細気管支に押され痰詰まりを改善できない可能性があります．また，ミニトラックは患者に侵襲的で時間がかかる処置となるため，時間に余裕がない場合は救命のために挿管し人工呼吸器管理を行います．患者の全身状態が落ち着き人工呼吸器の離脱に向かう段階

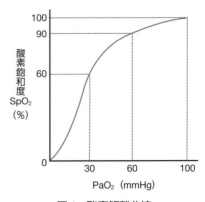

図1 酸素解離曲線

表1

	異常	観察ポイント	対応する主な処置
A	Airway（気道）	□発語の有無　□異常な呼吸音	気道確保，気管挿管
B	Breathing（呼吸）	□呼吸様式　□姿勢	酸素投与，気管挿管
C	Circulation（循環）	□顔色　□皮膚色　□冷汗	止血，静脈路確保
D	Dysfunction of CNS（意識）	□意識　□表情　□姿勢	酸素投与，気道確保
E	Exposure（全身観察）	□全身観察	体温管理など

で，抜管後の呼吸管理の選択肢として NPPV やミニトラックが考慮されます.

2 何を・どう伝えるか
他の看護師・医師に

まずは，周囲の看護師や医師に重大な異変が起こっていることを端的に伝えましょう. SBAR に当てはめると以下のようになります.

S（situation：状況）肺炎で緊急入院した○○様ですが，体位変換を契機に SpO_2 が 86％に低下しました.

B（background：背景）既往に COPD があり，呼吸筋群が脆弱で咳嗽が非常に弱い方です.

A（assessment：評価）右肺野の呼吸音が減弱しており，痰詰まりが考えらます.

R（recommendation：提案）患者さんの診察をお願いします. 胸部 X 線撮影のオーダーが必要だと思います. 血ガス採取, 挿管の準備をしておきます.

3 私のケア実践
こうしている

本症例では，長期療養による呼吸筋群の廃用によって排痰する力が弱くなっており，吸引で十分に気道浄化を図ることがむずかしいと思われます. そのため，痰詰まりを起こすリスクが事前に考えられます. あらかじめ, ネブライザーによる加湿や去痰薬投与の必要性を医師とともに検討しておくとよいでしょう. 痰が絡んでいるようであれば，体位ドレナージと自己排痰の補助を行います. 痰がたまっている部分を高くし

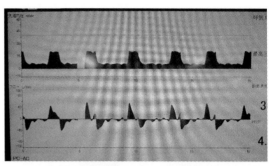

図2　痰が貯留している場合の波形

て，末梢気道から口元へ重力を利用して移動していくようにします. 患者にゆっくり息を吸い, いったん止めてから一気に咳払いをするように空気を押し出し，分泌物を喀出させます. 急変後，医師が到着するまでの間に救急カートと人工呼吸器の準備をします. ARDS（急性呼吸窮迫症候群）や COPD 患者のように，二酸化炭素の貯留や呼吸仕事量を減少させたいときは，あらかじめ加湿加温回路を選択するようにします. 痰が貯留している場合, 人工呼吸器のグラフィックモニターは図2のように波打つ波形を示します. 痰詰まりを解消できない場合は，さらに気管支鏡を行うなどの治療が考えられます.

参考文献
1）戎　初代：人工呼吸管理中の吸入，重症集中ケア **10**：3-6, 2011
2）奥谷　龍：ナースのための呼吸器ケア，日総研出版，名古屋，2005
3）寺町優子ほか（編）：クリティカルケア看護：理論と臨床への応用，日本看護協会出版，東京，2007

46 下肢浮腫のある患者の DVT 予防

弾性ストッキングは出血の合併症がなく，簡易かつ安価であるという利点がありますが，肌に密着しシワが食い込むため MDRPU（医療関連機器圧迫創傷）のリスクが高くなります.

本庄智代

急変事例／弾性ストッキングによる圧痕あり

70 歳代男性．くも膜下出血で ICU に入院しました．循環血液量増加（hypervolemia），血液希釈（hemodilution），人為的高血圧（hypertention）療法からなる Triple H 療法により，徐々に全身の浮腫が出現しました．意識障害があり，人工呼吸器管理中．DVT（深部静脈血栓症）予防のため弾性ストッキング着用の指示がありました．本日朝に弾性ストッキングを脱いで皮膚を観察したところ，ストッキングによる圧痕を認めました．

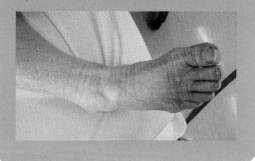

1 異変時に 何をみるか

DVT のリスクと MDRPU のリスク

ICU に入室する重症患者は，DVT をはじめとする血栓症を合併するリスクが高く，ルーチンの予防策が必要となります．2009 年の肺血栓症および深部静脈血栓症の診断，治療，予防に関するガイドライン[1] によると，ICU 入室患者は人工呼吸器や血管作動薬の使用など，ICU に特異的な危険因子を複数もっている場合が多く，また付加的な危険因子を加味して総合的に評価するよう推奨しています（表1）．弾性ストッキングは出血の合併症がなく，簡易かつ安価であるという利点がありますが，肌に密着しシワが食い込むため MDRPU のリスクが高くなります．ストッキングを脱いで皮膚を観察する必要があるため，各勤務

帯に一度は弾性ストッキングを脱いで皮膚の状態を観察しましょう.

2 他の看護師・医師に 何を・どう伝えるか

この症例の場合，医師への緊急コールの必要はありません．リーダー看護師と相談して患者対応をし，医師には事後報告と確認でよいと思います．リーダー看護師には，「くも膜下出血で入院している○○様ですが，全身の浮腫が強く，DVT 予防の弾性ストッキングによって MDRPU のリスクがあります．IPC（間欠的空気圧迫法）に変更してもよいでしょうか？」と

表1 DVT の危険因子

ICU に特異的な危険因子	
敗血症 呼吸不全，心不全 人工呼吸管理 鎮静薬の使用 血管作動薬の使用 中心静脈カテーテル留置 末期腎不全	
付加的な危険因子	
危険因子の強度 弱い	肥満 エストロゲン治療 下肢静脈瘤
中等度	高齢 長期臥床 うっ血性心不全 呼吸不全 悪性疾患 中心静脈カテーテル留置 がん化学療法 重症感染症
強い	静脈血栓塞栓症の既往 血栓性素因 下肢麻痺 ギプスによる下肢固定

相談します．医師が来棟した際にも同様に報告し，判断を仰ぎましょう．

3 私のケア実践
こうしている

弾性ストッキング着用前に，下肢の皮膚の状態（乾燥，色調，皮膚温，創傷の有無など）を確認します．着用を開始した後も，弾性ストッキングの圧迫や蒸れによる皮膚障害が発生していないか，皮膚を観察して，清潔，保湿のケアを行う必要があります．とくにドライスキンの場合，健康な皮膚がもつバリア機能が低下しているため，外部からの摩擦や刺激により皮膚障害を生じやすい状態になっています．そのため，適切にスキンケア用品などを使用し保湿する必要があります．本症例のようにシワの圧痕が残っているようでしたら，しばらく弾性ストッキングを脱いで，圧痕が消失してから再度着用します．

IPC

間欠的空気圧迫法（intermittent pneumqtic compression：IPC）は，下肢に巻いたカフに機器を用いて空気を間欠的に送入して下肢をマッサージする装置です．静脈床を圧迫することで，血流の増加効果が得られます．着脱が容易ですので，バイタルサインの測定や体位変換など訪室するたびに皮膚の状態を観察できます．送気ホースによる下肢の運動制限や拘束感があるため，日中は弾性ストッキング，夜間や休息時は IPC を使用するなど，患者の安静度にあわせ，組み合わせて使用することも有効でしょう．

DVT がすでに存在する場合

血栓を飛ばすリスクがあるため，装着前に DVT の存在を否定しなければなりません．また，うっ血性心不全の患者は，下肢の圧迫により下肢血液の心臓への灌流量が増加し，さらに心負荷が増大する危険性があるため，慎重に使用し呼吸状態の悪化に注意します．

引用文献
1）伊藤正明ほか：肺血栓塞栓症および深部静脈血栓症の診断，治療，予防に関するガイドライン（2017 年改訂版）https://j-circ.or.jp/old/guideline/pdf/JCS2017_ito_h.pdf（2021 年 6 月 28 日閲覧）

参考文献
1）日本集中治療医学会看護テキスト作成ワーキンググループ（編）：集中治療看護師のための臨床実践テキスト疾患・病態編，真興交易医書出版部，東京，2018
2）西田壽代（監修）：はじめよう！フットケア，第 3 版，日本看護協会出版会，東京，2013

47 不穏状態，様子見ていてよいレベルとかある？

不穏状態が長く続けば続くほど ICU 滞在期間が長くなり，予後への影響も大きくなります．

小池真理子

異変事例／術後，安静を保てず不穏

60 歳代男性．既往に僧帽弁閉鎖不全症があり，僧帽弁置換術を実施．その後，ペースメーカ植え込み術を施行．今回は重症感染症のため，原因精査・加療目的にて CCU に入院．以前の入院の際にも，医療者に対して声を荒げたり，治療への協力が得られないことがあった．今回の入院時も，安静が保てない，医療者に対して暴言などがあり，デクスメデトミジンの投与が入院時より開始された．デクスメデトミジンを最大量投与するも前述した状態は変わらず，全身状態評価のため CT・MRI を実施したところ，多発性脳梗塞を発症していた．

1 異変時に 何をみるか

不穏とは，内的緊張状態に伴う無目的な過剰な動きとされ，ベッドから降りようとする，カテーテル類を引っ張る，医療者に暴力を振るうなどの行動を繰り返す状態です[1]．鎮静の評価として用いる Richmond Agitation-Sedation Scale（RASS，⇒p.192）でいうと，+3 以上に相当すると思います．

まず "患者の安全" が第一

不穏の原因として，痛み，せん妄，強度の不安，鎮静薬に対する耐性・離脱症状，低酸素血症，高炭酸ガス血症，アシドーシス，頭蓋内損傷，電解質異常，低血糖，尿毒症，感染，気胸，気管チューブの位置異常，精神疾患，薬物中毒，アルコールなどの離脱症状，循環不全があります[1]．不穏を呈した際には，まず患者の安全が守られているかどうか，呼吸・循環動態に問題がないかを見ます．モニターの数値だけでなく，たとえば術後であればドレーンや創部から出血がないか，チューブトラブルが生じていないかも確認しま

す．また，脳血管疾患の発症が考えられる場合は神経学的所見も観察します．その他に前述した要因がないかを確認していきます．

2 他の看護師・医師に 何をどう伝えるか

まずは，どのような状況で不穏状態になったか，そして前述した要因の中で考えうるものがあるかを簡潔に伝えます．呼吸・循環動態が著名に悪化し生命の危機がすぐ迫るような状況においては，いち早く医師へ報告し対処しなければなりません．また，カテーテル類の自己抜去，患者が転倒・転落しそうな状態，医療者に対して暴力を振るうといった状況であれば，応援を呼び人員を確保して対応します．ただし，いきなり多勢の人が集まると患者は脅威を感じ，より不穏状態になることもあるので注意が必要です．

3 こうしている 私のケアの実践

今回のタイトルである「不穏状態，様子みていてよいレベルとかある？」との問いの答えは，"ノー!" だと私は思います．すごく暴れてしまいどうしようもない，体動は少ないが大声を常に上げるなど，不穏状態にもさまざまな状況がありますが，不穏状態が長く続けば続くほど ICU 滞在期間が長くなり，予後への影響も大きくなります．

まず痛みをとる

今はこうする

2014 年に発表された「日本版・集中治療室における成人重症患者に対する痛み・不穏・せん妄管理のための臨床ガイドライン」（J-PAD ガイドライン）[1]では，人工呼吸器管理中の成人患者において，鎮痛を優先に行う鎮静が推奨されています．ICU に入室して

いる患者は，体位変換といった日常的なケアだけでなく，安静時にも常に痛みを経験しています．不穏状態になったからといって，鎮静剤を投与すればよいとせず，患者が常に痛みを感じていることを念頭に，適切な鎮痛・鎮静管理が必要です．さらに，2018年に発表された「Clinical Practice Guidelines for the Prevention and Management of Pain, Agitation / Sedation, Delirium, Immobility, and Sleep Disruption in Adult Patients in the ICU」（PADISガイドライン）[2] では，痛みの管理として，**オピオイドの単独使用ではなく薬理学的補助療法と非薬理学的介入を併用し，多職種で痛みに介入する多角的鎮痛戦略**が強調されています．医師，看護師，薬剤師，リハビリテーションスタッフなどでの多職種カンファレンスを行い，それぞれの専門的な視点から情報を共有し，適切な薬剤使用，安楽な体位にするにはどのようにしたらよいか，リハビリテーションをどのように進めていくかなどを密に話し合い，患者にとって最善の医療・ケアを提供することが重要と考えます．

原因不明もある

しかし，前述のような全身状態の改善，痛みの管理を行ってはいるが，不穏の要因が不明なこともあります．たとえば，家族と離れていることの不安，難聴によりコミュニケーションがうまくとれない，患者が不快と感じる病床環境（におい，室温，騒音，ベッドの寝心地，閉塞感など），行動制限など，さまざまなことが考えられます．患者に生じる「不快なこと」は何かを探求し，それら一つひとつを緩和していくことが看護師に求められていると思います．さらに，不穏状態の患者を見ることで，家族は強く動揺することがあります．面会をする前に患者の状態を説明し，説明や実際に見た患者の状態に対しての家族の受け止めを把握し，家族への精神的なケアを行う必要があります．家族へのケアだけでなく，入院前の患者の人柄について情報収集を行うことが患者の感じる不快を緩和することにつながると考えます．

引用文献
1) 日本集中治療医学会 J-PAD ガイドライン作成委員会：日本版・集中治療措置における成人重症患者に対する痛み・不穏・せん妄管理のための臨床ガイドライン，日集中医誌 **21** : 539-579, 2014
2) Devlin JW, et al : Clinical Practice Guidelines for the Prevention and Management of Pain, Agitation / Sedation, Delirium, Immobility, and Sleep Disruption in Adult Patients in the ICU. Crit Care Med **46** : e825-e873, 2018

48 訴えの多い患者，家族への対応

ナースコールの目的が"ただ呼んだだけ"というときも，訴えの本質に目を向けることが重要です．

小池真理子

異変事例／100回を超えるナースコール

70歳代，男性．冠動脈バイパス術後，人工呼吸器離脱困難となり気管切開術を施行．患者からは，体位調整や喀痰吸引，口渇などでナースコールが頻繁にあった．ナースコールは昼夜を問わず，多い日には100回を超えることもあった．ナースコールの内容は，前述のようなケアに関することもあったが，「なんでもない」「さみしい」ということもあった．

1 異変時 何をみるか

生命にかかわることか，切迫した要望か

まず，患者または家族の要望が患者の生命にかかわること，治療の妨げとなるような緊急性の高いことかを確認します．緊急度が高いことであれば，すぐに対応しなければなりません．すぐに生命危機状態には陥らないが，たとえば「トイレに行きたい」といった患者にとって切迫した要望なのであれば，すぐに対応します．それ以外では，要望を聞き対応するまでに時間的な猶予があることに関しては，どんな要望なのか，いつまでに対応しなければならないのかを確認することが必要となります．さらに，どんな要望が多いのか，どんなときに声をかけてくることが多いのか，患者・家族の表情や語気，心理状態などはどうなのかを確認します．

2 他の看護師・医師に 何をどう伝えるか

生命の危機となりうるような状態であれば，1人で対応することはむずかしいこともありますから，その場を離れずスタッフを呼び，迅速に対応します．また，患者・家族は何らかの不安があり，要望が多くなります．患者・家族の不安を軽減するため，必要であれば担当医師から病状説明を受けることができるよう，調整を行うようにします．

3 こうしている 私のケアの実践

訴えの本質は何か

「●●さんって，ナースコール多いよね」「△△さんの家族，また呼んできたね」といったスタッフ同士の会話を耳にすることがあります．ナースコールが短時間で何度もあることに，「まただ」と思い，ベッドサイドに行くことが億劫になる人も少なからずいるのではないでしょうか．しかし，そのナースコール対応を疎かにしたことで患者からのサインに気づくことできず，状態悪化への対応の遅れにつながることや，対応をしてもらえなかったと医療者への不信感へとつながることもあります．まずは，患者・家族の話を聴きどのようなニードがあるのかを把握することが必要です．また，何度も同じような訴えがある，事例のように"ただ呼んだだけ"というときには，**訴えの本質に目を向けることが重要**です．話を聞くということは，時間を要します．業務が多忙である現場ではなかなかむずかしいことかもしれませんが，チームのスタッフと協力し，患者・家族のそばに行き話を聞く機会を可能な限り設けるようにします．さらに，患者・家族への対応，入院が長期化している患者・家族への看護について，私が所属する部署では定期的にカンファレンスを実施しています．カンファレンスでは，受け持ち看護師や対応した看護師から情報提供を行い，患者・家族は今どんなことに不安をもち，どういった支援を求めているのかについて話し合い，看護計画へ反映し，統一した対応が行えるようにしています．患者・家族の状態やニードによっては，必要時，担当医師，薬剤師，臨床心理士など他職種を交えてカンファレンスを行うこともあります．

家族ニードもみる

患者が重篤な状態を乗り越える，あるいは最期まで自分らしく生きるために，患者にとって家族は重要な存在です．集中治療の場面での患者・家族は，心理的，

社会的な問題を抱え，突発的な出来事により，生命だけでなく精神的危機に陥ることがあります．このような患者・家族に特徴的なニードとしては，情報，接近，保証，サポート，安寧・安楽の5つが知られています．そのニードを定量的に測定し，充足できるようにかかわることは，家族ひいては患者の満足につながります．家族ニードの測定については，CNS-FACE（coping and needs scale for family assessment in critical and emergency care settings）があります．このツールを使用し，家族の言動を看護師が客観的に評価することにより，家族のニードとコーピングを測定し，必要な支援を提供していくことも可能です．患者・家族への看護を行ううえで，さまざまな理論，アセスメントツール，モデルがあります．ご自身の所属する施設で使用している理論やツールをもとに，患者・家族のニードを把握し，看護師として寄り添い，危機的状況から早期に回復できるようにかかわることが必要です．

参考文献
1) 山勢博彰ほか：重症・救急患者アセスメントツールの開発：完成版 CNS-FACE の作成プロセス．日集中医誌 **10**：9-16, 2003
2) 山勢善江ほか：救急・クリティカル領域における家族看護の構造モデル．山口医学 **62**：91-98, 2013
3) 日本集中治療学会：集中治療に携わる看護師の倫理綱領，2011
https://www.jsicm.org/pdf/110606syutyu.pdf（2020年2月2日閲覧）

49 侵襲を受け急性期にある患者の生体反応

ICU看護師は，侵襲を受けた患者の生体反応を十分に理解したうえで，回復に向けての的確なアセスメントを行うことが求められます．過大侵襲からの回復遅延を回避しながら，看護師のケアが侵襲となることがないように，生体反応の時期や回復過程に適したケアを提供することが重要です．

川上悦子

侵襲時の生体反応を細胞レベルで見つめ，過度な反応を緩和して反応の拡大を防ぎ，それぞれの患者が恒常性を回復しようとする過程を援助するための看護実践を，日々行っていくことが大切です．

生体の恒常性

生体には，外界の環境変化や身体的変化に応じて，生体の内部環境を生存に適した安定した状態に保持しようとする働きがあり，これを恒常性（ホメオスタシス）といいます．私たちの身体は，通常，神経系，内分泌系，免疫系の相互作用からなる生体の恒常性によって，安定した健常状態に維持されています．

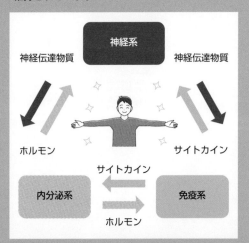

侵襲

侵襲とは，生体の恒常性を乱す，または破綻させる可能性のある刺激やストレスであり，外傷や熱傷などの外部要因だけでなく，悪性腫瘍や炎症などの内部要因もあります．病院などの臨床現場で治療として行われる，手術や医療処置といった直接身体を傷つける行為も侵襲となりえます．

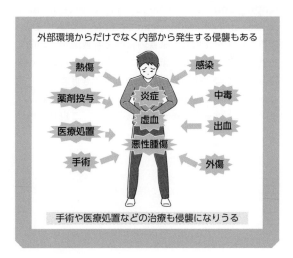

外部環境からだけでなく内部から発生する侵襲もある

熱傷　感染　薬剤投与　炎症　中毒　医療処置　虚血　出血　悪性腫瘍　手術　外傷

手術や医療処置などの治療も侵襲になりうる

1 ここが大事
侵襲からの回復過程，4つの相

侵襲にさらされると恒常性が乱され，神経・内分泌系や免疫系，代謝などに関する急性の複雑多岐な生体防御反応が出現します．この生体反応は，身体の恒常性を取り戻すための正常な反応ですが，患者の状態や侵襲の大きさ，合併症併発などにより過剰な反応を示すことがあります．

Moore FDは，手術という侵襲を受けた患者の回復過程を病像の変化によって4つの相（病期）に分類しました（表1）．各相の長さやエネルギー代謝は，侵襲の種類や大きさによって異なります．敗血症や広範囲熱傷などは，とくに侵襲の程度が大きいため，第Ⅰ相が延長しエネルギー代謝が増大する傾向にあります（図1）．この分類は，実際の臨床における回復過程をよく反映しているので，参考にしてください．

第Ⅰ相の障害・傷害期は不安定な時期ですが，とくに侵襲を受けた直後から数時間は「干潮期」といわれ，ショック期に似た，きわめて不安定な状況です．この時期に対処を誤れば命を落とす危険もあるため，体内水分量を整えながら安静を保ち，呼吸・循環や代謝機能が回復しショック期を離脱していく「満潮期」を待ちます．もし，この干潮期に負荷となる処置やケアな

表1 Moore の分類「手術後の回復過程」

分類	第Ⅰ相	第Ⅱ相	第Ⅲ相	第Ⅳ相
各期名称	障害・傷害期	転換期	同化・筋力回復期	脂肪蓄積期
期間	受傷〜2, 3日	2, 3日〜1週間	1〜数週間	数週間〜数ヵ月
エネルギー代謝	体液保持 異化亢進 エネルギー供給 （負の窒素バランス）	異化亢進 エネルギー供給	同化と創修復 （正の窒素バランス）	エネルギー蓄積
特徴	交感神経活性化 神経内分泌反応亢進 炎症反応悪化 全身状態不安定 血管透過性亢進 循環血液量減少 尿量減少 活動性低下 精神機能不安定	交感神経活性化 利尿期 炎症反応正常化 活動性低下〜回復 精神機能回復	全身状態安定 筋肉量増加 活動性増加 食欲増進	ほぼ術前の状態に回復 体重増加

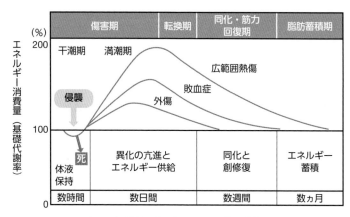

図1 侵襲後の経過とエネルギー消費量

［小林国男（編）：侵襲と生体反応. 標準救急医学, 医学書院, 東京, p16-25, 1994 を参考に作成］

どを行うと，さらなる侵襲となる危険があるため注意が必要です．

第Ⅱ相の転換期では，神経内分泌反応が落ち着き，リフィリング期と呼ばれる利尿期になり，エネルギー代謝も異化から同化へと転換していきます．この時期に患者の体力回復や精神面の安定を確認しながら，投与エネルギー量を少しずつ増やし，早期リハビリテーションを進めていきます．

第Ⅲ相の同化・筋力回復期では，全身状態が安定するため，患者の筋力回復に向けて食事内容や量を調整し，離床を進め，**第Ⅳ相の脂肪蓄積期**へ移行していきます．

この，それぞれの病期における生体反応の仕組みや特徴を認識することで，患者の回復過程に即した治療やケアを提供でき，早期回復への適切なアプローチが行えます．

医療者はチームとなって，侵襲によるダメージを最小限にし，患者が正常な反応を経て障害・傷害期から転換期，そして同化・筋力回復期へと速やかに移行し回復に向かえるように，侵襲の種類や程度，必要な治療，患者の状態などをアセスメントし，それぞれの立場から最適な援助を行う必要があります．

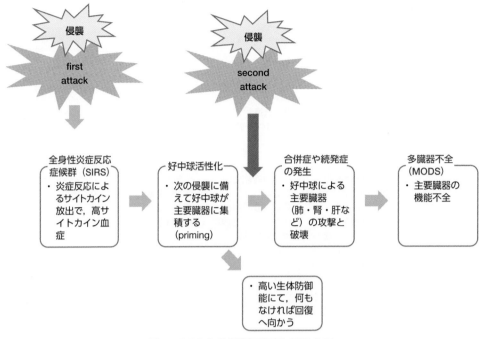

図2　SIRS から多臓器障害に至るまで

実践に活かす

ICU に入室している患者は，生体が何らかの侵襲に苛まれている状態です．侵襲を受けた患者の恒常性がどの程度乱されているかを把握するために適切なモニタリングを行い，その侵襲の大きさや回復過程の時期にあわせた全身管理（治療やケア）を的確に行うことで，早期の回復が望めます．侵襲時の個々の患者の生体反応を正しく理解し，回復の妨げになる事象を除去して早期回復へのアプローチを行うことが重要です．

先に述べたように，**治療である手術や医療処置なども侵襲になりうるという点から，看護師が行うケアも状況によっては侵襲になりうる**ということを，私たち看護師は認識しておく必要があります．

手術などの医療行為は，ほとんどが予定で行われる侵襲なので，サイトカイン誘導などの動態が事前に把握できるため，侵襲の最中から適切な侵襲制御の対策をとることができます．しかし，知識のなさから侵襲の事前把握ができずに，この侵襲制御がうまくいかなかった場合，患者は過大な侵襲にさらされて，生命の危機的状況に陥ることもあるのです．**医療者が，侵襲を受けた患者に起こる生体反応を正しく理解することは，患者の回復を促進するだけでなく，患者の生命危**

機状況を回避するためにも役立ちます．看護師は，患者に起こる生体反応を十分に理解したうえで，根拠に基づいた正しい看護ケアを提供しなければなりません．

2 今はこう考える 侵襲と生体反応を知って，重症化の道を断ち切るには

最初の侵襲（first attack）の程度が大きいと，炎症反応は局所から全身に波及して，全身性炎症反応症候群（SIRS）という状態になります．このとき，生体内ではサイトカインが誘導され，好中球が活性化されて肺や腎臓，肝臓など主要臓器に集積して，次の攻撃（侵襲）にすぐ対応できるように準備（priming）されます．この状態で合併症などの次の侵襲（second attack）が来てサイトカインが再誘導されると，主要臓器に集積して準備状態だった好中球がそれらの主要臓器を攻撃してしまい，その結果として多臓器障害（MODS）という重篤な状態に陥ります（図2）．

この SIRS から多臓器障害に至る道程を知っていれば，最初の侵襲（first attack）の結果，SIRS の状態になった場合に，重症化の道を断ち切るために私たち看護師が何を行うべきかが見えてきます．次の侵襲

（second attack）が来る前に SIRS の状態からの早期
離脱を図る，または合併症などの次の侵襲（second
attack）を発生させないことが，多臓器障害の発生を
未然に防ぐうえできわめて重要なのです.

参考文献
1) 道又元裕（編著）：重症患者のアセスメントとベストプラク
　ティス，日総研出版，名古屋，p102-110, 2019
2) 小林国男（編）：侵襲と生体反応. 標準救急医学，医学書院，
　東京，p16-25, 1994
3) 道又元裕（編著）：重症患者の全身管理：生体侵襲から病態
　と看護ケアが見える，日総研出版，名古屋，p6-43, 2009

50 ICU 看護ケアに必要な呼吸生理

技術だけ，how to だけを学んでいると，ケアの一つひとつが患者にどのような影響を与えるのか，わかったつもりになっていることがあります．生理学というと小難しい感じがしますが，重症な患者を看る ICU だからこそ，この生理学をしっかり学習していくことが必要だと考えます．

戎　初代

この項では，呼吸生理の中でも ICU 看護ケアに密接にかかわっている，**気道クリアランス**や**肺血流**について記載したいと思います．

1 ここが大事 1
気道と肺の機能

気管から肺胞までは分枝次元として，0〜23 分岐まで分かれます．16 分岐の終末細気管支までは導管部と呼ばれており，空気の通路としての機能を担っています．この部分を解剖学的死腔と呼び，容積はおよそ150 mL とされています．終末細気管支は直径約2 mm ですが，これ以降の呼吸細気管支は small airway と呼ばれていて，ガス交換を行う機能を担います．呼吸細気管支以下は支持組織には軟骨がなく，壁の弾性線維や筋線維が少なく，気道狭窄を起こしやすい部位となります．また，small airway は複数の分岐に分かれ，気道の断面積が増加するため，ガスの流れとしての速度は低下します．さらに線毛細胞が少ないため，吸入された埃の沈着物や産生された分泌物が停滞しやすくなります．

実践に活かす

これらのことから，**末梢部分にある分泌物を排出するためには，その部分にまずはガスの流れを発生させなくてはならない**ことが理解できると思います．末梢にガスを送り込むためには，**患者自身が呼吸（深呼吸）を行う**こと，人工呼吸管理中であれば**ガスが入りやすい体位をとる**ことが必要になります．陽圧管理中は，ガスは気道の細い場所より太い場所に流れやすく，肺の硬い場所よりやわらかい場所に入りやすいです．そして，押し込まれるガス（陽圧）は，重力を考えても上になっている側へ入りやすくなります．これらのことを踏まえて，つぶれた肺を膨らませるためにどうすればよいのか，分泌物を移動させるにはどうしたらよいのかを考えることができます．

2 ここが大事 2
血管と血流の関係

肺血管は，肺動脈から毛細血管まで分岐し，肺静脈に戻ってきます．毛細血管の径は 7〜10 μm で，赤血球が通過できる大きさです．ガス交換を効率的に行うために，肺胞壁を覆うように張りめぐらされています．毛細血管を流れる赤血球が効率よくガス交換ができるように，**毛細血管はかなり薄い壁でつくられています**．この壁が薄いという特徴は，**ガス交換の効率をよくするという利点以外に，外部からの影響を受けやすく損傷を起こしやすいという欠点でもあります**．そのため，肺胞壁に構造変化を起こすような圧力がかかると，毛細血管を流れる血流に影響するだけでなく，毛細血管から肺胞内に血液成分が漏れ出すことにもなります．

実践に活かす

肺血管抵抗は通常低値であり，心拍出量 5 L 程度の血流を平均肺動脈圧約 15 mmHg の圧力で環流させています．1 mmHg＝1.36 cmH$_2$O で換算すると，約 20 cmH$_2$O ですから，胸腔内でこれらの圧力が発生した場合，少なからず肺毛細血管の環流に影響するのかもしれません．

陽圧換気中に，PEEP を増加させたら SpO$_2$ がよくなるどころか悪くなったという経験はありませんか？その場合は，**肺に圧がかかりすぎることで肺毛細血管の環流に悪影響となり，ガス交換の効率が悪くなった可能性**も考えられます．

正常の肺では，赤血球が毛細血管を通過し，ガス交換を終了するのに必要なのは 0.75 秒です（図 1）．このうち，0.25 秒でほぼガス交換が終了しているともいわれています．0.75 秒のうち 0.25 秒ですから，残りの 0.5 秒は予備時間としての位置づけにも考えられます．なんらかの要因によって肺血流が速くなった場合，もしくは組織構造になんらかの変化が生じた場合にも，ガス交換への悪影響が最小限になるような生理的仕組みなのかもしれません．

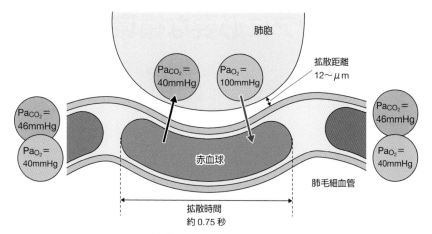

図1 拡散：ガスの圧勾配差による移動

3 ここが大事3
肺血流の分布

ヒトの肺血流は，起きている状態では上肺野より下肺野のほうが血流は多くなります．この状況では，肺尖部の血流は少なくなります．**地球には重力があるため，血流分布は体位によって変化し，また運動による心拍出量の影響によって変化します．仰臥位では，肺尖部の血流が増加し，肺底部は変化が最小限であり，血流分布は肺尖部から肺底部まで，ほぼ同じ状態に**なります．この場合であっても，前胸部の血流より背側の血流のほうが多くなります．これも重力の影響によるものです．

低酸素性肺血管攣縮（hypoxic pulmonary vasoconstriction：HPV）

肺胞気酸素分圧が低下することがあった場合，肺自体のもつ能動的調整によって，生体に起こる悪影響を最小限にしようとする働きが起こります．具体的には，肺胞気酸素分圧が低下した肺胞周辺の小動脈が収縮します．これがHPVです．この収縮が起こることで，肺胞気酸素分圧が低下していない場所の肺胞へ血流が向かい，V/Qミスマッチを最小限にできるようにしています．これは，肺胞気酸素分圧の低下に対して働く反応であり，肺動脈血の低酸素に反応するものではありません．

ガス交換には，換気と血流のマッチングがよいことが必要です．マッチングがよいか否かは，換気，血管，血流，拡散，体位など，いろいろなことが影響しています．これらの生理学を知っていることは，患者にとって安全で効果的な看護ケアをすることにつながります．

参考文献
1) ジョンB．ウエスト：ウエスト呼吸生理学入門 正常肺編，桑平一郎（訳），メディカル・サイエンス・インターナショナル，東京，2009
2) 本郷利憲ほか（監修）：標準生理学，第6版，医学書院，東京，2005
3) 田中竜馬：人工呼吸に生かす！呼吸生理がわかる．好きになる，羊土社，東京，2013

51 ICU 看護ケアに必要な循環生理

循環とはめぐって一回りして，元にかえり，それを繰り返すこと．それを身体の中でずーっと行っているのは心臓と血管です．それぞれの特徴として，心臓は身体の中のかなめの臓器なので，特別仕様でつくられています．そして血管はただのホースではありません．むしろムニムニ動く腸管のようなイメージをもってもらったほうがよいかもしれません（図1）.

夛田　覚

循環管理で大事な4つの視点

循環の大義は各種臓器のすみずみまで血液に含まれる酸素と栄養を届け，老廃物を回収することです．そのためには血圧が高いことが重要なのでしょうか？そうではありません．大事なことは，①心拍出量（cardiac output : CO）が保たれること，②酸素運搬量（oxygen delivery : $\dot{D}O_2$）と酸素消費量（oxygen consumpion : $\dot{V}O_2$）のバランスが保たれていることです．さらに，臓器に血液が送られているかをみる指標として，③平均血圧が65 mmHg 以上あること，④届けられた栄養・酸素が正しく使われている反応があるかが大切となります．それでは順番に紐解いていきましょう

1 ここが大事 ①心拍出量（CO）が保たれること

心拍出量を規定する因子には4つあります．前負荷，後負荷，心収縮力と心拍数です（本によっては一回拍出量に係る因子は前負荷，後負荷，心収縮力3つと記載されていますが，それに心拍数をかけるので私は4つで覚えておいてよいと考えています）.

2人（心臓役と血管役）で空気入れのようなポンプを使って広いお花畑に水を撒く場面をイメージしてください．前負荷は撒く水のタンクです．十分な量がないと広く水を撒けません．心収縮力はポンプ，心拍数はこのポンプを押す回数です．そして後負荷は水を遠くに飛ばすためにホースを細くすることです（図2）.

心拍出量（CO；単位 mL/分）自体は一回拍出量（SV）×心拍数（HR）で表されます．スターリングの法則（引き延ばされ，膨れ上がるほど強い収縮力を生む）によって，前負荷が多いほどSVは強くなります．実際は心臓の大きさは握りこぶし大で，左室拡張期の内腔には120 mL 程度の血液がたまり，収縮時には70 mL 程度が拍出されます．これがSVです（図3）. EF（左室駆出率）は（左室拡張期末期容積－左

室収縮期末期容積）/左室拡張期末期容積÷100（％）で示されます．つまり正常に当てはめると（120－50）/120÷100（％）で58％となり，正常値（およそ60％）の値と近似値となります．では心拍数が増えるとCOは増えるのでしょうか？いえ，それは違います．心拍数が増えると拡張期の時間が減ります．すると左室拡張期容積が減り，130 mL もためられずに収縮期を迎え，拍出させることになるので，ためられていないのに70 mL も拍出できないので，心拍数を上げてもCOは増えません．

60 kg の成人で血液量はおよそ13分の1で5L と

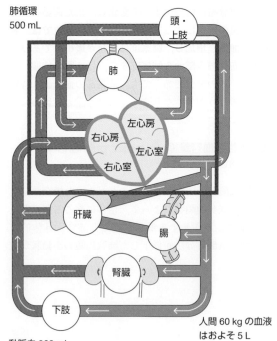

肺循環 500 mL

動脈血 900 mL
静脈血 3,600 mL
体循環 4,500 mL

人間 60 kg の血液はおよそ 5 L

肺循環（小循環）
　右心室→肺動脈→肺→肺静脈→左心房
体循環（大循環）
　左心室→動脈→全身→静脈→右心房

図1　循環の全体像と血液分布

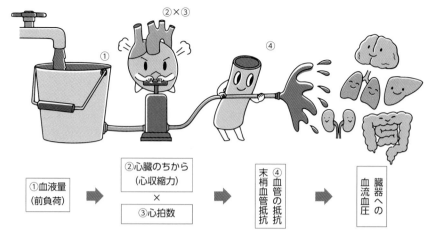

図2 心拍出量を規定する4つの因子

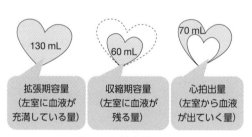

図3 心拍出量とは

なります．面白いことに SV の 70 mL と HR 70 回/分をかけると 4,900 mL となり，ほぼ同値となります．その 5 L が全身に均等に分布しているかというとそうではありません．肺循環に 500 mL，体循環に 4,500 mL があり，体循環では動脈血に 900 mL，静脈血に 3,600 mL とアンバランスに分布しています．静脈の壁は動脈よりもよく伸び（およそ 8 倍），蓄えられる量もおよそ 3 倍となっています．豊富な静脈血はまさに血液タンクと呼ばれるに相応しく，それゆえにボリュームと呼ばれています．後負荷は血管の抵抗であり，動脈にかかる圧です．血圧と考えることができます．血管を細くすることで血圧は上がり，血液を送り出すことができます．

実践に活かす

　ではポンプに勢いがなくなってきてしまった場合（心不全や，血液量低下，敗血症ショックの場合）に，血管を細くして血管抵抗を上げて血液を送り出すことがファーストチョイスになるでしょうか？ 心収縮力を上げることはできますが，収縮期に左室が空っぽに

なるほど心臓を酷使するのは現実的ではないですし，実際怖いですよね．ポンプが弱っているのに血管を細く締め上げてもすぐ限界が来そうです．そうです，なのでファーストチョイスは前負荷であるボリュームを入れるという答えにたどり着くことができます．

2 ②酸素運搬量（$\dot{D}O_2$）と酸素消費量（$\dot{V}O_2$）のバランスが保たれていること

ここが大事

　では CO が保たれているとして，その血液，中身の質は考えなくてよいのでしょうか？ それを考えるのが血液の酸素運搬量です．
　計算式は，
　$\dot{D}O_2$（mL/分）＝心拍出量（CO；L/分）×動脈血酸素含量 CaO_2（mL/dL×10）
　（10 をかけるのは dL/を L に補正するため）
であらわされ，酸素含量 CaO_2（oxygen content）は
　$1.34 \times Hb$（g/dL）$\times SaO_2 + 0.003 \times PaO_2$
で示されます．
*SaO_2 は動脈血酸素飽和度で 100％＝1，99％＝0.99 です．PaO_2 は動脈血酸素分圧で単位は mmHg ですね．
　Hb＝15 g/dL，動脈血酸素飽和度（SaO_2＝99％つまり 0.99），PaO_2＝150 mmHg，心拍出量＝5 L/min で当てはめて計算すると，
　$\dot{D}O_2$（mL/分）＝5×1.34×15×0.99＋（0.003×150）×10 となり，
　＝（99.5＋4.5）×10≒1,000 mL/分 となります．

全身に送られた酸素がどれくらい消費されたか？ つまり，酸素消費量（$\dot{V}O_2$）は静脈血酸素飽和度（SvO_2）から推測できます．中心静脈カテーテルから静脈血を取り出し，血ガス分析をすることで評価できます．静脈血酸素飽和度の正常値は75%（0.75）です．他 Hb 15 g/dL，CO 5 L/min で同様に酸素含量を計算すると静脈血酸素含量はおよそ $5 \times 1.34 \times 15 \times 0.75 \times 10 = 753$ となります．

酸素運搬量（$\dot{D}O_2$）1,000 mL/分を送り込んで，753 mL/分が中心静脈に戻ってきたということは酸素消費量（$\dot{V}O_2$）は差し引いた 246 mL/分であり，供給量のおよそ25%，4分の1が使用された計算になります．この25%が酸素摂取率（oxygen extraction ratio ; O_2ER）です．

実践に活かす

正常では $\dot{D}O_2 : \dot{V}O_2 = 4 : 1$ となります．全身に供給した酸素のうち25%が使用され，75%は使われずに心臓に戻ってくる計算となります．つまり，取り込んだ酸素は余力を常に残しているという状況になります．これは安静時の計算上の話ですが，急性呼吸窮迫症候群（ARDS）や敗血症などで酸素の供給と需要のバランスが破綻するギリギリラインは $\dot{D}O_2 : \dot{V}O_2 = 2 : 1$ と言われています．

3 ここが大事 ③平均血圧が65 mmHg以上あること，④届けられた栄養・酸素が正しく使われている反応がある

普段から血圧がモニタリングされ，重要な指標である CO については特別なデバイス（スワンガンツカテーテルなどの循環動態モニタ）が装着されないと推測できません．ではそのようなデバイスがないと循環は評価できないのでしょうか？

普段われわれはベッドサイドで血圧をモニタリングしています．

血圧には収縮期，拡張期，平均血圧の3つの値があります．収縮期は血管の抵抗であり，後負荷としての指標となります．冠動脈への血液の供給は主に拡張期に流れます．では血流は収縮期のみに流れるのでしょ

うか？ 実際はそうではありません．拡張期にももちろん流れています．収縮期と拡張期の両方を反映した血圧である平均血圧（mean arterial pressure : MAP）が臓器血流として重要です．血流量は圧勾配と血管抵抗で規定されています．たとえば安静時の平均血流速度は大動脈で33 cm/秒で早いですが，毛細血管では0.3 mm/秒とものすごく遅く進みます．しかし毛細血管でのスピードが遅いことで酸素と栄養は拡散により細胞に移動し，同じく老廃物と二酸化炭素は血液に移動し運ばれます．

実践に活かす

そして届けられた栄養・酸素が正しく使われている反応があるかを確かめるためには，モニタリングではなく，自身の目で反応を見る必要があります．血液が届いていないと古典的にはショックの5Pといわれる顔面蒼白，虚脱，冷汗，呼吸不全，脈拍触知不能が出現します．他にも脳に血液が届かなければ意識障害が出現しますし，各種臓器に血液が届かなければ好気性代謝から嫌気性代謝となり，血清乳酸値（lactate）が上昇します．また，大腿から膝にかけてのチアノーゼである網状皮斑が出現します．さらに臓器への血流があるかを示す重要な指標として，尿量が0.5 mL/kg/hが維持されることを確認します．腎臓の濃縮限界と老廃物の排泄必要量を計算すると，60 kg の人の尿量は600 mL/日以上となります．そのためには，およそ0.5 mL/kg/hの尿量が必要なことがわかります．

私はこう考える

ICU 看護ケアに必要な循環生理とは目の前のモニタだけではなく，**目の前の患者さんを流れる血液が身体の隅々まで十分に流れているかをイメージすることが大事**となります．

参考文献
1) John E. Hall : ガイトン生理学，原著第13版，石川義弘ほか（総監訳），エルゼビア・ジャパン，東京，2018
2) 中村謙介：虜になる循環の生理学：循環とは何か？，三輪書店，東京，2020
3) J Rodney Levic：心臓・循環の生理学，岡田隆夫（監訳），メディカル・サイエンス・インターナショナル，東京，2011

ICU 看護のやりがいとは？ その2
ストレスフルな ICU，どの場面を切り取っても看護

松村千秋

看護師経験5年目で ICU に配属となった当時，病棟では実践できていた離床援助や口腔ケアも簡単にはできず，ICU では治療と診療の補助ばかりで，看護がないように感じていました．ところが，今では ICU のどの場面を切り取っても看護だと，私なりにいくつかのやりがいを感じています．

ICU での看護のやりがいの1つは，「回復への第一歩を支援する」ところです．ICU の患者は，その病状から心身の機能がもっとも低下した状態にあります．多くの生命維持装置を装着し，臥床状態にある患者の病状をアセスメントし，心身の現存能力を最大限に活かして，呼吸・循環を整え，離床やせん妄予防など合併症予防や回復を促すケアを安全に実施する．そうして ICU 入室中には臥床状態だった患者さんが，退院時にはむくみもとれて歩く姿を見るととても感動します．退院後の生活を見据えて，回復への第一歩を支援する看護がなければ，日常生活への復帰が遅れていたかもしれません．ICU での看護の大切さを実感する瞬間です．

2つめは，「看護の多様なスキルが求められる」ところです．ICU では，外科的・内科的疾患などさまざまな疾患の病態生理に基づく予測的観察，病状変化の早期発見・対処，急変対応，生命維持装置など医療機器の安全管理，日常生活動作の自立支援，心身の苦痛緩和，家族看護など多様なスキルが求められます．また，状況によっては短時間にこれらのスキルを凝縮して発揮しなければならないため，多重課題を整理して冷静に行動できる力も身につきます．必要に迫られ習得されるこれらのスキルは，結果的に看護師としての成長をもたらしていると感じます．

3つめは，「看護を評価できる」ことにあります．たとえば，実施した体位ドレナージなど気道クリアランスの技術が安全・安楽かつ効果的に行えたかどうか．主訴以外にも血圧やサチレーション，胸部 X 線写真など，客観的なデータで評価できることも少なくありません．自身が行った看護を評価できることは達成感とやりがいにつながります．

ICU での看護で，患者の回復への第一歩を支援することに意味を感じ，多様なスキルの習得に自身の成長と看護の評価から得られる達成感を感じられるとすれば，ストレスフルといわれる ICU は，看護のやりがいにあふれた場所に感じられるのではないでしょうか．

52 ICU 看護ケアに必要な脳循環生理

脳は重要臓器の中で，もっともエネルギー消費量が多い臓器です．しかし，脳内にはほとんどエネルギーの蓄えをもたず，ブドウ糖と酸素のみからエネルギーを得る特殊性があり，血流による酸素と糖の供給が途絶えると，数分で代謝障害をきたします．脳血流が30%以下になると機能障害が発生し，10〜20%になると脳実質が傷害され脳梗塞になります．つまり，脳は虚血に弱いため，脳血流（cerebral blood flow：CBF）の維持が重要なのです． 露木菜緒

1 ここが大事1
脳血流自動調節能

脳は虚血を予防するために，全身の血圧が変化しても脳血流を一定に保とうとする機構があります．これを脳血流自動調節能といいます（図1）．脳血流を一定に保持が可能な血圧は，平均血圧（拡張期血圧＋脈圧/3）で60〜150 mmHgの範囲とされています[1]．この自動調節域を超えて血圧が上昇すると脳血流も増加し，血圧が低下すると脳血流も低下します．

二次性脳損傷

一方，脳血管障害の急性期には，脳血流自動調節能が消失します．血圧依存性に血流が変動するため，血圧が低下すれば脳血流が低下し虚血の拡大が起こり，血圧が上昇すれば脳血流が上昇し脳出血や脳浮腫の拡大につながります．これを二次性脳損傷といいます．二次性脳損傷は予後不良であり，予防がきわめて重要です．脳血流自動調節能の回復には3〜4週間を要するため，急性期は，二次性脳損傷を予防するために，脳圧などのパラメータから脳代謝を最適に維持できるようにモニタリングする必要があります．

2 実践に活かす
脳神経モニタリング

脳循環代謝を最適に維持し，二次性脳損傷を予防するためには脳神経モニタリングが必要です．目的とする部位により局所と全脳に分けられます（表1）．

2-1 今はこうする
「脳圧モニタリング」

頭蓋内圧（intracranial pressure：ICP）と脳潅流圧（cerebral perfusion pressure：CPP）

脳代謝で重要なのは，ICPの制御によるCPPの維持です．頭蓋骨内には，脳実質80%，脳血液量10%，脳脊髄液10%が存在し，これらによって生じる圧をICPといい，5〜15 mmHgと一定の圧を維持しています．ところが，脳出血や脳浮腫などにより頭蓋内の容積が増えると，血液量や脊髄液量を減らして圧が上昇しないように調整しますが，それでもまかなえずバランスが崩れるとICPは亢進します．

なお，CPPは「平均血圧−ICP」で定義されるため，ICPが亢進すればCPPは低下します．

また，**CPP 50 mmHg以下は脳虚血が顕在化するため，CPP 50 mmHg以上を目標とします[2]．ただし，70 mmHg以上ではARDS発症率が5倍になったとの報告があるため，CPP 70 mmHg以上に維持するような輸液負荷や昇圧剤の使用は避けることが推奨されています[3]**．

2-2 酸素化モニタリング

経静脈酸素飽和度（SjO2）

内経静脈へ逆行性にカテーテルを留置し，脳代謝に見合う脳血流があるかを評価します．**正常値は55〜**

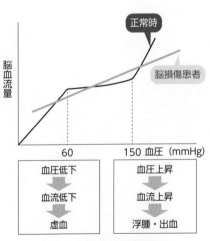

図1 脳血流自動調節能

表1 脳神経モニタリング

測定項目	局所	全脳
脳圧		ICP：20 mmHg CPP：50〜70 mmHg
酸素化	脳組織酸素分圧（PbtO$_2$）： 25〜35 mmHg 局所脳酸素飽和度（rSO$_2$）： 60〜70%	経静脈酸素飽和度（SjO$_2$）： 55〜75%
脳血流	経頭蓋超音波（TCD） 120 cm/sec	

75%で，50%未満では虚血を疑います．90%以上では重症脳障害（脳酸素消費量に比し脳血流が少なくなる）の可能性を示唆します．ただし，13%以上の広範囲の脳虚血にならないとSjO$_2$は低下せず，さらに局所の脳損傷ではSjO$_2$が必ずしも脳損傷の程度を反映しません．

脳組織酸素分圧（pressure of brain tissue oxygen：PbtO$_2$）

脳内留置プローベで酸素分圧を持続測定します．正常値は25〜30 mmHgで，50 mmHg以上は脳組織への酸素取り込み障害を，20 mmHg以下は脳への酸素・血流不足，脳代謝亢進を示唆します．ただし，プローブが留置された位置により値が変動し，さらに，プローブの周囲2〜3 mmの酸素分圧しか測定できません．

局所脳酸素飽和度（regional saturation of oxygen：rSO$_2$）

頭皮プローベで，近赤外線により脳局所（皮下2〜3 cm）の酸素飽和度を持続測定します．非侵襲的かつ持続的に脳の組織酸素飽和度を測定できます．正常値は60〜70%ですが，通常のSpO2より正確性は低く，測定値にばらつきがあります．

2-3 脳血流モニタリング

経頭蓋超音波（trans cranial Doppler：TCD）

頭皮にドプラを当て，脳血流速度を測定します．平均血流速度120 cm/sec以上は軽症，200 cm/sec以上は重症な脳血管攣縮を疑います．

※このように，脳神経をモニタリングするときは，各機器の特性を認識して評価していきます．

3 ここが大事 2
脳ヘルニア

3-1 脳ヘルニアと脳の解剖生理

ICPの制御は，脳ヘルニアの予防としても重要です．生体は傷害を受けると細胞からフリーラジカルなどが放出され血管透過性が亢進して浮腫をきたしますが，脳も例外ではなく脳傷害時は脳浮腫を生じます．その程度が大きいとICP亢進を招き，脳ヘルニアに至ります．脳ヘルニアとは，脳圧が高くなり，脳組織の一部がはみ出した状態のことで，脳幹を圧迫すると生命危機となります．

脳は大脳，脳幹，小脳に分類され，さらに脳幹は，間脳，中脳，橋，延髄に分類されます．脳幹はさまざまな機能の中枢です．中脳には眼球運動・体幹の運動に関する中枢，橋には呼吸中枢，延髄には呼吸・心拍・血圧に関わる中枢があります．また，脳幹は意識・覚醒の中枢でもあります．つまり，脳ヘルニアになると，意識，呼吸，循環といった生命維持の中枢が障害されるのです（図2）．

脳にはテントといわれる大脳と小脳を分ける硬膜があります．このテントを圧迫するヘルニアをテント切痕ヘルニアといいます．テント切痕ヘルニアでまず圧迫されるのが中脳です．中脳は眼球運動の中枢でもあるため，瞳孔散大，対光反射消失，意識障害が出現します．これはヘルニアの三徴候として重要です．

また，もっとも怖いのは小脳です．小脳が延髄へ向かって圧迫することを小脳扁桃ヘルニアといい，延髄が圧迫されるため，呼吸停止をきたします．

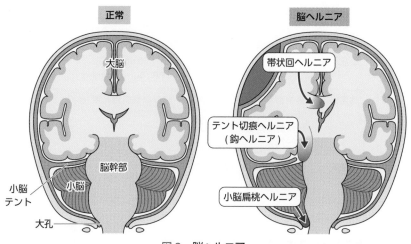

	正常				脳ヘルニア

図2　脳ヘルニア

表2　ICP亢進時のバイタルサインの変化

	正常	発症	代償期		非代償期		死亡
意識状態	意識 →		進行性意識障害 ————————————→				
瞳孔	◉ ◉		⬤ ◉ 一側（同側）散大固定		⬤ ◉ 両側散大固定		
血圧 160 収縮期 120 拡張期 80		頭蓋内圧亢進の開始	（脈圧）	血圧↑ 脈圧↑			
脈拍 160 120 80			緊張良好		軽度不整		
呼吸 40 20			深呼吸		チェーン-ストークス呼吸		
体温（℃）	37.0℃		37.0	37.5	38.8	41.0	
			緊急に外科処置必要		外科処置無効		

[Urden LD, et al（eds.）: Thelan's critical care nursing, Mosby, p731, 2006 を参考に作成]

乳頭）が三徴候として有名ですが，急性の場合には必ず現れるとは限りません．意識障害をきたしていることも多く，瞳孔不同やバイタルサインの変調が重要です（表2）．

3-2 ICP 亢進症状

ICP センサーが挿入されていれば，直接数値で ICP 亢進を判断できますが，挿入されていない場合は ICP 亢進症状の観察が重要です．頭蓋内圧が慢性的に持続する脳腫瘍などでは，頭痛，嘔吐，視力障害（うっ血

呼吸パターンの変調

呼吸のリズムや深さは橋と延髄にある呼吸中枢に

よって調節されています．テント切痕ヘルニア時は，脳へのダメージが間脳→中脳→橋→延髄と進行します．間脳が障害されると，はじめはあくびや深いため息が時々混ざる「ため息呼吸」が起こり，意識レベルが徐々に低下し，「チェーンストークス呼吸」に至ります．続いて，中脳から橋の上部まで障害が広がると「中枢性過呼吸」といわれる大きな呼吸が持続し，延髄まで障害が及べばリズムも深さもバラバラな「失調性呼吸」がみられはじめ，放置すれば下顎呼吸から呼吸停止となります．

血圧と脈拍の変調：クッシング現象

血圧と脈拍の変調はクッシング現象が特徴的です．ICP亢進の徴候に脳浮腫の拡大などにより頭蓋内圧が急激に上昇すると，脳血流は高い頭蓋内圧に勝てず減少し脳虚血となります．これに対応し脳血流を確保するために，交感神経を刺激し収縮期血圧を上昇させます．また，一回拍出量を増やすため，拡張期血圧が低下し脈圧が拡大，さらに徐脈となります．この血圧の上昇，脈圧の拡大，徐脈の三徴候をクッシング現象といいます．しかし，急性期では早期発見が重要であり，脈拍が10％程度でも下がってきたら頭蓋内圧亢進時の変化として疑うことが重要です．

体温の変調

脳幹の視床下部には体温調節中枢があり，そこが障害されると，昏睡状態とともに中枢性過高熱が起こります．中枢性過高熱では，末梢血管が収縮して中心に血液が集まり，体温は40℃近くに上がり，末梢血管は虚脱して触れにくくなります．このとき，解熱剤の効果はなく，冷罨法による直接的な冷却でしか解熱しません．

※ICP亢進時は，バイタルサインなどを変動させて代償できているうちにICPを下げることができなければ，生命危機につながります．

4 今はこうする
脳損傷時のケア

脳損傷時は，CPP維持のために不要な脳代謝を抑えるケアを考えます．

酸素化の維持

酸素は脳代謝において必須ですが，その安全閾値は狭いです．低酸素血症は脳細胞傷害から脳浮腫につな

がりますが，高酸素血症でも脳組織傷害を起こし，痙攣などを引き起こします．したがって，現在のところ，PaO_2が60 mmHg以上，SpO_2では93〜94％程度で十分と考えられています．

体位管理

頭蓋内の血液の停滞を防止し，静脈還流を促すために，頭部挙上15〜30度に維持することが推奨されていましたが，近年は疑問視されはじめています．頭部挙上は脳浮腫予防によいものの，水平位は脳血流を維持するため，24時間水平位と比較しても変化がなかったとの報告も散見しています．また，頸部屈曲は脳血流が低下するため正中位が望ましいとされていますが，それを検証した文献もありません．したがって，**体位に関してはエビデンスのあるものがなく，患者個々で考える必要があります**．

体温管理

高体温は代謝を亢進させます．とくに**38.3℃以上の発熱は予後が悪いため，体温調節中枢が傷害されていなければアセトアミノフェンで解熱を図ります**．体温調節中枢が傷害されると解熱剤は効果がないため，冷却ブランケットなどを用いて体表面を冷やします．

痙攣予防

痙攣は脳血流を増加し，**脳損傷を悪化させます．脳皮質に病変があるときは，ホスフェニトイン（鎮痙薬）を予防的投与する**など，痙攣発作を予防します．

おわりに

脳損傷時は，頭蓋内圧亢進を予防し，脳代謝を最適に維持していくことが重要です．そのために，各脳のパラメータやバイタルサインの変調などから脳神経をモニタリングし，二次的脳損傷予防のケアを考えていきましょう．

引用文献
1) 山口武典ほか：よくわかる脳卒中のすべて，永井書店，大阪，p289, 2006
2) Robertson CS, et al : Prevention for secondare ischemic insults after severe head injury. Crit Care Med **27** : 2086-2095, 1999
3) Contant CF, et al : Adult respiratory distress syndrome : a complication of induced hypertension after severe hesd injury. J Neurosurg **95** : 560-568, 2001

53 ICU で使われる主な血管収縮薬

カテコラミンを含む昇圧薬は主に血管収縮を誘発し，平均動脈圧を上昇させる薬剤です．これらの多くは血管収縮作用と強心作用の両方をもっています．これらの作用がどのような機序で働くかを理解することは，循環管理をするうえで重要となってきます．　　鈴木俊一郎

本稿では循環作動薬の中でも血管収縮薬および一部強心薬を含む昇圧薬の薬理作用，臨床的適応について述べていきます（表1）．

1　カテコラミン類

昇圧薬のターゲットとなるアドレナリン受容体には，α_1，β_1，β_2受容体，およびドパミン受容体があります．それぞれ薬剤のターゲットとなる受容体と臨床効果については表1にまとめます．重症患者でもっとも一般的に使用される血管収縮薬および強心作用薬であるノルアドレナリン，アドレナリン，ドブタミン，ドパミンおよびフェニレフリンのカテコラミン類について述べていきます．

ノルアドレナリン

ノルアドレナリンは強いα_1，弱いβ_1受容体刺激作用を示すため，強力な血管収縮作用とのわずかな強心作用を生じます．ノルアドレナリンは敗血症性ショック治療における昇圧薬の第一選択としてガイドラインで推奨されています[1]．

アドレナリン

アドレナリンは強力なβ_1と中等度のβ_2およびα_1受容体刺激作用をもっています．敗血症性ショック治療の位置付けとしてはノルアドレナリン投与で目標平均血圧が達成できない場合の追加オプションとなっています[1]．その他では心停止，アナフィラキシーに対して使われます[2]．

敗血症性ショックの患者にノルアドレナリンとアドレナリン＋ドブタミンを比較した試験では，28日間死亡率で有意差なしという結果ですが，有害事象としてアドレナリン＋ドブタミン群で早期に乳酸値上昇が報告されています[3]．

ドブタミン

ドブタミンは血管収縮薬ではなく，強心薬です．ドブタミンは主にβ_1受容体に作用し，変力，変時作用，つまり心拍出量を増加させます．

臨床的には，重度の難治性心不全および心原性ショックでもっとも頻繁に使用されます．敗血症治療

表1　昇圧薬の標的受容体と臨床効果

		α_1受容体	β_1受容体	β_2受容体	ドパミン受容体	臨床効果
フェニレフリン		+++	0	0	0	SVR ↑↑，CO ↔/↑
ノルアドレナリン		+++	++	0	0	SVR ↑↑，CO ↔/↑
アドレナリン		+++	+++	++	0	CO ↑↑，SVR ↓（低用量），SVR ↑（高用量）
ドパミン（μg/kg/min）	0.5～2	0	+	0	++	CO ↑
	5～10	+	++	0	++	CO ↑，SVR ↑
	10～20	++	++	0	++	SVR ↑↑
ドブタミン		0/+	+++	++	0	CO ↑，SVR ↓

SVR：末梢血管抵抗　CO：心拍出量
＋＋＋：強い効果　＋＋通常の効果　＋弱い効果　0：効果なし

[Scott Manaker, MD, PhD : Use of vasopressors and inotropes, Post TW（ed.）, UpToDate. Waltham, MA : UpToDate Inc. を参考に作成]

としては十分な輸液負荷や昇圧薬の使用にもかかわらず，低還流状態が持続していることが明らかな場合，ドブタミンの使用が提案されています[1].

ドパミン

内因性のカテコラミンでノルアドレナリンの前駆体です．作用は用量によって異なり，少〜中等量では心拍出量増加作用，高用量では末梢血管抵抗増加作用を示します．

使用場面としては神経原性ショックなどで用いられます．敗血症のガイドラインではごく一部の患者（頻脈のリスクの低い患者など）に，ノルアドレナリンの代わりにドパミンを使用することが提案されています[1]．ショック患者へのノルアドレナリンと比較した試験では，不整脈の発生が多いという報告や，心原性ショックの患者で28日間死亡が高いという報告があります[4,5].

フェニレフリン

フェニレフリンは，純粋なα_1受容体刺激作用をもっているため，変力，変時作用を示さずに，末梢血管収縮を起こします．しかし，末梢血管抵抗増加により，後負荷が上昇するため，心拍出量が減少する可能性があり，注意が必要です．

敗血症性ショックを対象としたノルアドレナリンとフェニレフリンの比較試験では，両者に血行動態への影響に差はなかったという報告がありますが，ガイドラインでフェニレフリン使用の推奨はなく，選択する理由もありません[1,6].

臨床的には左室流出路狭窄を伴う低血圧など，限られた条件で用いられます．

2 その他

バソプレシン

バソプレシンは末梢血管平滑筋のV_1受容体を介して，血管収縮作用を示します．

ノルアドレナリンとノルアドレナリン＋バソプレシンの比較試験では，28日死亡率で有意差は見られませんでした[7].

ガイドラインでは目標平均血圧を達成するため，もしくはノルアドレナリンを減量させる目的でバソプレシンを追加することが提案されています[1].

3 投与経路に注意

カテコラミン類の血管収縮薬と強心薬は，静脈炎や組織壊死のリスクがあるため，中心静脈カテーテルからの投与が推奨されています．中心静脈カテーテルが留置されていない場合，中心静脈カテーテルが挿入されるまで，一時的に末梢静脈カテーテルより，投与することは可能ですが，上記リスクがあるため注意が必要です[2].

引用文献
1) Rhodes A, et al : Surviving Sepsis Campaign : International Guidelines for Management of Sepsis and Septic Shock : 2016. Critical Care Medicine **45** : 486-552, 2017
2) Scott Manaker, MD, PhD : Use of vasopressors and inotropes, Post TW (ed.), UpToDate. Waltham, MA : UpToDate Inc.
https://www.uptodate.com（2020年2月19日閲覧）
3) Annane D, et al : Norepinephrine plus dobutamine versus epinephrine alone for management of septic shock : a randomised trial. Lancet **370** : 676-684, 2007
4) De Backer D, et al : Comparison of dopamine and norepinephrine in the treatment of shock. N Engl J Med **362** : 779-789, 2010
5) De Backer D, et al : Dopamine versus norepinephrine in the treatment of septic shock : a meta-analysis*. Crit Care Med **40** : 725-730, 2012
6) Morelli A, et al : Phenylephrine versus norepinephrine for initial hemodynamic support of patients with septic shock : a randomized, controlled trial. Crit Care **12** : R143, 2008
7) Russell JA, et al : Vasopressin versus norepinephrine infusion in patients with septic shock. N Engl J Med **358** : 877-887, 2008

54 ICUで使われる主な抗菌薬

ICUって感染症の患者が多い…．しかも敗血症なんて重篤なケースばかり．でも，抗菌薬の作用とか使い分けなんてわからないし，なにから勉強すればいいんだ？ と思う方も多いでしょう．

そこで本項では，抗菌薬の薬理学的な話や抗菌スペクトラムに関する詳細な説明は各専門書に譲り，ICU看護師が抗菌薬に関連する実務を行ううえで，知っておくと活用できる"抗菌薬適正使用時のポイント"について紹介します．

栫　秀樹，山本涼子

1 ここが大事 抗菌薬の適正使用時のポイント

薬剤耐性菌はこわい

まず，なぜ抗菌薬を適正に使用する必要があるかというと，薬剤耐性菌による感染症患者数が世界中で増加していることが大きな問題となっているからです．何も対策を講じなければ，2050年には全世界で年間1,000万人が死亡するとされ，これは現在の死因1位であるがんによる死亡者数を超えます[1]．日本における2019年の調査では，薬剤耐性菌により年間約8,000人が死亡したという報告があります[2]．2019年の年間交通事故死亡者数が約3,200人であったことと比較すると，薬剤耐性菌の脅威がよくわかります．

このため薬剤耐性菌への対策は，抗菌薬を扱うすべての医療従事者・医療機関が取り組むべき急務であるのです．そして医療機関のなかでも特に抗菌薬の使用頻度が高いのが，病院のICUです．ICUに入室する患者は，感染症が原因で起こる敗血症という病態によって生命を脅かす臓器障害を合併している場合が多く，必然的に抗菌薬の使用頻度も多くなります．このためICUは，抗菌薬に対する耐性を獲得した薬剤耐性菌が生まれやすい環境にあるといえるでしょう．

"広域な抗菌薬"による負のサイクル

今はこうする

敗血症治療のガイドラインでは，敗血症を認識した場合，経験的にすべての菌をカバーできる広域な抗菌薬，つまりさまざまな種類の細菌に作用する抗菌薬を1時間以内に投与することを推奨しています[3]．広域な抗菌薬の種類の言及はありませんが，感染症治療の教科書ではメロペネムやピペラシリン・タゾバクタムなどがあげられています[4]．しかし本来，感染症を疑って抗菌薬の投与を検討するときには，想定される

原因菌と抗菌薬のスペクトラムを把握しておく必要があります．たとえば，尿路感染症で原因菌として頻度が高い菌は大腸菌といわれていますが，尿路感染症が疑われている患者にメロペネムやピペラシリン・タゾバクタムは必要でしょうか？ たしかに，広域な抗菌薬であるメロペネムやピペラシリン・タゾバクタムは多くの菌に作用するため，原因菌や抗菌薬のスペクトラムを考慮しなくとも治療が可能なことが多いといえます．そうして広域な抗菌薬の使用が増える結果，耐性を獲得した薬剤耐性菌が生き残り，環境中に増殖すると，今度は広域な抗菌薬が使用できなくなるという負のサイクルに陥ります．耐性を獲得した緑膿菌などはこのようにして生まれます．ICU入室中の重症患者が薬剤耐性菌による感染症を起こすと，抗菌薬の効果を十分に得られず，病態がさらに悪化する可能性があります．敗血症治療における抗菌薬の適正使用が強く求められるのには，こういうわけがあるのです．

2 ICU看護師が知っておきたい 抗菌薬使用時のポイント

さて，抗菌薬を投与するかどうか，またどの抗菌薬を選ぶかは医師の職務ではありますが，ICU看護師が抗菌薬の適正使用において活用できる抗菌薬使用時のポイントを考えてみましょう．

培養検査の有無と検体の質

今はこうする

敗血症治療のガイドライン[3]では，敗血症と診断してから抗菌薬を投与する前に，血液培養検体の採取を推奨しています．ここでは血液培養に限らず，他の培養（喀痰培養や尿培養）についても触れます．初期治療で開始した広域な抗菌薬は，培養検査で検出された菌に応じて，より適切な抗菌薬へ変更されることが望ましく，これをde-escalationといいます．逆に，

より多くの菌をカバーできる広域な抗菌薬に切り替えることを escalation といいます（よく医師カルテの下のほうに，"バイタルが崩れたら escalation 考慮"と記載されています）．De-escalation は ICU における抗菌薬の適正使用において重要な方法であるため，培養検査の有無が ICU の抗菌薬適正使用の鍵を握っているといっても過言ではありません．ICU 看護師は広域な抗菌薬が投与される前に培養検査オーダーの有無を確認し，オーダーがない場合にはぜひ主治医に問い合わせてください．

また，培養検査は実施すればよいというものではなく，採取のタイミングと検体の質も重要です．以下に，各培養検体の注意点を記します．

・前提として，いずれの培養検体も，抗菌薬投与前に採取する必要があります．抗菌薬の投与後では，当然ながら抗菌薬によって検体中の菌の数が少なくなってしまうからです．
・敗血症の抗菌薬治療に重要な血液培養検体は，針穿刺の前の不十分な消毒によりコンタミネーション（感染症の原因でない皮膚の常在菌などが混入されてしまうこと）が起こりやすいため，十分な消毒が重要です[5]．
・肺炎の抗菌薬治療に重要な喀痰培養検体は，できるだけ痰の膿性の部分のみを培養検体として提出します．逆に唾液が多い痰の場合，口腔内に存在する菌を多く検出してしまい，不適切な検体となります．
・尿路感染症の抗菌薬治療に重要な尿培養検体は，留置カテーテル接続チューブについている採尿ポートから無菌的に採取する必要があります．

このように，検体採取のテクニックによって検体の質は左右され，その結果は抗菌薬の選択に大きな影響を与えます．ICU 看護師は培養検査のオーダーの有無を確認し，検体の質を担保することで抗菌薬の適正使用に大きく貢献できるといえるでしょう．

抗菌薬の投与時間

先に述べましたが，敗血症治療のガイドラインでは，敗血症を認識してから 1 時間以内の抗菌薬投与を推奨しています[3]．つまり，可能な限り早期に治療を開始することが好ましいのです．しかし，たとえば ICU に常備されていない抗菌薬であれば，薬剤部から取り寄せる必要があります．また，施設によっては決まった時間にしか薬剤が配送されないなどのシステムがあるかもしれません．抗菌薬が医師によってオー

ダーされてから患者に投与されるまでの時間を短縮するため，関係する医療職の中で投与するまでの工程を一度見直してみましょう[6]．

抗菌薬の投与間隔

たとえば，1 日 3 回の投与を行う抗菌薬は朝昼夕と，勤務時間の都合がよい時間に投与を行っていませんか？ 抗菌薬は等間隔の投与で効果を示す薬剤が多いため，投与間隔に気をつけてください．1 日 3 回の投与であれば，8 時間おきの投与が望ましいです．

以上，ICU 看護師が抗菌薬の適正使用において知っておくと活用できる抗菌薬適正使用時のポイントを紹介しました．とくに培養検査の有無と検体の質は以降の治療方針に大きく影響します．また，抗菌薬の投与時間と投与間隔は患者の予後に大きく影響するので，抗菌薬の投与前と検体の採取前に前述したポイントを確認してみてください．

3 今はこう考える 抗菌薬の 24 時間持続投与

近年，重症感染症患者における抗菌薬の投与方法の考え方に変化が起きています．通常，抗菌薬はその血中濃度と効果に強い関連があるため，適切な血中濃度を保つための投与量と投与間隔を検討し投与を行います．しかし，**ICU に入室する敗血症患者では，抗菌薬の体内動態が大きく変動**するとの報告がありました[7]．すなわち，敗血症患者の場合，変動した体内動態に対して通常どおりの抗菌薬の投与方法では，十分な効果が得られない可能性があるのです．そこで，効果が得られる血中濃度を持続させるために検討されているのが，補液のように 24 時間抗菌薬の点滴をつなぐ持続投与です．すでに**一部のβラクタム系抗菌薬の持続投与を推奨する**ガイドラインがあります[8]．しかし，ICU では昇圧薬や鎮静薬など多くの薬剤が同時に投与されるため，抗菌薬を持続投与した場合，投与ルートを 1 つ占有してしまうことになります．**医師が抗菌薬の持続投与を検討している際は，投与ルートの確保状況を伝えましょう**．また，抗菌薬は他の薬剤と同一ルートを用いて同時投与することで配合変化を生じ，効果が減弱するものがあります．以上のことから，医師，看護師および薬剤師が連携して持続投与の可否を決定することが望ましいでしょう．

引用文献

1) Antimicrobial Resistance : Tackling a crisis for the health and wealth of nations. The Review on Antimicrobial Resistance Chaired by Jim O'Neill December 2014
https://wellcomecollection.org/works/rdpck35v
(2021 年 6 月 25 日閲覧)

2) Tsuzuki S, et al : National trend of blood-stream infection attributable deaths caused by Staphylococcus aureus and Escherichia coli in Japan. J Infect Chemother **26** : 367-371, 2020

3) Rhodes A, et al : Surviving Sepsis Campaign : International Guidelines for Management of Sepsis and Septic Shock : 2016. Crit Care Med **45** : 486-552, 2017

4) David N. Gilbert, et al（eds.）：サンフォード感染症治療ガイド日本語版 2019，菊池　賢ほか（監修），ライフサイエンス出版，東京，p101, 2019

5) Ellen Jo Baron（ed.）：CUMITECH 血液培養検査ガイドライン，松本哲哉ほか（訳），医歯薬出版，東京，p18, 2007

6) IDSA Sepsis Task Force : Infectious Diseases Society of America（IDSA）POSITION STATEMENT : Why IDSA Did Not Endorse the Surviving Sepsis Campaign Guidelines. Clin Infect Dis **66** : 1631-1635, 2018

7) Roberts JA, et al : Individualised antibiotic dosing for patients who are critically ill : challenges and potential solutions. Lancet Infect Dis **14** : 498-509, 2014

8) Guilhaumou R, et al : Optimization of the treatment with beta-lactam antibiotics in critically ill patients-guidelines from the French Society of Pharmacology and Therapeutics（Société Française de Pharmacologie et Thérapeutique-SFPT）and the French Society of Anaesthesia and Intensive Care Medicine（Société Française d'Anesthesie et Réanimation-SFAR）. Crit Care **23** : 104, 2019

基本的に知っておかねばお話にならない 編

ICU 看護の学び方？ その 2
「今日の業務」を看護におきかえて学びにつなげる

松村千秋

　ICU では，重症な患者や見たことのない医療機器，はじめての術式，慣れない治療薬など，新しく覚えることがいっぱい．何から勉強したらよいのかわからず，さらには，勉強しなければと焦るのに，毎日ヘトヘトで家に帰るとソファで朝を迎える．そんな疲労困憊の毎日で「ICU の看護とは」など，いつ役に立つかわからない概論的なことから学ぶのは無理というものです．ここでは，そんな私の経験から，ICU での看護の学び方の一例を紹介します．

　まず，**自分の所属する ICU に多く入室している疾患から学ぶのがより実践的です**．いきなり，PCPS（経皮的心肺補助装置）や CHDF（持続的血液濾過透析）を装着した多臓器不全の患者を担当することはないでしょう．たとえば CABG（冠動脈バイパス手術）術後が多ければ，心筋梗塞や狭心症の病態，術式，留置されるドレーンと術後合併症，また人工呼吸器や IABP（大動脈内バルーンパンピング）の目的・効果・合併症とそれらの看護について学びます．これだけでも，相当な学習量ですね．ポイントは，**緊急的な対処が必要な状態とその症状，機器のアラームについて押さえておくことです**．教材は，まずは所属部署にあるマニュアルをもとに学び，補足的に市販の参考書やインターネットから得られる情報をもとに学んでも十分ではないかと思います．

　このような予習の後に患者さんを担当することで，予習で得られた知識が実践につながり，忘れにくい知識となるはずです．このとき，**なぜするのか（しないのか）を意識する**とより応用できる知識となるでしょう．たとえば，「術後出血の早期発見のためにドレーン量を頻繁に観察する」「循環動態の変動を避けるために今は体位を変換しない」などです．そこで，わからなかったことや新たに必要とされた知識など書きとめ，後に振り返りをします．ただし，後で調べてからでは遅い場合があります．緊急性のある対処や看護については，タイムリーに先輩看護師に相談することも必要です．

　さて，ICU での 1 日は，バイタルサインの観察，投薬・検査補助，機器のチェック，主訴の傾聴，体位変換，口腔ケア，家族対応など，あっという間に過ぎていきますね．ルーチンワークに感じられることもあるでしょう．そう感じたときが学びのチャンスです．**ICU の看護の学びのポイントは，看護を意識して行えるか否かではないでしょうか**．今日行った業務を，病状変化の早期発見，安全・効果的な治療の補助，心身の苦痛緩和，ADL の自立支援，家族看護…，そう意識できたならば，発展的な多くの学びが，日々の実践から得られるのだと思います．

55 ショックの基本

ショックについて深く知ることは，患者に忍び寄ってくる侵襲と患者が細胞レベルから訴えている異常を一早く察知できる手がかりになるはずです．　　　　　　　　道又元裕

1 ショックとは
侵襲に対するホメオタシスの急激な破綻

ショックとは，侵襲に対する生体のホメオスタシスの破綻が急激に起こっている状態だと理解してよいと考えます．

広義的には，「重要臓器や細胞，組織の機能を維持するための十分な酸素と栄養素を供給するための血液循環が短時間に得られなくなり，種々の異常を伴ってゆく過程とその状態（症候群）」と定義づけられます．

狭義的には，最終的には心拍出量の低下と血管の虚脱によって，急激な灌流不全が起こり，細胞レベルの代謝障害と機能不全に至る過程とその状態と定義づけられます．

血圧低下が伴わないショックもある

しかし，狭義の場合には敗血症性ショックのように心拍出量や血圧低下が初期からみられない場合もあり，一概に心拍出量と血圧低下が必ずしも必須条件とは言えません．つまり，ショックは血圧が急激に低下するものと理解するのは，厳密には誤りです．臨床では，**血圧が低下しないけれども，身体内部ではショック状態に陥っている場合もあります**．

臨床的には，ショックとは急性の全身性循環障害といわれ，患者に加わる侵襲度としてはきわめて重度のレベルにあります．

ショックの特徴的な症状

ひとたびショックに陥ると，顔面蒼白，虚脱，冷汗，脈拍の触知不能，呼吸不全という特徴的な症状が観察されることが多いと思います．しかし，すべての人が一様にすべての症状を示すわけではありません．

- pallor　顔面蒼白
- prostration　虚脱
- perspiration　冷汗
- pulselessness　脈拍触知不能
- pulmonary deficiency　呼吸不全

ショックに陥る過程の生体反応は，ダイナミックに変動します．生体が何らかの侵襲を受けると，短い時間のなかで最大限に全身の細胞・組織の生理機能を高めながら，何とか正常を保とうとする代償機構がはたらきます．しかし，ショックに陥ると生体の生理機能がほぼ破綻し，全身がいわゆる虚脱状態となります．つまり，急激な循環機能の低下により正常な判断能力が失われ極度の無気力状態となり，また自律神経や運動機能をはじめとした身体調整機能が急激に低下することによって正常な生活行動を極度にできない脱力化した状態に陥るわけです．

ショックの分類と重症度

従来の分類は，要因別（血液量減少性，心原性など）と原因別（感染性，アナフィラキシーなど）が混在した状態でした．しかし，ショックの発生機序を踏まえた循環管理を行うためには，これでは不都合が生じてしまうことから，2000年以降は新しい分類となりました（表1）．

新しい分類では，血液分布異常性ショック，循環血液量減少性ショック，心原性ショック，心外閉塞・拘束性ショックと，大きく4つに分類されています．そして，そのなかにそれぞれの分類に該当するショックが盛り込まれています．

この分類の基本的な考え方では，血液循環を心臓と血液，および血管の3つの要素でとらえていることがわかります．その主たる規定因子は，①循環血液量と性状，②心臓のポンプ作用の状態，③血管抵抗と血管床の量などです．そして，これらの因子のいずれかが異常な状態となり，生体の代償機転が破綻した場合にショックが発生することを示しています．

ちなみに，血液分布異常性ショックという用語は理解しにくい面もあるため，ここで簡単に整理しておきましょう．

血液分布異常性ショックとは

血液分布異常性ショック（distributive shock）とは，ヒスタミンやプロスタグランジンE2，NOなどの血管を拡張する作用を有するケミカルメディエータ

表1　ショックの分類と主原因

- 血液分布異常性ショック（distributive shock）
  - 感染性ショック（septic shock）
  - アナフィラキシーショック（ansphylactic shock）
  - 神経原性ショック（neurogenic shock）

- 循環血液量減少性ショック（oligemic shock）
  - 出血性ショック（hemorrhagic shock）
  - 体液喪失（fuluid depletion）

- 心原性ショック（cardiogenic shock）
  - 心筋性（myopathic）
    心筋梗塞，拡張型心筋症
  - 機械性（mechanical）
    僧帽弁閉鎖不全症，心室瘤，心室中隔欠損症
    大動脈弁狭窄症
  - 不整脈（arrhythmia）

- 心外閉塞・拘束性ショック（extracardiac obstructive shock）
  - 心タンポナーデ（pericardial tamponade）
  - 収縮性心膜炎（constrictive pericarditis）
  - 重症肺塞栓症（massive pulmonary embolism）
  - 緊張性気胸（tension pneumothorax）

（化学伝達物質）によって末梢血管の拡張が起こり，循環の維持に必要な血液量が相対的に不足した状態を意味しています（血管透過性亢進が発生・進行すれば絶対量の不足になります）．

それでは，代表的なショックの1つである敗血症性ショックについて概説します．

2 敗血症ショック
感染症により重篤な臓器障害が起こる

敗血症性ショック（septic shock）は血液分布異常性ショック（distributive shock）に分類されます．

敗血症とは「感染症によって重篤な臓器障害が引き起こされる状態」と定義されています．敗血症は，感染に対する生体反応が調節不能な病態であり，生命を脅かす臓器障害を導いてしまいます．また，敗血症性ショックは敗血症の一分症であり，「急性循環不全により細胞障害および代謝異常が重度となり，死亡率を増加させる可能性のある状態」と定義されています（2016年改定）．

これまでは，感染が原因となって発症しているSIRS（全身性炎症反応症候群），およびSIRSに感染が加わった場合を敗血症とし，それが重症化してショック状態となることを敗血症性ショックとしてい

「全身症状を伴う感染症，あるいはその疑い」
（SSCG 2012）
⇩
感染症に対する制御不能な宿主反応に起因した生命を脅かす臓器障害

旧敗血症（SIRS＋感染症）→敗血症から除外
旧重症敗血症（敗血症＋臓器障害）
　　　　　　　　　　→敗血症（重症はつけない）

ましたが，敗血症の定義からSIRSが除外され，重症敗血症という定義は（そもそも重要だから）なくなりました（図1）．

敗血症の診断基準

敗血症の診断基準は，ICUの患者とそれ以外（院外，救急外来，一般病棟）で区別しています．

ICUの患者においては，「感染症が疑われSOFA総スコア2点以上の急上昇があれば，敗血症と診断」します．一方，非ICU患者では，quick SOFA（qSOFA）2点以上で敗血症を疑い，最終診断はICU患者に準ずるというようになっています．

次に，敗血症性ショックの定義と診断基準です．定

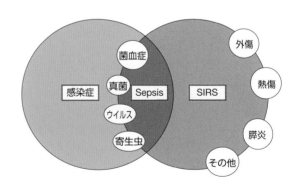

体温	<36℃または>38℃
脈拍	>90 回/分
呼吸数	>20 回/分または $PaCO_2$<32 mmHg
白血球	>12,000/mm³ か <4,000/mm³ または 幼若白血球数>10%

＊上記項目2つ以上を満たすときSIRSと診断する

図1　SIRSの概念と診断基準

表2　ICU で用いる診断スコア：sequential organ failure assessment

SOFA スコア

	0	1	2	3	4
呼吸 PaO$_2$/FiO$_2$	>400	<400	<300	<200 人工呼吸管理	<100
凝固系 血小板×10^4/mm^3	>15	<15	<10	<5	<2
肝臓 ビリルビン mg/dL	<1.2	1.2-1.9	2.0-5.9	6.0-11.9	12.0
循環 平均血圧 mmHg	>70 昇圧薬なし	<70	DOA≦5γ DOB≦5γ	DOA≧5γ Ad≦0.1γ NA≦0.1γ	DOA>15γ Ad>0.1γ NA>0.1
中枢神経 GCS	15	13-14	10-12	6-9	<6
腎 Cr mg/dL or 尿量	<1.2	1.2-1.9	2.0-3.4	3.5-4.9 <500 mL/日	>5.0 <200 mL/日

敗血症：感染症が疑われ SOFA スコアの 2 点以上の増加

義は「死亡率を増加させる可能性のある重篤な循環，細胞，代謝の異常を有する敗血症の一分症」となっています．診断基準は「適切な輸液負荷にもかかわらず，平均血圧≧65 mmHg を維持するために循環作動薬を必要とし，かつ血清乳酸値>2 mmol/L（18 mg/dL）」を認めるとしています（表2）.

3　敗血症性ショックの病態
ウォームショックとコールドショック

敗血症性ショックの病態は，きわめて複雑でいまだ明らからになっていないことが多々あります．血行動態的にみると，他のショックとは違った過程をたどることが観察されます．通常，ショックに陥ると循環の虚脱が起こって血圧が急激に低下しますが，敗血症性ショックは，warm shock（ウォームショック）から cold shock（コールドショック）という相反する2相性に分けることができます．初期の循環動態は高循環動態（hyperdynamic state）を示し，心拍出量は正常かむしろ増大しており，末梢血管の虚脱はあるものの，血圧は見かけ上，正常な範囲にあります．この時期をウォームショックと呼び，末梢の皮膚がポカポカと温かい状態となることが多いはずです．感染により局所から遊離された血管を拡張させるケミカルメディエータ（化学伝達物質）が多く分泌され，末梢血

ICU 以外の場で用いる診断スコア
quick sequential organ failure assessment

qSOFA 外来・病棟・ER ならこれ

意識状態の変化
sBP **100** mmHg 以下
RR **22** / min 以上

2 つ満たせば 敗血症

敗血症性ショック

適切な輸液負荷を行ったのにもかかわらず
平均血圧 **65** mmHg を維持するための
循環作動薬が必要

＋

血清乳酸値 **2** mmol/L（**18** mg/dL）
を超える

管が拡張するためです．その結果，血圧を維持するため，また末梢組織が多くの酸素を要求するために心拍出量が代償的に増加する高循環動態の状態となっています．そのため，この状態を血流も豊富で末梢が温かい状態のショック「ウォームショック」と呼びます．したがって，敗血症性ショックのウォームショックの時期は，ショックはすべて血圧が低下し，末梢冷感を認めるという一般的な定義からは外れていることになります．

このとき，生体内では組織への酸素供給機能が種々の要因で低下しており，嫌気性代謝が進行しています．その結果，生体内は徐々にアシドーシスに傾いており，それを代償するために呼吸は促迫となり，呼吸性アルカローシスの状態となることがあります．

いずれにせよ，敗血症性ショックに至っていなくても，感染が存在する場合には qSOFA で評価し，弛張熱のパターン，発熱時のひどいシバリング，あるいは細菌やその毒素などに反応して起こる消化管運動の抑制による腹痛，腹部膨満などの消化器症状がみられる場合も，急変を起こす状態への向かっていることを意味する重要なサインとしてとらえるべきです．また，せん妄様の意識障害も併発することも少なくありません．

その後に病態が進展悪化してゆくと最終的には心拍出量と血圧が低下する cold shock（コールドショック）となります．

ウォームショックの状態から血管内皮細胞傷害が進んでいくと，それまで NO などの血管拡張物質によって初期には過剰な血管拡張状態にあったものが血管収縮作用に転じ始めるといわれています．それによって，後負荷（after load）が増大し，最大限の代償機転を保ってきた心臓の収縮力も低下してしまうことになります．その結果，四肢末梢の循環障害が顕著になり，末梢の冷感が出現するコールドショックとなるわけです．一般にからウォームショックからコールドショックへと進展する時間経過は，約6〜10時間後程度といわれています．この過程で血管内皮細胞傷害に起因する DIC（播種性血管内凝固症候群）を発症することが多いともいわれています．

ちなみに，ウォームショックの時期は発熱によって体温が高いというイメージがありますが，高齢者では逆に体温が低下することもあります．加齢に伴う恒常性保持機能の低下による熱産生の低下があるためです．それに加えて，副腎機能の低下により交感神経緊張が起こりにくく，血管拡張に対する体血管保持するための代償機構が低下しているため，拡張した末梢血

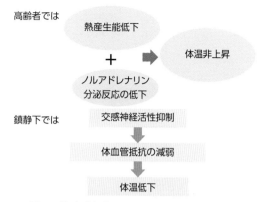

図2　敗血症初期にまれに体温低下する機序

管から室内への熱放散が高まり，体温が低下する場合があります．また，発達段階とは関係なく，鎮静された状態では，交感神経が抑制されるため，体血管抵抗の減弱により末梢からの熱放散が高まり，体温が低下しやすくなります（図2）．

敗血症性ショックは酸-塩基平衡にも変化をもたらす

全身性の炎症により代謝が亢進していて，組織の酸素需要量が増加しています．しかし，末梢血管の過拡張や血管透過性亢進による局所の循環血液量低下や，細胞間質液増加による酸素拡散能低下が相まって，組織への酸素供給量が低下し，酸素需要量に相応しなければ相対的に組織の低酸素，末梢組織細胞の好気性代謝から嫌気性代謝へと変化進行し，CO_2 産生が増すとともにピルビン酸から乳酸が産生されます．乳酸は細胞外で H^-（水素イオン）を遊離し，過剰な酸の蓄積により代謝性アシドーシスとなります．そうなると，それを代償するために呼吸は促迫となり，呼吸性アルカローシスの状態となることがあります．このような状態は，生体の代償機転を最大限に発揮していることを意味します．しかし，代償反応もそう長くは続かず，適切な対応を逃すと患者は容易に不可逆的とも言えるコールドショックへと陥ってしまいます（図3）．

敗血症性ショックに対する治療

敗血症性ショックに対する治療としては，これまで幾多の方法が提唱されてきましたが，満足しうるものはなかったと言っても過言ではないと思います．

治療の原則はショックの早期から積極的な治療を行い，不可逆的ショックに陥らないようにすることで

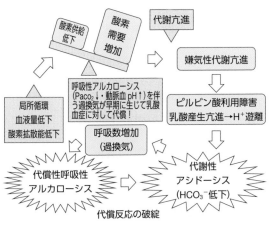

図3 敗血症性ショックの酸塩基平衡変化

す.

　初期治療としては，①血液培養検査の検体を採取，②広域抗生剤の投与，③乳酸値の測定と正常化，③血圧低下（低血圧）に対する昇圧薬の投与などが基本となります.

　ショック状態の回復が遅れ，末梢組織の循環が悪い状態が長く続くと末梢血管は緊張を保つことができなくなり，血管は拡張してしまい，カテコラミンなどの血管収縮物質を投与しても反応は悪く，治療効果が期待できなくなってしまいます.

　ひとたび，敗血症性ショックと判断したならば，一般的には，6時間以内を目標にする治療を行うことが推奨され，細胞外液を主体とした輸液と昇圧薬（ノルアドレナリン）をいかに適切に投与するかが鍵といわれています.

　具体的には，細胞外液を用いた初期輸液 30 mL/kg 以上（過剰な輸液負荷は避ける），複合的モニタリング，平均血圧（MAP）≧65 mmHg，尿量≧0.5 mL/kg/hr，$ScvO_2$≧70% or SvO_2≧65%，乳酸値の正常化を目標に行われることが多いと思います.

　このほか，ショックの種類によって全身状態のパラメータが若干異なっているので，おおむねの特徴を理解しておく必要があります（表3）.

4 ショックにおける治療原則
輸液が中心

　ショックに対する治療の3原則と輸液剤を中心とした薬剤の一般的な選択を表4に示しました.

原則1

　頻脈（tachycardia；タキカルディア）や徐脈に基づく低血圧の際には，輸液や昇圧薬を使用する前に，頻脈や徐脈を制御するための治療が優先されます. つまり，血管内脱水が起こっているかどうかがわからない状態での輸液処置は尚早で，まずは頻脈，徐脈を制御することが重要だということです.

原則2

　循環血液量減少性の低血圧時は，昇圧薬よりも細胞外輸液が優先されます.

表3　各種ショックの各パラメータ

	心原性ショック	循環血液量減少性ショック	血液分布異常性ショック	心外・閉塞性ショック
皮膚温	↓	↓	→	↓
収縮期圧	↓	↓	↓	↓
脈拍数	↓→↑	↑	↑↓	↑↓
尿量	↓	↓	↓	↓
中心静脈圧	↓	↓	↑↓	↑
ヘマトクリット	→	→↓	→	→
PaO_2	↓	↓	↓	↓
$PaCO_2$	↑	↑	↓↑	↑↓

基本的に知っておかねばお話にならない 編

表4　各種ショック時の輸液/薬剤

出血性ショック	・細胞外液製剤—乳酸リンゲル液・酢酸リンゲル液 ・代用血漿剤—ヘスパンダー・低分子デキストラン ・血漿製剤—加熱人血漿・新鮮凍結血漿
心原性ショック	・乳酸リンゲル液＋ドブタミン・ドパミン ・利尿剤・血管拡張剤・ドブタミン・ドパミン
肺血症性ショック	・細胞外液製剤—乳酸加リンゲル液 ・ノルアドレナリン
アナフィラキシーショック	・乳酸リンゲル液 ・エビネフリン
神経原性ショック	・乳酸リンゲル液・酢酸リンゲル液 ・硫酸アトロピン・イソプロテレノール

原則3

　循環血液量が正常な心ポンプ障害時（たとえば左室領域を中心とした心筋梗塞）には，過剰な輸液は避け，輸液血管収縮薬，昇圧薬で対処します．心不全の状態で輸液を行うと，水をドレナージできないため輸液負荷の状態になり，心不全の悪化，肺うっ血をきたすからです．ちなみに，過剰な輸液はオーバーローディングといいます．したがって，まず強心薬のドブタミン（dobutamine）やドパミン（dopamine）いった心臓をサポートする薬を投与することを優先させます．

　ショックのように急性的に全身性の循環障害をきたす場合でも，生体は何かしらの前ぶれとしてのサインを発しています．そのかすかなサインを見逃さない「経験」と「知」が，急変の回避，あるいは可及的速やかな急変への対応に結びつくでしょう．ショックについて深く知ることは，患者に忍び寄ってくる侵襲と患者が細胞レベルから訴えている異常を一早く察知できる手がかりになるはずです．

56 ICUとせん妄の基本

患者の回復促進や予後の改善には，せん妄を早期に発見し，原因を特定して可能な限り取り除き，終息を図る必要があります．せん妄評価はICU退室まで継続することが望ましいです．

茂呂悦子

1 ここが大事
早期発見を目指すアセスメント

せん妄のサブタイプの中では低活動型せん妄がもっとも多い：見落とさないようツールで評価する

せん妄は，過活動型，低活動型，活動水準混合型の3つのサブタイプに分類されます[1]．成人ICU患者を対象としたシステマティックレビューでは，せん妄のサブタイプの発生率を比較し，低活動型せん妄はもっとも多く，45％以上を占めていたと報告しています[1]．しかし，低活動型せん妄は，静かで，おとなしく，ウトウトして傾眠傾向であったりするため，見落とされやすいことが指摘されています[1,2]．患者の回復促進や予後の改善には，せん妄を早期に発見し，原因を特定して可能な限り取り除き，終息を図る必要があります．せん妄を見落とさず，早期発見するためには，CAM-ICU（confusion assessment method for the ICU）やICDSC（intensive care delirium screening checklist）のようなツールを活用し，せん妄評価を行うことが大切です[2,3]．患者の覚醒レベルはツールによるせん妄評価に影響する可能性があります[3]．患者が質問や指示に反応できる浅い鎮静深度：SAS（sedation-agitation scale）で4～7，またはRASS（Richmond agitation-sedation scale）で−1～+1に管理することは，せん妄評価にも利点となります．

ICU退室までせん妄評価を継続する

ツールの選択や評価のタイミングは人的資源や勤務体制等施設の状況に応じて，実践可能な方法を決定しましょう．せん妄では脳出血や外傷，内分泌代謝異常，心不全，呼吸不全，麻薬などの疾患や病態，薬物が直接因子となります．そして，せん妄評価が陰性になっても直接要因が取り除かれるまでは再度発症する危険性があります．そのため，せん妄評価はICU退室まで継続することが望ましいでしょう．

CAM-ICUやICDSCによるせん妄評価は，診断ではありません．せん妄を発症している可能性がある患者をスクリーニングするための評価です．せん妄評価で陽性と判断した場合には医師と連携し，必要に応じて精神科医の診断・治療やリエゾンチーム，認知症ケアチームなどのリソースを活用しましょう．

せん妄と不穏は違う
不穏の原因をしっかりアセスメントして対応する

不穏は過活動型せん妄の患者に観られる症状の1つです．しかし，せん妄ではない患者にも痛みや呼吸困難感，強い不安・恐怖といった心身の苦痛が原因となってみられる症状です．

ICUへ緊急入室してくる患者の中には，酸素マスクを装着しようとすると攻撃的になり，酸素マスクが外れているとSpO_2は80％まで低下し，さらに体動が激しくなってしまうため，確実な酸素投与と安静保持を行う目的で鎮静剤を投与しショック状態になった事例もあります．この事例ではせん妄であったかどうかは不明ですが，病態の変化として肺水腫の悪化がありました．酸素マスクを装着していられないほどの呼吸困難感があり，身の置きどころがなく，不穏状態になっていたと推察します．

不穏への対応では，せん妄であるか否かにかかわらず，疾患や病態の悪化の徴候を踏まえ，不穏の要因をきちんとアセスメントし，取り除くことが大切です．不穏であっても注意や認知機能がある程度保たれていれば，疾患や病態，受けている治療，社会背景などから患者の体験している苦痛を推察し，問いかけることで，患者は頷きや態度，表情などで不穏となっている理由を表出してくれる場合もあります．たとえば，術直後の不穏では「痛い？」と問いかけたことをきっかけに危険行動が収まり，視線をあわせてうなずいてくれる事例がありました．

せん妄のために「誤解や幻覚があり興奮しているんだろう」「説明しても理解できず，興奮は収まらないだろう」と安易に鎮静してしまうことはとても危険です．不穏への対応は患者の心身の苦痛を緩和し，穏やかに療養できるよう，安全と安寧を提供するという看護の基本的な姿勢が大切です．

2 今はこうする
CAM-ICU-7 の登場

　せん妄の重症度が予後の悪化に関連することが示唆されており，せん妄の重症度を記録するものとして，CAM-ICU を点数化した CAM-ICU-7 も開発されています[3]．

　CAM-ICU は評価時のせん妄の有無をスクリーニングできます．点数化することで日内変動を捉え，リハビリや睡眠促進など生活リズムを整えることに関連する介入のタイミングを調整したり，日々の経過から改善しているのか，介入を強化する必要はあるかなどをアセスメントしたりできるため，看護実践に活用できるかもしれません．

引用文献
1) 高橋由香ほか：せん妄．DSM-5 を読み解く：伝統的精神病理，DSM-4，ICD-10 をふまえた新時代の精神科診断，第5巻，神経認知障害群，パーソナル障害群，性別違和，パラフィリア障害群，性機能不全群，神庭重信ほか（総編集），中山書店，東京，p2-19, 2014
2) Krewulak KD, et al : Incidence and Prevalence of Delirium Subtypes in an Adult ICU : A Systematic Review and Meta-Analysis. Crit Care Med **46** : 2029-2035, 2018
3) Devlin JW, et al : Clinical Practice Guidelines for the Prevention and Management of Pain, Agitation/Sedation, Delirium, Immobility, and Sleep Disruption in Adult Patients in the ICU. Crit Care Med **46** : e825-e873, 2018

57 ICU-AW (ICU-acquired weakness) の基本

重症の場合，ICU-AW 患者の筋力は，回復に数ヵ月を要し，数年後にも持続して影響を残します．死亡率を増加させ，長期的な QOL の低下を招きます．

山崎千草

1 ここが大事
ICU-AW の基礎知識

ICU-AW とは

重症患者が ICU 在室中に起こる，全身が衰弱する神経・筋合併症のことで，典型的には，左右対称性の近位筋優位の四肢や呼吸筋の筋力低下を示し，顔面筋や眼筋は侵されないことが特徴とされています [1]．ICU-AW は重症患者の 46% に発症するとの報告 [2] や，24 時間以上 ICU に入室した患者の 11% に発症するといった報告もあれば，10 日以上の長い人工呼吸器管理患者では 67% 以上に発症するという報告 [1] もあります．

分 類

ICU-AW は，神経障害が主体である CIP (critical illness polyneuropathy) と，筋力低下が主体である CIM (critical illness myopathy)，両者の特徴を併せもつ混合性障害である CINM (critical illness neuropathy) に分類されます [3]．臨床的は違いとして，CIP より CIM のほうが，先行して発症する，より高頻度に発症する，予後がよいという傾向があります [4] が，治療法に明確な違いはありません．そして，ICU-AW 患者の多くは，ICU 入室後 3〜5 日以内に発症しはじめ，CIMN 発症に限定すると 13 日以内に全例が発症していたという報告もあり [5]，ICU 入室後早期に発症していることがわかります．

リスク要因

ICU-AW 発症のリスク因子として，敗血症，全身性炎症反応症候群，多臓器不全，ショック，長期の人工子勇気管理，不動，高血糖，ステロイドや筋弛緩薬の使用，女性，高齢者などがあげられます [6,7] が，いまだ議論があるというのが現状です．

予 後

ICU-AW 患者の筋力は，軽症では一般的に数週間で回復するといわれています．一方，重症の場合，回復に数ヵ月を要し，数年後にも持続して影響を残すという報告もあります [1,8]．さらに，ICU-AW 患者は，10 倍も嚥下障害が多いという報告があったり [9]，長期的に中等度から高度の慢性疼痛が持続しているなどとされています [10]．これらの影響により，ICU-AW は死亡率を増加させ，長期的な QOL の低下を招きます．

2 今は（私は）こう考える
ICU 退室後も途切れないケアを

ICU-AW を発症すると，長期にわたり予後が悪いことは明らかなのですが，**何が原因でどのように発症するかということはわかっていません．加えて，今のところ明確な治療法も確立していません．**このような中で，私たちに唯一できることは重症化を避けることでしょう．呼吸器管理を必要とする重症患者であるということは明白であり，安易に不動にさせないこと，適切な血糖コントロール，不必要なステロイドや筋弛緩薬の使用はしないといった，適切な ICU 管理が求められていることは間違いありません．

一方で，ICU-AW は長期にわたる筋力低下が生じる病態ですが，ICU 退出後の病棟看護師が，どの程度 ICU-AW の概念について認知し，継続的なフォローができているでしょうか．ICU 入室中だけ一生懸命介入を行っても，患者にとっては何の意味もありません．患者に予測される長期的な影響について病棟看護師とともに共有し，ICU 退室とともに中断されずにシームレスなケアを患者が受けられるよう尽力することが重要なのではないでしょうか．

引用文献

1) Harmans G, et al : Alinical review-intensive care unit acquired weakness. Crit Care **19** : 274, 2015

2) Stevens RD, et al : Neuromuscular dysfunction acquired in critical illness-a systematic review. Intensive Care Med **33** : 1876-1891, 2007

3) Schweickert WD, et al : Implementing early mobilization interventions in mechanically ventilated patients in the ICU. Chest **140** : 1612-1617, 2011

4) Kress JP, et al : ICU-aquired weakness and recovery from critical illness. N Eng J Med **370** : 1626-1635, 2014

5) Latronico N, et al : Simplified electrophysiological evaluation of peripheral nerves in critically ill patients-the Italian multi-center CRIMYNE study. Crit Care **11** : R11, 2007

6) Schefold JC, et al : Intensive care unit-acquired weakness（ICUAW）and muscle wasting in critically ill patients with severe sepsis and septic shock. J Cachexia Sarcopenia Muscle **1** : 147-157, 2010

7) Oyesen SG, et al : Quality of life after intensive care-a systematic review of the literature. Crit Care Med **38** : 2386-2400, 2010

8) Herridge MS, et al : Functional disability 5 years after acute respiratory distress syndrome. N Engl J Med **43** : 1293-1304, 2011

9) Mirzakhani H, et al : Muscle weakness predicts pharyngeal dysfunction and symptomatic aspiration in lomg-term ventilated patients. Anesthesiology **119** : 389-397, 2003

10) 川上大裕：post-ICU ケアー集中治療 50 年．その目標は "Front-end" から "Back-end" へ．Hospitalist **7** : 393-409, 2019

58 PICS（post intensive care syndrome）の基本

PICS は 2012 年に米国集中治療医学会から提唱された概念で，ICU 在室中あるいは退室後に生じる運動機能障害，認知機能障害，精神障害であり，長期予後に影響を与える病態と定義されています [1]．PICS は「集中治療後症候群」と訳されますが，実際には，ICU 在室中から症状が生じているといえます．

山崎千草

1 ここが大事 PICS の基礎知識

具体的にどのような症状か

PICS は実際にどのような症状の集まりかというと，①体重減少や筋力低下により運動能力が著しく低下し，日常生活に必要な動作を行うことができなくなるといった身体症状，②お金の計算ができない，忘れっぽくなった，何かに注意を払って生活をすることがむずかしくなったなどの認知機能の低下症状，③不安や気持ちの落ち込み，突然 ICU のことを思い出して眠れないといった心的外傷後ストレス障害（PTSD）などのメンタルヘルス症状が含まれ [2]，ICU 退室後の生存患者の長期予後に影響を及ぼします．PICS は患者の家族にも生じます．患者が生命の危機に直面したストレスなどから，家族も患者と同様に PTSD などのメンタルヘルス症状を呈することがあります．こうした症状を PICS-F（family）と呼びます．PICS の全体像を表 1 に示します．表 1 からも，前項で取り上げた ICU-AW は PICS を考えるうえで重要となります．

原因

PICS では，①患者の疾患および重症度，②人工呼吸器や輸液などの治療内容や，喀痰吸引や体位変換などのケア介入，③アラーム音や光などの ICU の環境要因，④せん妄や不眠，精神的ストレスなど，患者の精神的要因が複雑に絡み合い，発症にかかわっているとされています [3]．

2 今はこう考える ABCDEFGH を束（バンドル）で行う

日本版重症敗血症ガイドライン 2016 から，PICS は独立した章として取り上げられはじめました．現在のところ，これを行えば確実に予防できる，もしくは改善するというエビデンスはないのが実情です．しかし，予防策の 1 つに，**ICU の人工呼吸器管理患者への予後改善を目的として，ABCDE バンドルに FGH を組み込んだ ABCDEFGH バンドルが提唱されています** [4,5]．これにもう 1 つの E（early enteral nutrition：早期経腸栄養）を組み入れることを提唱しているものもあります [6]（表 2）．一つひとつを単独で行うのではなく，バンドル（束）で行うことが

表 1　集中治療後症候群（PICS）の全体像

集中治療後症候群：PICS			
家族：PICS-F	生存患者：PICS		
メンタルヘルス	認知機能障害	身体機能障害	メンタルヘルス
不安 急性ストレス反応 PTSD うつ病 複雑性悲嘆	実行機能 記憶・注意 視空間認知 認知処理速度	呼吸器系 神経筋系 運動機能 ICU-AW	不安 急性ストレス反応 PTSD うつ病

表2 ABCDEFGH バンドル

Airway management：気道管理	Breathing trials：呼吸トライアル	Coordination of care and Communication：ケアの調整とコミュニケーション
Delirium assessment：せん妄評価	Early enteral nutrition：早期経腸栄養	Early mobility：早期運動療法
Family involvement, Follow-up referrals and Functional reconciliation：家族の介入，フォローアップの紹介，機能的な調整	Good handoff communication：良好なハンドオフコミュニケーション	Handout materials on PICS and PICS-F：PICS と PICS-F の配布資料

PICS 予防に重要な鍵と考えられています．患者を包括的に看る看護師には得意なことかもしれません．

引用文献

1) Needham DM, et al : Improving long-team outcomes after discharge from intensive care unit : Report from a stakeholders conference. Crit Med **40** : 502-509, 2012
2) 櫻本秀明：呼吸ケアで知っておきたい注目キーワード PICS と ICU-AW．重症患者ケア **6** : 195-201, 2017
3) 江木盛時ほか：日本版敗血症診療ガイドライン 2020．日集中医誌 **28** Suppl 1 : S314-S324, 2021
4) Davidson JE, et al : Implementation of the pain, agitation, and delirium clinical practice guidlines and promoting patient mobility to prevent post-intensive care syndrome. Crit Care Med **41** : 136-145, 2013
5) Davidson JE, et al : Post-intensive care syndrome : What is it and how to help prevent it. Amer Nurse Today **8** : 32-38, 2013
6) 井上茂亮ほか：序論：Post ICU Syndrome と栄養．栄養 **4** : 141-146, 2019

59 全身麻酔の基本

手術を受ける患者さんは術後に ICU や HCU に入室することが多いですが，皆さんは手術室での全身麻酔の役割について理解していますか？「麻酔がかかる」とはどんな状態か，ICU入室後の観察ポイントは？ 今回は周術期を通し，麻酔前，麻酔中，麻酔後の看護を専門に行う周麻酔期看護師が，ICU ナースに知っていてほしい麻酔の知識をアドバイスします．

赤沼裕子

1 ここが大事 全身麻酔の3条件：眠る，痛くない，動かない

「全身麻酔の3要素」を聞いたことはありますか？ 麻酔が成り立つための3条件で，**鎮静（眠る）**，**鎮痛（痛くない）**，**筋弛緩（動かない）** を患者さんに施すことで外科手術が可能になります．

鎮 静

吸入・静脈経路があります．吸入麻酔には麻酔器が必要なので主に手術室で行います．静脈麻酔（プロポフォールなど）は ICU の人工呼吸管理の鎮静時にも使われますが，静脈路が確保できる状況下で行えます．そして鎮静には4段階のレベルがあり，常に変動しやすいためモニタリングが必要です[1,2]．代表的な鎮静モニターとして BIS がありますが，皆さんのICU では使っていますか？ ちなみに，手術麻酔時の至適レベルは 40〜60 です．これ以上高くなると術中覚醒（手術中の記憶が残る）の可能性があり，絶対に避けなければなりません．ICU だと BIS に加えRASS スケールなどもあるので多角的評価ができますね．

鎮 痛

鎮痛はとても重要です．術後の鎮痛が不十分だと離床が進まず，またせん妄の原因にもなります．急性期の疼痛を制御しないと遷延性術後痛から慢性疼痛に移行し，生活の質を下げてしまいます．実は手術室では眠らせなくても，鎮痛を施すだけで手術ができるものも多くあるのです（下半身や腹部手術）．手術では主に麻薬を使用しますが，呼吸抑制などの副作用や長時間使用による効果遷延の問題もありますね．

今はこうする

現在は硬膜外麻酔や神経ブロック，NSAIDs など

の非麻薬性鎮静薬の効果を組み合わせて使う，**マルチモーダル（多角的）鎮痛**が ICU でも一般的に行われています[3]．PCA（硬膜外や静脈経路）を使用する患者さんは ICU でも多いと思いますが，積極的にボタンを押させていますか？ Patient controlled analgesia ですので，患者さんが使いたいときに使って押してもらうものです．自ら押せない状況のときは，ナースが代わりに押してあげてくださいね．ロックアウトタイムを設定しているので入りすぎはなく，空打ちのときもありますが，それを含め患者さんが押す回数が痛みの指標となり，次の対策への情報となります．痛み指標には NRS や Face スケールなど，さまざまありますが，安静時と体動時の各スコアを評価し適切な介入をお願いします．

筋弛緩

気管挿管時や外科医が手術手技をしやすくするための必須条件です．ICU では ARDS（急性呼吸窮迫症候群）など肺保護換気が必要な患者さんに使うことが多いでしょうか．取り扱いに注意を要する毒薬指定で，神経筋接合部のアセチルコリン受容体に作用し弛緩状態を維持します．脱分極・非脱分極性に大別されますが，現在は悪性高熱症の誘因となる脱分極性筋弛緩薬よりも非脱分極性筋弛緩薬（ロクロニウム）が多く使われます．ICU では馴染みがないかもしれませんが，実は筋弛緩もモニタリングできるのです．そして筋弛緩と鎮静はセットで行わないと金縛り状態（意識はクリアなのにまったく動けない）になり，精神的ダメージを与えてしまうので注意が必要です．手術中は筋弛緩モニタリングとして，四連刺激比（train of four：TOF）を参考にすることが多いです．尺骨神経―母指内転筋に 2 Hz の4連続刺激を加え，1回目の収縮高に対する4回目の比率を測定してくれます．指が動いた回数だけでも簡便な指標になりますが，抜管時は4回とも同じ収縮高で，TOF 比は 90 % 以上が必要になります．

麻酔後が危ない

ここまで全身麻酔の基本を話してきましたが、むずかしかったでしょうか？それとも簡単すぎ？（笑）．それなら安心です．

私はこう考える

私もICU経験があり、その後、麻酔も勉強して感じるのですが、**麻酔中・人工呼吸器管理中よりも、麻酔後や人工呼吸離脱後が一番危ない！** のです．それはなぜか？図1のカプノグラムの波形を見てください．これは手術後、回復室で呼吸の観察研究[4]をしたときの例ですが、カプノメータは1分ほど無呼吸を検出しています．しかし、担当ナースは電子カルテに夢中でまったく気づいていない．この状況が意味するのは、①術後鎮痛用の麻薬で呼吸が抑制された、②ナースは患者をみていない⇒低酸素血症⇒…（昔、回復室で亡くなった方もいました）．このような場面は、ICUの抜管後でも起こりうる可能性があります．日米の麻酔科学会ガイドラインでは抜管後も呼気CO_2モニタリングを推奨[5,6]していますので、カプノメータ付き酸素マスク（図2）の導入も検討の価値がありますね．

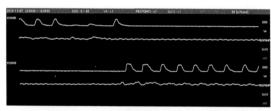

図1　無呼吸のモニター波形（モニター間隔：1行60秒．上段：カプノグラム，下段：胸壁インピーダンス）
［赤沼裕子ほか：日臨麻会誌 **36**：637-645, 2016 より引用］

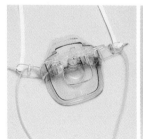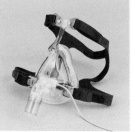

図2　酸素マスク（右：NPPV用）
［提供：日本光電］

2 情報共有して自分ごと化する
私はこう考える

麻酔のお話も最後に近づきました．ここからは私からのメッセージです．私がICUにいるときは毎日忙しく、目の前の患者ケアをこなすので精いっぱいでした．もちろん皆さんも同じだと思いますが、ICUにいると術前の患者さんをみることはないですね．早期リハビリや家族社会復帰を見据えたゴールは考えているけど、退院まで受けもたないし、リアリティがないというか…．もし皆さんの施設で「術前麻酔評価レポート」なるものがあれば、ぜひ見ていただきたいです．私たちは手術麻酔だけでなく術前外来も行い、初回受診時から患者さんをみています．ICU入室時はぐったりした姿ですが、はじめは元気に病院まで足を運び、家族や私たちスタッフとも打ち解けて会話し、悩み事を相談しています．**その情報を共有し、患者さんを包括的に理解することで、その後のシームレスな患者ケア向上につながるのではないかと思います．**

引用文献
1) American Society of Anesthesiologists : Position on Monitored Anesthesia Care, 2018
https://www.asahq.org/standards-and-guidelines/position-on-monitored-anesthesia-care（2020年2月1日参照）
2) American Society of Anesthesiologists : Practice Guidelines for Sedation and Analgesia by Non-anesthesiologists, 2002
https://anesthesiology.pubs.asahq.org/article.aspx?articleid=1944958（2020年2月1日参照）
3) Capdevila X : Pain management through multimodal analgesia in the ICU. ICU Management and Practice 19, 2019
4) 赤沼裕子ほか：麻酔後回復室（PACU）に新たに導入されたカプノメータによる呼吸数と目視法との比較．日臨麻会誌 **36**：637-645, 2016
5) American Society of Anesthesiologists: Standards for Basic Anesthetic Monitoring, 2015
https://www.asahq.org/standards-and-guidelines/standards-for-basic-anesthetic-monitoring（2020年2月1日参照）
6) 日本麻酔科学会：安全な麻酔のためのモニター指針．2019
https://anesth.or.jp/users/person/guide_line（2020年2月1日参照））

60 周術期管理と ERAS などの基本

手術侵襲（反応）を軽減する，手術合併症を予防する（＝安全性の向上），術後の回復を促進する，の三要素を達成し，在院日数の最小化と早期の社会復帰を目指します．　　道又元裕

1 ここが大事 手術侵襲はどのような影響を及ぼすか

手術侵襲は，ホメオスタシスのトライアングル機能の変調，すなわち神経・内分泌機能を過剰に活性化し，また，炎症性サイトカイン産生による免疫機能のバランスの破綻を惹起する場合があります．これらは，術中・術後の凝固・線溶系異常，体温以上，不当な絶飲食期間，循環動態の変調，不動状態，不安定な精神機能，侵襲的な処置やケアなどによってもそれぞれの変調を増悪する可能性があります．その結果，不都合な合併症の出現，ひいては回復プロセスの遅延を招くこともあります．

ERAS の普及

近年においては，手術侵襲からの早期解放を目指し，2001 年に欧州臨床栄養代謝学会において，ERAS（enhanced recovery after surgery）に関する研究グループが組織され，エビデンスに基づき作成された術後回復能力強化プログラムを作成し，それがわが国にも普及しつつあります．

ERAS とは術後の回復を高める・強化するという意味で，術後早期回復強化に関してプログラム化（プロトコル）したものです．それ以外にも，米国，英国，日本からも類似するプログラムが提唱されています（表1）．日本発信の ESSENSE プロジェクトは，その理念を，①生体侵襲反応の軽減，②身体活動性の早期自立，③栄養摂取の早期自立，④周術期の不安軽減と回復意欲の励起（患者が満足感を伴う身体機能の有無

が重要としている）としています．プログラム内容の特徴としては，消化器外科手術を中心に拡大し，ERAS®（医療者が介入する項目が規定）とは異なり，患者の状態の達成目標を明確にして，各職種による話し合いの中で個別の目標を共有しながら役割を分担するということにあります．

いずれもその目指すところは，**手術を受けた人々の回復促進に有益な，科学的根拠に基づいた治療とケアを導入する**ことによって，安全性はもちろんのこと，回復過程を促進強化した，いわば早期回復につながるリハビリテーションプログラムを実践し，従来の管理方法と比較して，**侵襲の大きい手術後においても可能な限りの早期回復を達成する**ことにあります（図1）．

患者個人レベルの目的

患者個人レベルでの目的は，①**手術侵襲（反応）の軽減**，②**手術合併症の予防（＝安全性の向上）**，③術

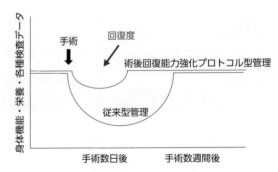

図1　従来型管理 vs ERAS プロトコル

[谷口英喜：ペインクリニック 6：755-768, 2010 より引用]

表1　主な術後回復能力強化プログラム

名称	発案	特徴
ERAS®（イーラス）	北ヨーロッパ	結腸直腸手術などに幅広く利用
fast track	米国	心臓血管外科の手術管理
ER	英国	結腸直腸手術の管理（英国）
ESSENSE プロジェクト	日本	ERAS®を日本向けに整理（日本外科代謝栄養学会）

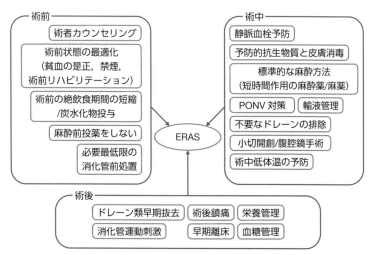

図2　ERASの構成要素と推奨項目

後の回復促進の三要素を達成し，その結果として在院日数の最小化と早期の社会復帰を実現することです．たとえば，術中からの体液管理と体温管理，不要な絶飲食の回避と早期消化管運動刺激を前提とした栄養管理，血糖管理，術後鎮痛，不要なカテーテルやドレーン類の抜去などを統合的に実践するということです（図2）．

　つまり，ERASは術後の早期回復に有益な方法を，術前・術中・術後を通して計画的に実践することで，術後に起きる合併症の芽を摘み，早期退院，早期社会復帰を実現し，その結果として本来は不必要となる医療費の削減を達成することを期待しています．

ERAS項目：推奨事項と証拠（エビデンス）ベース

1. 入院前の十分な情報提供と努力目標の確認
2. 術前腸管前処置の廃止
3. 術前絶飲食の廃止
4. 術前投薬の廃止
5. 低分子ヘパリン等の少量使用
6. 抗生物質単回投与
7. 短時間作用麻酔薬の使用
8. 硬膜外麻酔の有効利用
9. 手術創の短縮努力
10. 術後経鼻チューブ留置の廃止
11. 術中低体温の予防
12. 周術期補液過負荷回避
13. 不要なドレーンの廃止
14. 膀胱カテーテル使用期間の短縮
15. 術後嘔気，嘔吐予防策の定型化
16. 術後腸管運動促進
17. 術後疼痛制御の徹底
18. 術後早期の経口あるいは経腸栄養開始
19. 早期離床促進プログラム策定
20. 退院基準の明確化
21. 退院後フォローアップケアの促進
22. 臨床的アウトカムの報告義務化

61 ICU ナースが行う臨床推論

臨床ではさまざまなバイアスにぶつかります．不都合な事実を確認しながら過小評価することや，都合のよい情報のみを集めて思い込みを肯定することなどです．そのような場合にいかに思考をリセットして「論理的に統制された思考過程」に軌道修正できるかが勝負です．

濱本実也

1 ここが大事
基本的な知識

臨床推論ってなに？

　臨床推論とは，医師が患者の状態や異常を「診断」し，最適・最良の治療を行うための思考プロセスのことです．推論は，その根拠になる患者の所見やデータ，医学的知識や経験などの「前提」と，これを論拠として判断される「結果・結論」からなります（図1）．

たとえば，どんな方法？

　代表的な方法は，「帰納法」と「演繹法」です．帰納法は統計的な考えから導かれるため，短い時間で結果（結論）を導くことができますが，必ずしも正しいとはいえません．一方，演繹法は分析的推論になりますので，結果を導くのに多少時間はかかりますが，導かれた結果は強い説得力をもちます．実際には，この2つを組み合わせて診断しています．仮説を立てる際には「帰納的推論」，それを検証・確定するためには「演繹的推論」を行うわけです（仮説演繹法）．わかりにくいので，「胸痛」を例に，この思考過程をみてみましょう（図2）．

　その他，パターン認識，診断基準／アルゴリズムな

どがあります．詳細は専門書に譲りますが，臨床で大事なことは「見逃してはならない仮説（推論）」を見逃さない！ということです．致死的で，重症度や緊急度が高い病態がこれにあたります．一方，合併症の早期発見や病態変化の察知など「致死的ではないけれど，推論できると質が高い」というものもあります．ここを磨くことが，高い専門知識をもつICU看護師の醍醐味といえるのではないでしょうか．

学ぶメリットはあるの？

　臨床推論を学ぶことにより，**①臨床で医師が何を根拠に診断に至ったのか，その思考を理解できる＝判断に必要な情報（所見やデータ）と判断基準を知る，②医師へ報告する際に必要な情報が理解できる（臨床推論に必要な情報を選択する力が身につく），そして結果的に③患者の状態を適切に判断（推論）する能力が向上する**などのメリットがあります．

臨床推論で大切なこと

　推論プロセスを簡単に示すと，「情報収集→整理→知識との照合→結論（診断）」という流れになります．広く情報を収集する技術や整理する能力はもちろんで

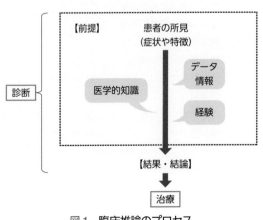

図1　臨床推論のプロセス

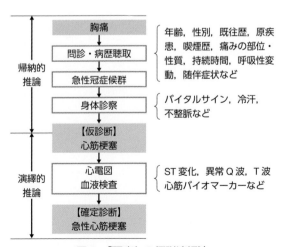

図2　「頭痛」の仮説演繹法

すが，正しい診断を行うには知識との照合が鍵となります．知識がなければ，膨大な情報を絞り込むことも，判断することもできません．たとえば，心タンポナーデを合併した患者を目前にしても，それに特徴的な所見を知らなければ判断がむずかしいというわけです．そもそも，異常値という認識ももてず，急変するまで気づかないという可能性もあります．

ICU看護師は領域を問わず，さまざまな疾患の患者を対象としますので，広く疾患や合併症の知識を蓄えておくこと，そしてそのうえで照合・分析する力を養うことが，重要だと思います．

2 私はこう考える
歪んだ「認知」を振り切れ！

推論を行うとき，臨床ではさまざまなバイアスにぶつかります．たとえば，血圧変動を確認していながら，問題ないと過小評価すること（正常バイアス），自分に都合のよい情報を集めて思い込みを肯定すること（確証バイアス）などが，それにあたります．ついつい，「大丈夫」に偏りそうなときこそ思考をリセット！して，臨床推論の「論理的に統制された思考過程」を思い出しましょう．

「人はみな，自分の見たいものしか見ようとしない」[1]，古代ローマ皇帝ジュリアス・シーザーの言葉です．そこにあるのは解釈だけ，だからこそ広い視野と判断力を，身につける必要があるのだと思います．

引用文献
1) 塩野七生：ルネサンスとは何であったのか，新潮社，東京，p76, 2001

62 ICU における危機管理とは

リスクマネジメントとは危機が発生する前における管理であり，今後発生するかもしれない危機に対する備えです．備え（リスクマネジメント）が確実に行われていれば，クライシスマネジメントは容易となります．

後藤順一

1 ここが大事 リスクとクライシスとは違う

危機管理とは「危機（クライシス）」と「管理（マネジメント）」とをあわせてクライシスマネジメントとして表されますが，リスクマネジメントと混同して利用されている場合があります．リスクとは危害や損害などに陥る確率の程度であり，「危険」とは同語ではなく，適切な訳はありません．つまり，リスクマネジメントとは危機が発生する前の管理であり，クライシスマネジメントとは危機が起きてから発生する問題に対する管理です．

クライシスマネジメント，リスクマネジメントもともに，危機という共通のポイントが存在し，そのポイントから管理体制が変化します．ICU における危機管理を理解するためには，ICU の危機とは何かを知っておく必要があります．

ICU における危機とは，安全，環境，社会などの影響により，ICU に関連する個人（個々の医療スタッフ，患者，家族など）や組織（ICU 医療チーム，病院など），コミュニティー（地域社会など）に危険な状況をもたらす，またはもたらしかねない状況であると，ここでは定義します（図1）．

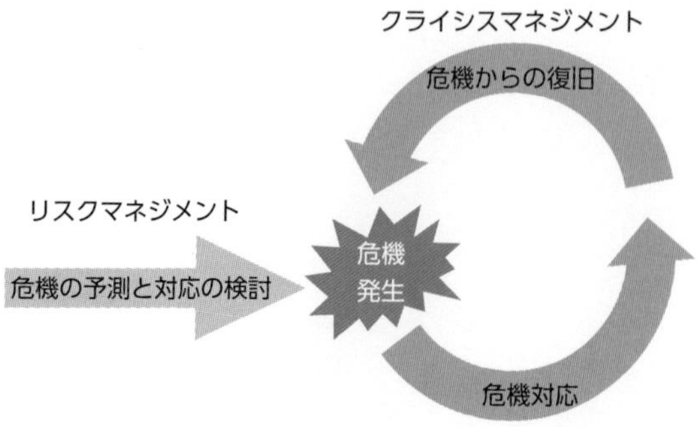

2 危機発生前の備え リスクマネジメントが大事

先に述べたように，リスクマネジメントとは危機が発生する前における管理であり，今後発生するかもしれない危機に対する備えです．そのため，**備え（リスクマネジメント）が確実に行われていれば，クライシスマネジメントは容易となります**．日々の ICU 業務におけるリスクマネジメントが必要とされる事象は，点滴の投与間違い，医療機器の操作間違い，点滴やドレーン類の事故抜去などがあがりますが，一般病棟と比較して，ICU では常に患者に近い位置に医療者がいるため，患者の転倒転落は少ないとされています．

口頭指示に潜む危険と対策

医師からの口頭指示には多くの危険が潜んでいます．「ノルアドリナリン半筒使って！」との口頭指示を「3 筒」と聞き間違えたり，「mg」と「mL」の単位を間違えるなどがその危険にあたります．また，ICU で使用される薬剤には生命に直結する薬剤も多くあり，投与には十分な注意が必要とされます．また，口頭指示は責任の所在もあいまいです．そのため，基本的に看護師は医師からの口頭指示を受けてはいけません．しかし緊急時の場合，やむをえず受けなければならない状況もあります．そのため，口頭指示を受ける場合のルールを決めておく必要があります．

- ●誰の口頭指示か
- ●誰が受けたのか
- ●薬剤の投与量と投与速度は？
- ●内容を医師と復唱し内容を確認したのか

これらが口頭指示を受けるにあたり必要な確認事項であり，指示を出した医師との確認と記録・署名を，状況が落ち着き次第，早急に行う必要があります．

緊急時以外でも，薬剤の準備から投与，輸液ポンプやシリンジポンプなどの医療機器操作は，複数の看護師とのダブルチェックによってリスクを回避できます．そのため，日々の業務において，看護師，医師とのダブルチェックを常に行い，習慣化されることがリスク回避への近道となります．

クライシスマネジメント

危機からの復旧

リスクマネジメント

危機の予測と対応の検討

危機
発生

危機対応

図1 リスクマネジメントとクライシスマネジメント

表1　ICU入室患者のトリアージ指標例

優先度が高い	
A：特定の臨床的ニーズに基づく	B：バイタルサイン・臨床データに基づく
侵襲的なサポート ・人工呼吸器 ・補助循環と循環モニタリング ・持続的腎代替療法 ・厳重な監視が必要 ・重大な代謝障害	呼吸器/心血管 ・RR>26　HR>120 ・SBP<100 ・呼吸の仕事の増加 ・気道トラブル ・チアノーゼまたはまだら様の皮膚 神経所見の悪化 ・発作・新たな神経学的局所欠損，せん妄 代謝 ・乳酸またはクレアチニンの上昇
優先度が低い	
・DNR ・高度な悪性腫瘍の存在，または ・重度の慢性臓器機能障害 ・入室前の介護度が高い ・非侵襲的支援が必要な患者（例BIPAP） ・観察のみが必要な患者 ・予後が非常に悪い ・予後が非常に良好なため，ICUケアの恩恵を 　受けにくい患者	重症度スコア （SOFA，APACHE II scores）

ドレーン・ルートの事故抜去に注意

ICUでは，さまざまなドレーンやルート類が挿入されている患者が多くいます．そのため，ドレーンやルート類の事故抜去も多くなっています．チューブ類がベッド柵などに引っかかったまま，体位変換やベッドを挙上したことで，これらが引っ張られ抜けてしまうケースも多いのではないでしょうか．ICUの患者の体位変換は基本敵に2人以上で行い，体位を変える際には，ドレーンやルート類を根本付近でしっかりと持ち確認する人と，体位を支える人というように，役割を決めて体位の調整を行う必要があります．また，患者のICUせん妄による事故抜去を避けるため，不要なドレーンやルート類については医師と相談し早期に除去することも大切です．

ICUでのトリアージ

ICUの役割は，重傷者を受け入れ，早期の回復を目指し管理することです．しかし，周術期管理が必要とされる患者や，病状の悪化などにより集中治療を必要とする患者，または災害などの社会的影響などによってICUのベッド数を上回る患者が発生します．それら多数の重症患者が発生した場合，管理者はICUでの治療がもっとも必要とされる患者を選別（トリアージ）することを余儀なくされます．そのため，日々の業務においてICUでのリスクマネジメントを考慮しておくことが大切です．

ICUへ入室する患者には集中的な医療と看護が必要とされます．こうした患者を最大限に救命するための医療と看護のケア能力をsurge capability（ICUの許容能力）といいます．この能力は「スペース」，「スタッフ」，「資源」で構成されています．スペースにはICUのベッドが含まれ，スタッフはそのベッドをサポートするために必要なスタッフ（とくに看護師）が含まれます．また，これら2つの要素を確保するため，日頃からリクスマネジメントが必要であり，さらにはICU入室患者のトリアージシステムが必要とされます．例としてトリアージ指標（表1）を提示します．

63 ICU における感染管理

集中治療領域の院内感染率がもっとも高いとされる VAP について考えます. 普天間 誠

1 ここが大事
VAP を予防する

ICU には，重篤かつ易感染性状態の患者が多くいます．そのため，感染経路別予防策や抗菌薬の選択，人工呼吸器関連肺炎（ventilator associated pneumonia：VAP）などの感染予防策が重要となります．今回は，集中治療領域の院内感染率がもっとも高いとされる VAP について述べます．VAP は，気管挿管後 48 時間以降に発症する院内肺炎と定義されています.

発生機序（図 1）

発生機序はさまざまですが，なかでも汚染された口腔・鼻腔からの分泌物や胃内容物の誤嚥は，重大な因子となります．人工呼吸器装着患者は，気管チューブで声門の閉鎖が阻害されるため分泌物が垂れ込んでしまい，誤嚥しやすくなります．また，仰臥位では胃からの逆流で誤嚥のリスクが高まります．口腔内は，開口状態で乾燥しやすく，自浄作用低下，常在細菌のバランスが乱れ，感染の原因となります.

今回 VAP バンドルの中で，医師の指示のもとで行う人工呼吸器の設定変更（抜管評価）などではなく，主に看護師の判断で実施可能な頭部挙上と口腔ケアについて考えてみたいと思います.

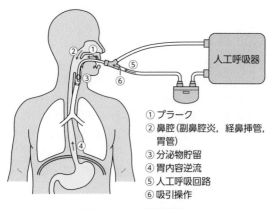

① プラーク
② 鼻腔（副鼻腔炎，経鼻挿管，胃管）
③ 分泌物貯留
④ 胃内容逆流
⑤ 人工呼吸回路
⑥ 吸引操作

人工呼吸器

図 1 VAP の発生機序
［日本呼吸器学会「呼吸器感染症に関するガイドライン」成人院内肺炎診療ガイドライン，p59 より許諾を得て転載］

VAP バンドル

予防に有効とされているのが VAP バンドルです．予防策をひとまとめにして適応する手法が有用とされています．米国医療の質改善研究所（Institute for Healthcare Improvemen：IHI）の人工呼吸器バンドルと，日本集中治療医学会の人工呼吸関連肺炎予防バンドルなどがあります.

米国医療質改善研究所（IHI）人工呼吸バンドル

1. ベッドの頭部側の挙上（30〜40 度推奨）
2. 毎日の鎮静中止と人工呼吸からの離脱評価
3. 消化性潰瘍の予防
4. 深部静脈血栓症の予防
5. クロルヘキシジングルコン酸による毎日の口腔ケア

日本集中治療医学会 人工呼吸関連肺炎予防バンドル

1. 手指衛生を確実に実施する
2. 人工呼吸器回路を頻回に交換しない
3. 適切な鎮静・鎮痛を図る，とくに過鎮静は避ける
4. 人工呼吸器からの離脱ができるかどうか，毎日評価する
5. 人工呼吸中の患者を仰臥位で管理しない

---

2 私はこう考える
45 度の頭部挙上は可能か？

VAP 予防に有効な介入の 1 つに，頭部挙上 30〜45 度があります．頭部挙上 45 度は，完全な仰臥位と比べて VAP 発生率を低下させるとされています[1]．頭部挙上は，胃からの逆流による誤嚥を防ぐとされています．では実際に，頭部挙上 45 度の維持は可能でしょうか？ 私は，患者の体動などでずり落ちてしまうため，維持するのはむずかしいと感じます．頭部挙

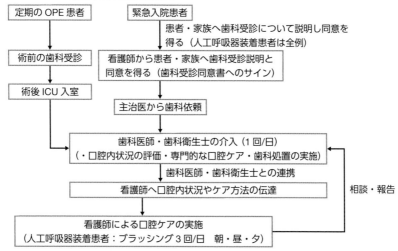

図2　筆者の施設における入院患者の歯科受診

上角度については，20度よりも45度がよいといった根拠はありません．頭部挙上を行う努力は必要ですが，**とにかく45度を維持しよう！ ではなく，頭部挙上を気にする姿勢が重要です**．たとえば，病態上，禁忌でなければどんなときでも仰臥位管理はしない！などです．ただし，経腸栄養投与中は誤嚥予防のため，頭部挙上30度以上が維持できるよう努力をします．また，浅い鎮静管理で患者自らが雑誌やテレビなどを見られるような環境づくりも重要です．こうした介入が結果的に頭部挙上角度の上昇へつながると思います．

3 私はこう考える
口腔ケアはどの程度行うべきか？

VAP予防に効果があると考えられている口腔ケアには大きく分けて2つあります．

薬剤を用いた口腔ケア

諸外国では，0.12％クロルヘキシジングルコン酸塩（chlorhexidine gluconate：CHG）を用いた口腔ケアは一般的で，IHIのVAPバンドルの1つになっています．しかし，わが国では粘膜への消毒でショックを呈した症例があり，使用は禁忌となっています．近年，CHG自体もその有効性については疑問視されています．

歯ブラシによるブラッシングを用いた口腔ケア

わが国で主流となっている口腔ケアの1つですが，現段階ではVAP予防にどの程度の効果があるかわかっていません．

VAP予防を考えたとき，効果が確立されていない口腔ケアは重要ではないのでしょうか？ 私は，VAP予防効果は不明ですが，ブラッシングを用いた口腔ケアは重要だと考えています．なぜなら，**院内感染の起炎菌のリザーバーであるデンタルプラークを除去することで，口腔内の細菌を効率よく減少させる**と考えているからです．デンタルプラークとは，歯の表面にみられるバイオフィルム（細菌などで構成される膜）です．**粘性のフィルムで，薬物では効果的に除去できず，機械的洗浄であるブラッシングが必要とされています**．ですが，ブラッシングを頻繁にやりましょう！というわけではありません．口腔ケアをどの程度行うべきか？ が重要ではなく，効率よくデンタルプラークを除去することが重要だと考えています．私の施設では，**人工呼吸器装着患者に対し，看護師によるブラッシング口腔ケア（3回/日）**を行っています．さらに，**ICU入室患者すべてを対象に歯科受診を検討します（図2）**．これは，早期からプラークフリーを含む積極的な口腔ケアをするために行われています．歯科医師や歯科衛生士の専門職と連携することで，デンタルプラークを効率よく除去できると考えています．その結果，口腔内細菌を減少させVAP予防にもつながるのでは？ とも考えています．

引用文献

1) Drakulovic MB, et al : Supine body position as a risk factor for nosocomial pneumonia in mechanically ventilated patients : a randomised trial, Lancet **354** : 1851-1858, 1999

参考文献

1) 日本集中治療医学会 ICU 機能評価委員会：人工呼吸関連肺炎予防バンドル 2010 年改訂版（略：VAP バンドル）https://www.jsicm.org/pdf/2010VAP.pdf（2021 年 4 月 14 日閲覧）
2) 日本呼吸器学会「呼吸器感染症に関するガイドライン作成委員会」：日本呼吸器学会「呼吸器感染症に関するガイドライン」成人院内肺炎診断ガイドライン，2008

64 モニタリング 1
SpO₂（percutaneous oxygen saturation）

SpO₂ は動脈血中の総ヘモグロビンのうち，酸素と結合したヘモグロビンが占めている割合（酸素飽和度）を経皮的に測定した値です．SpO₂ により体内での酸素化をモニタリングすることができます．

波多江　遵，山形泰士

1 ここが大事
酸素乖離曲線を把握する

　酸素飽和度と酸素分圧の関係性を示したのが酸素解離曲線（図1）であり，酸素化をアセスメントするうえで酸素解離曲線は知っておいたほうがよいでしょう．重症患者はより多くの酸素を必要とします．酸素解離曲線は細胞の代謝が活発になり，より多くの酸素を必要としているときに右方移動しやすく，SpO₂ の低下が急に起こりやすくなります．早めの原因検索と対応が必要です．また，SpO₂ を測定するパルスオキシメータは意外と繊細な機械です．末梢循環不全，低体温，体動などにより数値が出なくなることがあります．さらに，血液循環の影響を受けるため，値が安定するまで 10〜30 秒ほどタイムラグがあります．常に正しく測定できているか，そして正しい値であるかを確認します．

2 私はこうしている
SpO₂ だけで判断しない

　実際は，患者の病態，症状によって SpO₂ はリアルタイムで変化します．**SpO₂ 値が 93％以下だった場合，まずは正しく酸素が投与されているか，SpO₂ が測定できているか，確認しましょう．**SpO₂ は酸素化の指標です．もう一度言います．SpO₂ は「酸素化」の指標です．

私はこう考える

　SpO₂ だけで呼吸状態が「大丈夫」と考えるのは危険です．すべての患者が血液ガスをタイムリーに評価できるとは限りません．必ず，症状，呼吸回数，呼吸パターン，呼吸音，ETCO₂ と一緒に評価しましょう．
　SpO₂ が 97％以上だった場合，PaO₂ が 100 mmHg ぐらいになるので，酸素を減らすことができるかを考えます．高濃度の酸素は害です．高すぎる SpO₂ は安心かもしれませんが，異常の発見が遅れてしまいます．

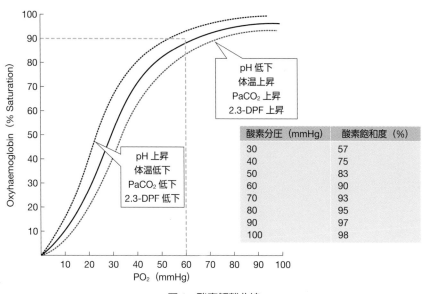

図1　酸素解離曲線

65 モニタリング2
ETCO$_2$（end tidal carbon dioxide）

ETCO$_2$ は呼気時に含まれる二酸化炭素濃度のことであり，カプノメータにより非侵襲的にモニタリングがすることができます。

波多江　遵, 山形泰士

1 ここが大事
ETCO$_2$ は何を表すか

肺胞換気量，肺胞血流量，組織での二酸化炭素排泄量を反映しており，正常な心機能と肺機能をもつ患者の場合，ETCO$_2$ と PaCO$_2$ はほぼ同じになります。数値だけでなく，カプノグラムを理解することで換気状態の変化や異常の早期発見につなげることができます。また，心肺蘇生時にカプノメータを使用することは，胸骨圧迫の質の評価や気管内挿管の成否の確認にも有用です。

2 私はこうしている
ETCO$_2$ と PaCO$_2$ の両方をみる

カプノメータの測定方法には，メインストリーム方式とサイドストリーム方式がありますが，どちらの測定方法も気道内分泌物によるセンサーの汚染やサンプリングチューブの閉塞により，測定が困難になりま

す。気道分泌物が多い患者では注意が必要です。

ETCO$_2$ は患者の換気状態を判断する指標になりますが，肺血流量や心拍出量，体温や疼痛など，さまざまな影響を受けます。ETCO$_2$ と PaCO$_2$ の較差が生じる病態には，死腔換気の増大やシャントの増加が考えられます。ETCO$_2$ のモニタリングだけでなく，定期的に PaCO$_2$ の評価をすることで，換気異常の病態をアセスメントしやすくなります。

カプノグラム（図1）は吸気から呼気までの波形を示しているため，波形の形から換気の異常を推察できます。

私はこうしている

何より重要なのは，患者のベースラインの波形を覚えておくことです。ETCO$_2$ 値は鋭敏に反応しますが，先に波形が変化します。患者のベースラインの波形からの変化を読みとることで，今後起こりうることを予測することができるようになるでしょう。

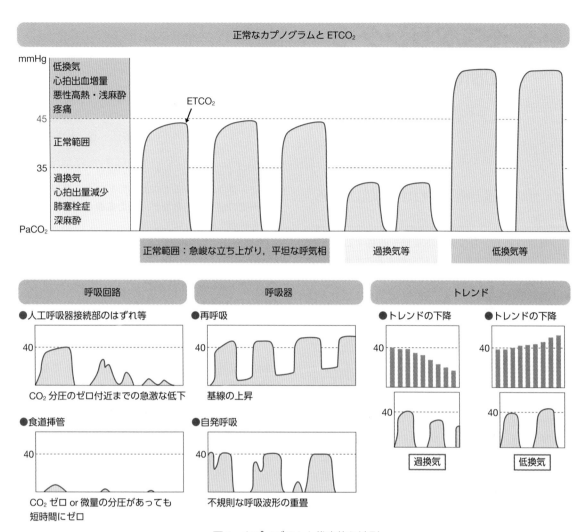

図1 カプノグラムと代表的な波形

66 モニタリング3
動脈圧

観血的動脈圧測定では，循環動態が不安定な患者の血圧を連続的にモニタリングできます.

波多江　遵，山形泰士

1 ここが大事
他の指標と組み合わせれば見方いろいろ

心電図波形とともに動脈圧波形を確認することとで，循環動態をリアルタイムに分析することができます. 呼吸パターンと同時に観察することで，呼吸性変動の評価も可能です. また，頻繁な採血による患者の苦痛を軽減することができます.

ラインや機器の状況が数値に影響を与える

観血的動脈圧は，動脈からラインを通してトランスデューサーを介してモニターに表示されます. ラインには高い圧がかかるため，ヘパリンを添加した生理食塩水で加圧をしないと血液がルート内を逆流してしまいます. そして，カテーテルの屈曲，トランスデューサーの高さや0点較正の誤差，大動脈疾患があれば，数値や波形は変化します. 正確な動脈圧波形を観察するために，ラインと機器に問題がないか，患者の状態に変化がないかを確認する必要があります.

動脈圧の波形

動脈圧の波形は図1のようになります. この波形の面積は心拍出量を示しているといわれています. 図の

ようなどっしりとした面積の広い波形であれば，心拍出量が保持されているといえるでしょう. **非観血的な血圧測定の値や心拍数など，他の指標とあわせて循環動態を評価する**ようにします.

2 私はこうしている
患者個々のちょうどよい血圧を見つける

血圧の変動は患者の生命に直結します. 高すぎても低すぎてもいけません. そして，循環動態の良し悪しは血圧に反映されます. **目の前の患者にとってちょうどよい血圧を目標に観察，ケアをしていく必要があり**ます. 血圧の値は心拍出量と末梢血管抵抗によって決まります. そして，心拍出量は一回拍出量と心拍数，一回拍出量は前負荷と後負荷，心収縮力によって決まります. これらの因子の変化によって血圧は変動するため，血圧が変化した場合は，どの因子が変化したのか，常に考えるようにすると循環動態の変化に対応しやすくなるでしょう.

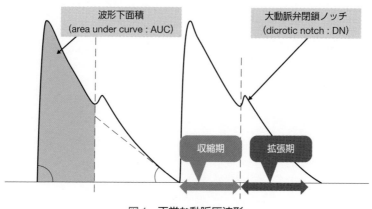

図1　正常な動脈圧波形

67 モニタリング 4 心電図モニター

心電図モニターをつけることにより，心拍数や不整脈，心電図変化をモニタリングすること
ができます．

波多江　遵，山形泰士

1 ここが大事
心拍数の確認が大事

　心電図には誘導といって，心臓を動かすための電気
の流れを観察する方向がありますが，基本的には波形
を観察しやすいⅡ誘導にしておきます．そして，機種
によって，設定や使い方は違ってきます．使い方を理
解しておくことで，効果的なモニタリングができるよ
うになります．

　何らかの原因で心拍出量が低下した場合などは，そ
の代償反応として心拍数が多くなることがあります．
脱水や出血などの循環血液量減少性ショックのときに
は，血圧が低下する前に循環血液量の減少を代償して
頻脈になります．そういう意味では，心拍数は循環動
態の悪化を一番最初に知らせてくれる重要な数値とい
えます．

モニタリングはあるものを賢く使う

　ここ数年，モニタリング機器の進化には目を見
張るものがあります．最新の機器は確かに便利で
す．数値化することで，患者の変化をすぐにとら
えることができ，プロトコル化しやすく，医師や
多職種との情報共有も容易になります．しかし，
そのような機器をすぐに現場で使えるというのは
現実的ではありません．重要なのは基本を理解す
ることです．心拍出量の数値が出ないのであれ
ば，動脈圧波形を利用します．動脈圧波形がない
のであれば，脈拍を触知して一回拍出量を予測し
ます．今，その場にあるものを賢く使って評価す
ることが，異常の早期発見というモニタリングの
最大の目標を達成するための近道です．

2 私はこうしている
心拍と血圧の変化で具体的な変化を推測する

　心電図モニターは，あくまでも心拍数や心電図波形
の変化を経時的に読みとるためのものです．不整脈の
診断には，すみやかに12誘導心電図を医師とともに
判読する必要があります．モニターの限界を理解して
おくことで，すぐに次の行動をとることができます．

　心拍出量とは，心臓から拍出される1分間の血液の
量で，一回拍出量×心拍数で表されます．心臓の機能
が正常であれば，一回拍出量が減っても心拍数が増え
て代償するため，心拍出量は低下しません．しかし，
頻脈の場合は，心臓に血液が充満する拡張期の時間が
短くなるため，効率よく血液を拍出できなくなりま
す．その結果，血圧が低下します．つまり，頻脈でも
徐脈でも心拍出量は低下し，血圧が下がります．**心拍
数の推移とともに血圧の変化を確認し，どのようなパ
ターンをとるかにより，どのような変化が起きている
かを推論することができるのです**（表1）．

表1　血圧・心拍数のパターン

血圧上昇/心拍数上昇	血圧上昇/心拍数低下
・痛み ・高 CO_2 血症 ・低血糖	・頭蓋内圧上昇
血圧低下/心拍数上昇	**血圧低下/心拍数低下**
・脱水 ・心タンポナーデ ・アナフィラキシー ・緊張性気胸 ・ショック	・迷走神経反射 ・心臓伝導障害（薬剤性含む） ・神経原性ショック

68 血液ガスデータの基本的理解とチェックポイント

昔，血液ガスの解釈は専門領域の医師の仕事でした．しかし今では看護師も臨床実践に必要な知識となってきています． 安樂隼人

1 ここが大事
目的は①酸素化，②換気，③酸塩基平衡を知ること

血液ガスは何のために確認するのか，目的を整理しましょう．看護師が血液ガスデータを確認する目的は，①酸素化，②換気，③酸塩基平衡について知り，異常の早期発見や，現在行っているケアの妥当性を評価することです．他にも電解質や乳酸値など，さまざまなことを教えてくれますが，まずはこの①〜③について理解していればよいと思います．具体的には，pH，PaO_2，$PaCO_2$，HCO_3^- の4つの値を確認します．これら4つの値について，この4つの値の正常値や意味は表1に示すので覚えてください．これを知らなければスタートラインには立てません．意外と簡単ですので安心してください．

2 私はこう考える
酸素化について

酸素化を知るためには PaO_2 を確認します．高ければ酸素投与が過剰，低ければ何らかの呼吸の異常があります（換気・拡散・血流：図1参照）．さらに SaO_2（動脈血酸素飽和度）と Hb（ヘモグロビン）もあわせてみることが大切です．たとえば，A氏「PaO_2：90 mmHg，SaO_2：96%，Hb：6 g/dL」と，B氏「PaO_2：55 mmHg，SaO_2：85%，Hb：15 g/

dL」では，パッと見たときに明らかにBのほうが低酸素血症に見えます．しかし，実はA氏のほうの低酸素血症が高度なのです（血液中の酸素は大部分がヘモグロビンと結合して存在）．つまり，A氏のように一見して低酸素血症がないような患者でも，**きちんとHbまでみていないと低酸素血症を見落としてしまう**のです．酸素化を確認するときは PaO_2 だけをみてもある程度わかりますが，SaO_2，Hb をセットで確認する癖をつけましょう．

3 私はこう考える
換気について

換気は $PaCO_2$ を確認して，換気量が多いか少ないかをみます．高いと換気量が少ない，低いと過換気症候群や人工呼吸器による過換気や代償変化（後述）が考えられます（図2）．

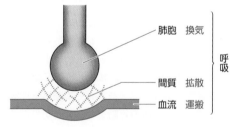

図1　呼吸の生理

表1　血液ガスの正常値

4つの値	正常値	わかること
pH（水素イオン濃度）※体内が酸性かアルカリ性かわかる	7.4±0.05	③酸塩基平衡
PaO_2（動脈血酸素分圧）	80〜100 mmHg	①酸素化
$PaCO_2$（動脈血二酸化炭素分圧）	40±5 mmHg	②換気　③酸塩基平衡
HCO_3^-（重炭酸）	24±2 mEq/L	③酸塩基平衡

表2

pH	PaCO₂（呼吸）	HCO₃⁻（腎臓）
7.4＞pH アシデミア （代償性変化は？）	40 より高い 呼吸性アシドーシス （この場合 HCO₃⁻ が上昇）	24 より低い 代謝性アシドーシス （この場合 PaCO² が下降）
7.4＜pH アルカレミア （代償性変化は？）	40 より低い 呼吸性アルカローシス （この場合 HCO₃⁻ が下降）	24 より高い 代謝性アルカローシス （この場合 PaCO² が上昇）

$PaCO_2$：35 mmHg 未満
・過換気症候群
・人工呼吸器による過換気
・拡散障害による低酸素血症など

$PaCO_2$：45 mmHg 超え
・肺胞低換気
（無気肺，気胸，胸水貯留，CO_2 ナルコーシスなど）

図2　異常な $PaCO_2$ の原因

4 私はこう考える 酸塩基平衡

　酸塩基平衡がわかれば，どんな病態が潜んでいるのかがわかります．しかし，ここで苦戦する人が多いのではないでしょうか．確認する手順は決まっていますので，訓練していくことが大切です．まず血液ガスを測定したら，① pH が 7.4 より上か下か，② $PaCO_2$ と HCO_3^- の値，③代償性変化について確認します．毎回同じ手順です．

pH

　pH が 7.4 より上か下かをみます．7.4 未満であればアシデミア*（酸欠症），7.4 を超えていればアルカレミア（アルカリ血症）と決めます．これで①の手順は終わりです（厳密には pH の正常値は 7.35〜7.45 ですが，実際は 7.4 で区切って考えることがポイントです）．

$PaCO_2$ と HCO_3^- の値

　アシデミアかアルカレミアかを確認したら $PaCO_2$ と HCO_3^- をみて，どちらが原因でそれらが起きているか考えます．$PaCO_2$ は 40 を基準に，HCO_3^- は 24 を基準にみます．アシデミアで $PaCO_2$ が高ければ呼吸性，HCO_3 が低ければ代謝性のアシドーシス，HCO_3^- が高ければアルカレミアとなります．また，低ければその反対です．

代償性変化

　体内では pH を元に戻そうとする働きがあり，これを代償性変化といいます．$PaCO_2$ の変化は呼吸で，HCO_3^- の変化は腎臓で調整することで代償します．この代償性変化を確認し，患者のどこが原因で悪いのか考えていくことが重要となります（表2）．
　血液ガスの基本的な読み方を説明し病態の予測を行い，適切なケアにつなげていきましょう．

参考文献
1）L. マーチン：わかる血液ガス：ステップ方式による検査値の読み方，第 2 版，古賀俊彦（訳），秀潤社，東京，2000
2）貴邑冨美子ほか：シンプル生理学，改訂第 5 版，南江堂，東京，2005

*アシデミアとアシドーシス
血液が酸性の状態をアシデミア，アシデミアの原因をアシドーシスと表現します．アルカレミアとアルカローシスも同じ関係です．

69 生化学データの基本的理解とチェックポイント

生化学データは学習する項目や数値が多く大変ですが，肝機能，腎機能，電解質など，各臓器別のデータが整理でき，患者の全身状態を知る助けになります（表1）．では，私なりのポイントを紹介していきます．

原 健策

1 ここが大事
生化学データ

タンパク

・総タンパク：TP
・アルブミン：Alb

　急性期の重症患者の場合，TPやAlbによる栄養評価は参考程度かと思います．たとえば，Alb値は脱水・浮腫がある場合やアルブミン製剤を使用した場合，検査結果＝栄養状態とは考えにくくなります，TPやAlbを参考に他の方法での栄養評価も考えられるとよいと思います．

肝機能

・アスパラギン酸アミノトランスフェラーゼ：AST（GOT）
・総ビリルビン：T-Bil
・アラニンアミノトランスフェラーゼ：ALT（GPT）
・乳酸デヒドロゲナーゼ：LDH

・γ-グルタミルトランスフェラーゼ：γ-GPT
・アルカリホスファターゼ：ALP
・コリンエステラーゼ：ChE
・アンモニア：NH3

　肝機能は，肝炎などの疾患だけでなく薬剤の長期使用などの影響も大きいです．私は以下のように項目を整理してアセスメントしています．

・肝細胞の障害の程度→ AST，ALT，NH3
・胆汁生産・排泄能力→ ALP，LDH，γ-GPT，T-Bilなど
・物質の合成能や凝固能→ ChE，生化学データではないですが，プロトロンビン時間：PT，活性化部分トロンボプラスチン時間：APTT，フィブリノゲン・フィブリン分解産物：FDP など

膵機能

・アミラーゼ：AMY

　急性膵炎の診断基準の1つが，AMY値の正常上限3倍以上の上昇です（リパーゼ値のほうが有効です）．

表1 主な生化学データ一覧

	項目	ポイント
タンパク	TP，Alb	急性期の重症患者では参考程度
肝機能	AST，ALT，NH3 ALP，LDH，γ-GPT，T-Bil など ChE，PT，APTT，FDP	→肝細胞の障害の程度 →胆汁生産・排泄能力 →物質の合成能や凝固能
膵機能	AMY	正常上限3倍以上の上昇
心機能	CK，CK-MB	CK-MB値のピークアウトに注意
腎機能	UN，Cre	Creのほうが重要　UNも確認
電解質	Na，K，Cl，Ca，IP，Mg	電解質の異常は不整脈との関係性が強い
糖代謝	Glu，HbA1c	HbA1cは6.5%以上
炎症タンパク	CRP	CRPはWBCより遅れて反応する

心機能

・キレアチンキナーゼ：CK
・キレアチンキナーゼ MB 型：CK-MB

　CK は心臓や骨格筋の損傷で値が上昇します．なかでも CK-MB は心筋由来です．心筋梗塞患者は（時に心臓血管外科手術後患者も）採血の指示が頻回になりますので，CK-MB 値がピークアウトしているか（値が頂点から下降しているか）が重要です．

腎機能

・尿素窒素：UN
・クレアチニン：Cre

　急性腎障害（AKI）の診断基準の中に Cre の上昇がありますので（Cre が 48 時間以内に 0.3 mg/dL 以上の上昇，もしくは 7 日以内で基礎値から 1.5 倍上昇で AKI と診断），私は Cre のほうが腎機能のアセスメントで重要だと考えています．が，UN は腎障害以外に脱水や栄養の改善（タンパクの増加）でも上昇傾向となるため，値を確認しアセスメントしていきましょう．

電解質

・ナトリウム：Na
・カリウム：K
・クロール：Cl
・カルシウム：Ca
・リン：IP
・マグネシウム：Mg

　電解質異常は体液量の過剰・不足をはじめ，さまざまな病態で起こり，自覚症状だけでなく心電図の波形変化にも影響します．不整脈が出現する代表的な電解質の異常は，K 値 5.5 mEq/L 以上の高カリウム血症です．ですが，「K 値は正常なのに不整脈がでる」から，追加で Mg を測定してみると低値だったなんてこともあります．電解質の異常は不整脈との関係性が強いので，医師や看護チームで共有し電解質補正など対応が必要となります．

糖代謝

・血糖：Glu
・ヘモグロビン A1c：HbA1c

　私は糖尿病患者の HbA1c は 6.5% 以上をベースに考えています（国際基準を参考にしてます）．
　糖尿病性昏睡（高血糖）や低血糖時には，症状観察とともに Glu のフォローが重要です．

炎症タンパク

・C 反応性タンパク：CRP

　CRP は白血球数：WBC より遅れて反応します．私は以下のように考えています．
　例 1：WBC が上昇し続けている場合は，CRP もまだ上昇する可能性が高い．
　例 2：WBC の上昇が止まった場合は，CRP の上昇も翌日ぐらいには落ち着く可能性が高い．

70 血算データの基本理解とチェックポイント

血算の値はあくまで「事象（結果）」であり，その「要因（過程）」を考えることが大切です．
血球の「供給と消費」を意識することで病態推測につながります．　　　　　河原良美

1 ここが大事
結果だけでなく過程（要因）を意識する

赤血球はこうみる

　赤血球（RBC）の成分は表1のとおりです．以下，私が実践している赤血球の見方を紹介します．

　ヘモグロビン値は酸素運搬の最大の規定因子です！
　動脈血酸素含量（CaO_2：mL/dL）＝1.34×ヘモグロビン値（g/dL）×SaO_2＋0.0031×PaO_2

　ヘモグロビン値（g/dL）や**ヘマトクリット値**（%）は単位を意識しましょう．ヘモグロビン値の単位は1dL中の量（g）を示しており，ヘマトクリット値は百分率（百に対してどれくらいの割合を占めているか）を示しています．極度の脱水の場合では検査値上，貧血がみられなくても，適正な輸液後に貧血が明らかになることがあります．血算だけで判断せず，他の検査データや身体所見，治療状況や経過を鑑み判断しましょう．

　貧血の重症患者に対する赤血球輸血に関するガイドラインでは，ヘモグロビン値のみを輸血開始基準として用いてはならないとしながらも，重症患者に対しては，ヘモグロビン値7g/dLでの輸血検討を示しています．

　ヘモグロビン値の減少がみられれば，MCV，RETを確認しましょう．あわせて，血清鉄，フェリチンの値も評価しよう（表2）．

　一方，ヘモグロビン値の増加の原因としては，多血症や血管内脱水が考えられます．

白血球はこうみる

　白血球（WBC）の成分は表3のとおりです．私が実践している白血球の見方を紹介します．

　白血球増加の多くは，好中球および幼若球の増加です．幼若球は，好中球の前段階である分葉核球や桿状核球で，本来は骨髄にプールされています．しかし，感染症などにより白血球の消費が亢進すると，骨髄内で成熟した好中球の産生が追いつかず，未熟な状態で血中に出現してきます．これを白血球分画の左方移動といい，重症感染症などでみられます．

　なお，慢性の白血球増加は喫煙の影響が考えられます．

　また，白血球増加に加えて貧血と血小板減少がみられる場合は，急性白血病も考えられるため注意が必要です．

表1　赤血球（RBC）の成分

HGB	ヘモグロビン
HCT	ヘマトクリット
MCV	平均赤血球容積
MCH	平均赤血球ヘモグロビン量
MCHC	平均赤血球ヘモグロビン濃度
RDW	赤血球容積分布幅
RET	網赤血球（骨髄中の幼弱赤血球）

表2　MCVの評価方法

高値（≧101）	正常（81〜100）	低値（≦80）
・ビタミンB_{12}欠乏 ・葉酸欠乏 ・悪性貧血	・大量輸液 ・溶血性貧血（RET増加） ・出血（RET増加） 　※ Hb 1mg/dLの低下で推定出血量250〜300mL ・再生不良性貧血（RET増加なし）	・血清鉄・フェリチンともに減少で鉄欠乏性貧血 ・血清鉄減少・フェリチン上昇で二次性貧血

表3　白血球数内訳

白血球の内訳	NEUTRO	好中球
	LYMPHO	リンパ球
	MONO	単球
	EOSINO	好酸球
	BASO	好塩基球
好中球数の内訳	BLAST	骨髄芽球
	PROMYELO	前骨髄球
	MYELO	骨髄球
	META	後骨髄球
	BAND	好中球桿状核球
	SEG	好中球分葉核球
	ATY-LYMP	異型リンパ球
	Ab-LYMP	異常リンパ球

好中球増加と発熱がある場合は急性感染症も考えられます.

リンパ球が増加する場合，ウイルス感染も考えられます.

白血病増加，骨髄芽球出現，幼若顆粒球増悪など，白血病に類似する所見であっても，実際には，重症感染症，敗血症，悪性腫瘍，クロストリジウム・ディフィシル，百日咳などである場合があります．これらを類白血病反応といいます.

炎症性疾患であっても，必ずしも白血球の増加がみられるわけではないため注意が必要です．単にNSAIDsやステロイドの常用，抗菌薬の投与により基準値の範囲内であるにすぎないことも少なくありません.

異型リンパ球数の増加がある場合は，他の血算データが基準値内であっても，ウイルス感染の可能性を疑う必要があります.

白血球が減少しているときは，①薬剤性か，②供給

表4　血小板減少の要因

産生低下	破壊亢進	消費亢進・喪失
・骨髄占拠性病変 ・放射線・抗がん剤などの影響	・脾腫（脾機能亢進） ・特発性血小板減少紫斑病 ・体外循環など	・出血 ・敗血症 ・DIC（播種性血管内凝固症候群）

※血小板が前回値より低下し，白血球分画の左方移動があれば敗血症を疑う.

障害か（栄養障害，免疫障害など），③白血球消費の増加か（重症感染症，抗がん薬投与など），原因を考えてみましょう.

血小板はこうみる

血小板（PLT）の減少があれば表4のように要因を考えましょう.

一方，血小板の増加の要因としては，一次性として腫瘍性増加，二次性としてCRP運動性増加（細菌性感染症など），反応性増加（貧血など）が考えられます.

なお，血小板値のみで判断するのではなく，凝固線溶系検査（PT，APTT，血清FDPなど）結果をあわせて評価する必要があります.

その他

すべての血球（赤血球・白血球・血小板）が低下した状態を汎血球減少症と呼びます．いわゆる供給が追いつかない状態であり，骨髄疾患だけでなく感染症や肝硬変などでも軽度の反応性汎血球減少がみられます.

参考文献
1) 岡田　定：誰も教えてくれなかった血算の読み方・考え方，医学書院，東京，2011
2) 河合　忠（監修）：異常値の出るメカニズム，第7版，医学書院，東京，2018
3) 田中和豊：問題解決型救急初期検査，第2版，医学書院，東京，2019

71 画像データの基本的理解とチェックポイント（胸部 X 線）

胸部 X 線写真は，なんとなく見るのではなく「気胸はないか？」など目的をもって見ます．読影できたとしても過信は禁物です．多くの情報を得ることはできるが評価することはむずかしいです．

高田寛之

1 ここが大事
白黒の濃淡で "透過性" を判断する

　胸部 X 線写真は，白黒の濃淡により評価する画像です．X 線は**臓器がなく透過したところは黒く写り，辺縁に厚みのある気道や心臓，横隔膜などの臓器の場合は，白く写る**部分としてはっきり確認できます．

今はこう考える

　また，辺縁の薄いうっ血や胸水などの液体などの場合は輪郭がぼやける特徴があります．ただ，「**胸筋，背筋，皮下脂肪，乳腺などの軟部組織は肺の透過性に大きな影響を与える**」といわれている[1] ので，白黒の濃淡を評価する際には注意が必要です．

　画像を評価する目的としては，①うっ血や胸水，肺炎の状況などの治療効果の確認，②挿管チューブやスワンガンツカテーテルなどの留置後の位置確認，③無気肺や気胸などの合併症の確認などで利用されていると思います．私が所属しているのは CCU のため，心不全患者に投与した利尿薬の効果を評価するために胸部 X 線の所見が必須となります．私はなんとなく，前日と比較して透過性が改善していることはわかります．しかし，心不全患者の胸部 X 線の特徴である肺尖部への血流再分布所見（角出し像），肺気管周囲や肺血管周囲の浮腫（cuffing sign）やカーリー A，B，C 線の出現などは，読み取ることが十分にできていないと思います．治療の効果や重症度を把握するためには読影できることも大切だと思いますが，私たちは看護師です．「なんとなく昨日より透過性が低下している気がする」「昨日より心拡大している気がする」など，感覚を大事にしていただきたいと思います．そこで，私のように読影に自信がない方でも胸部 X 線を少しでも読影できるようになる方法をご紹介します．

2 私はこうしている
撮影・評価時の 3 つのポイント

肺膨張の程度は「横隔膜の位置」を確認する

　まずは，肺の膨張の程度を確認するときには横隔膜の位置をチェックすることです．評価するときは前回撮影した画像と比較するようにしていますが，横隔膜の位置が肋骨の何本目に相当するかを確認します．

今はこう考える

　一般的に，**正常の横隔膜は第 10 肋骨後面より下で，第 11 肋骨後面は横隔膜と重なる**のが正常である．**横隔膜が完全に第 11 肋骨後面より下に位置する場合は，横隔膜が低下している**と考えてよい[1] といわれています．肋骨の本数や位置は変化することはないので指標にしやすいのではないでしょうか．

撮影時の姿勢を意識する

　次に，撮影時の姿勢を確認することも大事です．うっ血がある患者が臥位で撮影を行った場合，うっ血が肺全体に浸みわたり，治療の効果や合併症などを評価することができません．座位の場合，肺うっ血は重力により下に下がります．そのため，**下葉の CP アングル（肋骨横隔膜角）が鈍化＝うっ血が残存している**ことを示しますし，下葉の CP アングルが鋭角であればうっ血は改善していると評価することができます．もし，**座位で撮影したにもかかわらず上葉がもやもやしていたら，肺炎などを合併している**ことも考えられます．以上，簡単なポイントですが，活用してみてください．

胸部X線だけで評価しない

　もう1点，気をつけることがあります．それは，胸部X線所見だけで評価しないことです．以前，私は挿管されている患者の胸部X線を朝の情報収集時に確認していました．右の下葉部分が黒くなっている（透過性が改善している）と思ったため，「リハビリの効果があったから改善したんだ」と思っていました．しかし，実際は気胸を起こしていることがわかりました．もう1度，気胸があることを意識してみると肺が虚脱していることもわかりました．

私はこうしている

　皆さんには同じ間違いをしてほしくないので，胸部X線だけで評価しないようにしてほしいですし，<u>なんとなく見るのではなく「気胸はないか？」など目的をもって見る</u>ようにしてほしいと思います．そして，読影できたとしても過信しないでほしいと思います．

　胸部X線所見から多くの情報を得ることはできますが，評価することはむずかしいです．たとえば，呼吸状態を確認するときのことを考えてください．呼吸数や呼吸様式，血液ガス値，咳嗽の有無，気道分泌物の性状などの情報を収集し，多角的にアセスメントされると思います．読影する能力を身につけることは大事ですが，<u>ほかに得られる情報とあわせてアセスメントを行い，「呼吸音が小さいところは胸部X線写真ではうっ血があるのかな？」と答え合わせをするような感覚で胸部X線所見を活用</u>していただけたらと思います．ただ，すぐに評価できるようになるわけではありません．日々，受け持つ患者の胸部X線所見を意識して見る習慣をつけることが大事です．または，医師に所見について確認することなども大切だと思います．多くの所見を目的をもって見て，アセスメントの1つとして活かせるようになってほしいと思います．

引用文献
　1）久保　武：わかりやすい胸部画像診断：胸部X線をどう見るか．日呼吸ケアリハ会誌 **25**：180-185, 2015

72 SOFA（sequential organ failure assessment）スコア

2018 年度の診療報酬改訂で，特定集中治療室管理料 1，2 を取得するためには，入退室時の
SOFA スコアの測定と報告が義務づけられました．　　　　　　　　　　　　　　菅　広信

1 ここが大事
SOFA スコアと敗血症との関係

　SOFA スコアは 1996 年，Vincent らによって敗血症による多臓器障害を評価するスコアリングシステムとしてつくられました[1]．研究の結果，不全臓器の数や機能を段階的に評価することで，予後する方法として提唱されました（表1）．なんと約 20 年前の論文なんですね．その後，敗血症以外の集中治療を受ける患者に転用されることになり，2018 年度の診療報酬改訂で，特定集中治療室管理料 1，2 を取得するためには，入退室時の SOFA スコアの測定と報告が義務づけられました．それまで，Apache スコアなどで ICU 入室患者の重症度を評価していた施設はそこそこありましたが，SOFA スコアを使って敗血症を評価するのは一部のマニアックな看護師だけでした．しかし，特定集中治療室管理料と紐づけられたことにより，「SOFA スコアって何ですか？」という看護師も意識せざるをえなくなったのではないかと思っています．ただし，昨今の電子カルテの機能により自動でSOFA スコアが取得され，意識しなくてもよいという施設もあるかもしれません．

「SOFA スコア 2 点」をどう考えるか

　SOFA スコアの位置づけが少し重要になったのは，2016 年に，敗血症の定義が sepsis3 へと変わったあたりからでした．sepsis3 の詳細は，他原稿を参照してください．

表 1　SOFA スコア（Sequential Organ Failure Assessment score）

項目	点数				
	0 点	1 点	2 点	3 点	4 点
呼吸器 PaO_2/FiO_2（mmHg）	≧400	<400	<300	<200 ＋呼吸補助	<100 ＋呼吸補助
凝固能 血小板数（×$10^3/\mu$L）	≧150	<150	<100	<50	<20
肝機能 ビリルビン（mg/dL）	<1.2	1.2～1.9	2.0～5.9	6.0～11.9	>12.0
循環機能 平均動脈圧（MAP） （mmHg）	MAP≧70	MAP<70	DOA<5γ あるいは DOB 使用	DOA 5.1～15 あるいは Ad≦0.1γ あるいは NOA≦0.1γ	DOA>15γ あるいは Ad>0.1γ あるいは NOA>0.1γ
中枢神経系 GCS	15	13～14	10～12	6～9	<6
腎機能 クレアチニン（mg/dL）	<1.2	1.2～1.9	2.0～3.4	3.5～4.9	>5.0
尿量（mL/日）				<500	<200

DOA：ドパミン，DOB：ドブタミン，Ad：アドレナリン，NOA：ノルアドレナリン
SOFA スコアのベースラインから 2 点以上の増加で，感染症が疑われるものは敗血症と診断される．

このガイドラインの中では敗血症の診断基準の1つが，「感染症が疑われ，SOFAスコアが2点以上増加したもの」とされています．SOFAスコアが2点上昇すると，院内死亡率が10%上昇するといわれています．なお，この「2点以上」は，ICUに入室した時点をベースラインにしています．

健常時（つまりスコア0）から考えてもよいのではないかと思っています．つまり，ICU入室時点ですでに2点以上あるときは，敗血症を疑っても，よいのではないか，と考えています．2点というと感染症を疑いつつ，P/F比が300以下ですぐに敗血症を疑うことになりますが，この状況は意外に多いはずです．臓器障害は血流の関係で肺が最初に障害を受けることを示しているのだろうと考えることもできます．注意すべきは，SOFAスコアは死亡率と関連する[2]のですが，SOFAスコアを改善する治療が必ずしも死亡率を改善させるとは限りません．また，その逆もあります．死亡率はSOFAスコアに反映されない要因で影響を受けることもあるということを確認しておきましょう．

2 SOFAスコアは使いよう

SOFAスコアは便利に使うこともできますが，問題もあります．1つは意識評価です．少し使うとわかりますが，薬剤による鎮静管理をしている患者の中枢神経の評価はどうしたものでしょう？鎮静前の意識レベルとするのか，それとも鎮静されている今の状態を適用するのか，どちらなのでしょうか？また，循環不全が循環作動薬の使用量で定義されていることも，なんだか微妙です．肝障害の指標がビリルビンだけというのも疑問です．肝臓は肝細胞障害と肝合成能，肝代謝能の3つから評価するのですが，ビリルビンは肝代謝能しか判断できません．いろいろ疑問はありますが，日本の医療は医療保険制度によってコントロールされているので，SOFAスコアを計算せざるをえません．お金の問題だけでスコアリングしているのも

なんだか悔しいものです．日頃に看護に活かす方法はないでしょうか？ここまで，SOFAスコアに関してあまり良いことを言っていないように見えますが，私もSOFAスコアの恩恵を得ています．なんやかんや言っても，それなりに敗血症の重症度を示してくれています．個人的な見解ですが，敗血症を原因とした播種性血管内凝固症候群（DIC）の場合，改善がみられると，血小板の投与をしなくてもスコアが上昇してくるタイミングがあります．凝固能の点数が上昇しSOFAスコアに反映されるといった感じです．ただ，輸血療法をしているうちは，この考えは役に立たないことを，いちおう説明しておきます．

ここまで一般的に言われていることと，個人的な見解とを示してきました．要は使いようという結論になるのですが，何でもメリット・デメリットを知ったうえで上手に使いたいですね．

呼吸回数にご用心

ちなみに，病棟に早期に敗血症を疑う基準として，qSOFAというシンプルな方法があります．その基準の1つに，呼吸回数22回以上という項目があります．しかし，一般病棟で呼吸回数を計測している（できる）看護師はどのくらいいるのでしょうか？とある患者さんの訴えを聞いてください．

「看護師さんは，人の顔を見ないで，液晶だけ見て，ご飯の量と洗濯ばさみ（SpO$_2$モニターらしい）を指にはさんで，あと行くだけだよ」これでは，qSOFA以前の問題ですね．皆さんは大丈夫ですか？呼吸回数は要注意ですよ！

参考文献
1) Vincent JL, et al : The SOFA (Sepsis-related Organ Failure Assessment) score to describe organ dysfunction/failure. On behalf of the Working Group on Sepsis-Related Problems of the European Society of Intensive Care Medicine". Intensive Care Med **22** : 707-710. 1996
2) de Grooth HJ, et al : SOFA and mortality endpoints in randomized controlled trials : a systematic review and meta-regression analysism. Crit Care **21** : 38, 2017

73 鎮痛スケール

成人重症患者に用いるのにもっとも信頼性が高い痛み評価法は，自己申告型と行動評価型です．

中村紀子

1 ここが大事
患者の状況によって鎮痛スケールを使い分けよう

痛みの程度は，医療者間で偏りがないよう，客観的なアセスメントツールを用いて評価を行います．

Society of Critical Care Medicine（SCCM）と日本集中治療医学会から，成人ICU患者に対する鎮痛・鎮静・せん妄管理ガイドライン改訂版（clinical practice guidelines for the prevention and management of pain, agitation/sedation, delirium, immobility, and sleep disruption in adult patients in the ICU），通称「PADISガイドライン」の日本語訳が発表されました．

その中で，成人重症患者に用いるのにもっとも信頼性が高く，有効な痛み評価法について，報告されています．

自己申告型スケール

痛みの自己申告が可能な成人重症患者では，口頭または視覚による0～10 Numeric Rating Scale（NRS）が有効で実践的な自己申告型痛みスケール[1]です．また，0～10 NRSのような数値形式のスケールを使用できないICU患者に対しては，Verbal Descriptor Scales（VDS）のような記述的な痛みスケールを考慮する必要があります[1]．

行動評価型ツール

成人重症患者の中で，自ら痛みを訴えられない患者で行動が観察可能な場合には，Behavioral Pain Scaleが気管挿管中（BPS，表1）と非気管挿管中（BPS-NI），もしくはCritical-Care Pain Observation Tool（CPOT，表2）が，痛みをモニタリングするのにもっともよい妥当性と信頼性を示します[1]．

BPSは合計3～12のスコアで示し，BPS>5が介入

表1　Behavioral Pain Scale（BPS）

項目	説明	スコア
表情	穏やかな	1
	一部硬い（例：眉が下がっている）	2
	まったく硬い（例：まぶたを閉じている）	3
	しかめ面	4
上肢	まったく動かない	1
	一部曲げている	2
	指を曲げて完全に曲げている	3
	ずっと引っ込めている	4
人工呼吸器との同調	同調している	1
	時に咳嗽	2
	人工呼吸器とファイティング	3
	人工呼吸器との調節が利かない	4

[Pevlin JW, et al：Crit Care Med **46**：e825-e873, 2018 を参考に作成]

表2 Critical-Care Pain Observation Tool（CPOT）

項目	説明	スコア	
表情	緊張なし	リラックス	0
	しかめる，眉間のしわ，こわばる，筋肉の緊張	緊張	1
	上記に加えて，強く眼を閉じている	顔をゆがめる	2
体の動き	動かない	動きなし	0
	ゆっくり慎重な動き，痛いところを触ったり，さすったりする	抵抗	1
	チューブを引き抜く，突然立ち上がる，体を動かす，命令に応じず攻撃的，ベッドから降りようとする	落ち着きなし	2
人工呼吸器と同調（挿管患者）	アラームがなく，容易に換気	同調	0
	アラームがあるが，止んだりもする	咳嗽はあるが同調	1
	非同期：換気がうまくできない，アラーム頻繁	ファイティング	2
発声（挿管していない患者）	通常のトーンで会話	通常の会話	0
	ため息，うめき声	ため息，うめき声	1
	泣きわめく，すすり泣く	泣きわめく	2
筋緊張	受動的な動きに抵抗なし	リラックス	0
	受動的な動きに抵抗あり	緊張，硬直	1
	受動的な動きに強い抵抗あり，屈曲・伸展できない	強い緊張，硬直	2

[Pevlin JW, et al：Crit Care Med **46**：e825-e873, 2018 を参考に作成]

の目安になります．CPOT は合計 0～8 点のスコアで示し，CPOT＞2 が介入の目安となります．

私はこう考える

2 ICU スタッフの責任で客観的に評価する

患者が自分で症状を訴えられない場合，患者の家族が痛み評価プロセスに参画することができます．しかし，痛み評価にかかわりたくない家族もいるし，家族が痛み評価に参加することが不適切な状況もあります．

私はこう考える

したがって，痛み評価への家族の参画は，系統的痛み評価と適切な鎮痛に対する ICU チームの役割や責任の代わりになってはならない[1]と報告されていま

す．したがって，ICU のスタッフが鎮痛スケールを正確に評価でき，有効に利用できるよう教育を行うことが必要です．また，SAT・SBT プロトコルにおいて鎮痛スケールを用いて評価を行うなどの活用も有効だと考えます．

引用文献
1) Devlin JW, et al：Guidelines for the Prevention and Management of Pain, Agitation/Sedation, Delirium, Immobility, and Sleep Disruption in Adult Patients in the ICU. Crit Care Med **46**：e825-e873, 2018

参考文献
1) 諸見里勝：これならわかる ICU 看護，道又元裕（編著），照林社，東京，p74-76, 2018
2) 日本集中治療医学会 J-PAD ガイドライン作成委員会（編）：日本版・集中治療室における成人重症患者に対する痛み・不穏・せん妄管理のための臨床ガイドライン，総合医学社，東京，p14, 2015

74 鎮静スケール：RASS と SAS

RASS はよいところばかりではなく，注意事項もあります．それは，手順を絶対に間違えないことです．

里井陽介

1 ここが大事
RASS は温かい見守りから始まる

鎮静薬を使用した場合は，現在の鎮静深度や鎮静の質を評価するために主観的鎮静スケールを用いることが推奨されています．また，評価者間によって異なる鎮静評価とならないように，共通の尺度であるスケールを用いて評価します．鎮静スケールにおいては，RASS（Richmond Agitation-Sedation Scale，表 1）や，SAS（Sedation-Agitation Scale，表 2）が推奨されています[1,2]．

RASS の使いやすい点
細分化されたレベル，わかりやすいスコアリング

使用されるスケールは，①使いやすく覚えやすい，②それぞれのレベルに正確な識別と判定するのに必要なレベルの数を備えている，③不穏・興奮の判定か可能であることが求められています．

SAS は，不穏のスコアが 3 項目，鎮静のスコアが 3 項目，平穏のスコアが 1 項目の計 7 項目のレベルで表すのに対し，RASS は不穏が 4 項目，鎮静が 5 項目に平穏を加え 10 項目のレベルで判定ができます．とくに，判定が迷いやすい軽度鎮静や軽度興奮のレベルが細分化されていますので，RASS は SAS より患者の状態を正確に識別することできるといえます（表 3）．

SAS は，鎮静深度がもっとも深い状態を 1，もっとも興奮している状態を 7 として，加点式に評価します．一方で RASS は，不穏ではプラス，鎮静ではマイナスのスコアリングを行って評価します．どのレベルが平穏にあたるのかわかりにくい部分もありますが，RASS のほうが使いやすく，覚えやすいという特徴があります．

表 1 RASS（Richmond Agitation-Sedation Scale）

ステップ 1：30 秒間，患者を観察．これによりスコア 0〜+4 を判定する
ステップ 2：1）大声で名前を呼ぶか，開眼するように言う
　　　　　　2）10 秒以上アイコンタクトができなければ繰り返す．以上 2 項目（呼びかけ刺激）によりスコア−1〜−3 を判定
　　　　　　3）動きが見られなければ，肩を揺するか胸骨を摩擦する．これ（身体刺激）によりスコア−4，−5 を判定する．

+4	好戦的な	明らかに好戦的な，暴力的なスタッフに対する差し迫った危険がある	
+3	非常に興奮した，過度の不穏状態	チューブ類またはカテーテル類を自己抜去する	
+2	興奮した，不穏状態	頻繁な非意図的運動，人工呼吸器ファイティング	
+1	落ち着きのない，不安状態	不安で絶えずそわそわしている．しかし動きは攻撃的でも活発でもない	
0	覚醒，静穏状態	意識する清明で落ち着いている	
−1	傾眠状態	完全に清明ではないが，呼びかけに 10 秒以上の開眼およびアイコンタクトで応答する	呼びかけ刺激
−2	軽い鎮静状態	呼びかけに 10 秒未満のアイコンタクトで応答	呼びかけ刺激
−3	中等度鎮静	状態呼びかけに動きまたは開眼で応答するがアイコンタクトなし	呼びかけ刺激
−4	深い鎮静状態	呼びかけに無反応．しかし，身体刺激で動きまたは開眼する	身体刺激
−5	昏睡	呼びかけにも身体刺激にも無反応	身体刺激

[日本呼吸療法医学会：人工呼吸 24：146-167，2007 より引用]

表2 SAS（Sedation-agitation Scale）

7	危険な興奮状態	気管チューブやカテーテルを自己抜去しようとする ベッド柵を越えようとする，医療スタッフを叩く．
6	非常に興奮した	落ち着かない．頻繁に口頭注意しても身体拘束が必要．気管チューブを噛む
5	興奮した	不安な，軽度興奮状態．起き上がろうとする．口頭注意で静かになる
4	穏やかで協力的	穏やかな，容易に覚醒する，指示に従える
3	鎮静状態	覚醒が困難，呼びかけたり軽く揺すると覚醒するが，知らぬ間に再度眠る．簡単な指示には従える
2	深い鎮静状態	身体刺激で覚醒するが，会話はできず，指示には従えない．自発的に動くことはある
1	昏睡（覚醒不能）	侵害刺激に微小または無反応．会話はできず，指示に従えない

［日本集中治療医学会 J-PAD ガイドライン作成委員会：日集中医誌 21：539-579, 2014 を参考に作成］

表3 RASS と SAS の対応表

SAS	RASS
7	+4
6	+3
5	+2, +1
4	0
3	−3, −2, −1
2	−4
1	−5

［E. Wesly Ely et al：ICU におけるせん妄評価法（CAMICU）トレーニング・マニュアル. http://www.icudelirium.org/docs/camicu. 2014 より引用］

RASS の実施手順は正確に！

RASS はよいところばかりではなく，注意事項もあります．それは，手順を絶対に間違えないことです．

ステップ1では，**決して患者に触れないこと，話しかけないこと**です．30 秒間は視診のみでスコアを 0〜+4 の判定をしないといけません．

次に**ステップ2**では，**患者に触れないように，声かけだけで−1〜−3 までの判定**を行います．

動きがなければ，**ステップ3**として，**患者の肩を揺するなど身体刺激を与えます**．

つまり，①はじめは視診のみの判定，②次に声かけだけの判定，③その次にようやく身体刺激の判定にな

ります．30 秒の視診をせずに，いきなり声をかけたり，さらには声をかけながら同時に身体に触ったりするようなことがあってはいけないとされています．

ついつい，スキンシップやタッチングで患者さんとの距離をつめたくなりますが，ここはグッと我慢してください．**30 秒間は温かい目で患者さんの観察を行います**．しかし，不穏で+2〜+4 のような患者に対して，ただ 30 秒間，見つめてだけいると，ライン類の自己抜去のリスクがあり危険かもしれません．「30 秒間」は，「+1」と「0」の判定はきわどく，じっくりと観察する必要があることを意味しています．不安そうでゴソゴソ動いていると思ったら，ただ単に探しものをしているだけであったりと，「+1」と「0」は間違って判定しやすいからこそ，30 秒かけてじっくりと判定しましょう．じっくりとした観察は必要ですが，くれぐれも暴れている患者に対し，これから困難になる勤務を想像し，冷ややかな視線で 30 秒も見つめないように心がけましょう．

2 私はこうしている
鎮静評価だけじゃもったいない

RASS は鎮静薬を使用した患者の鎮静スケールだけではありません．

私はこうしている

Sedation（鎮静）のみのスケールではなく，**Agitation（不穏）のスケールでもあるので，鎮静薬を投与していない患者にも使用できます**．当院 ICU では，**入室している全患者に RASS を用いた評価を**

実施し，不穏の早期発見に役立てています．

　ついついやってしまいがちな間違いとして，鎮静スケールで意識レベルを評価してしまうことです．JCS（Japan Coma Scale）であれば，開眼しなくても，生年月日や見当識がスラスラと間違いなく答えることができれば，Ⅰ群の評価となります．ここで注意するのは，開眼することが条件ではないことです．RASS－2では，呼びかけでアイコンタクトすることができることが条件ですが，RASSで－2だからといって，ついつい目を閉じたまま，時，人，場所が言える人をJCSのⅡ-10と混同させないように注意します．RASSは開眼したり，アイコンタクトができたりする

ことで判定しますが，意識レベルのスケールは指示動作への応答，見当識障害などで判定を行います．

参考文献
1) 日本集中治療医学会 J-PAD ガイドライン作成委員会日本版・集中治療室における成人重症患者に対する痛み・不穏・せん妄管理のための臨床ガイドライン．日集中医誌 **21** : 539-579, 2014
2) 日本呼吸療法医学会：人工呼吸のための鎮静ガイドライン．人工呼吸 **24** : 146-167, 2007
3) E. Wesly Ely et al : ICU におけるせん妄評価法（CAM-ICU）トレーニング・マニュアル．http://www.icudelirium.org/docs/camicu．2014

75 せん妄スケール：CAM-ICU？ ICDSC？ 結局なにがいいの？

大切なのは何を使うかではなく，定期的に評価することです．　　　　　　　五十嵐　真

1 ここが大事 低活動型せん妄が見抜けるか

　たとえば，ICUで大声を上げ，暴れている患者さんがいたとします．さて，この患者さんは「せん妄」でしょうか．

　せん妄ケアにおいて，まず大切なことは「せん妄かどうかを見極める」ということです．

　前項で勉強したように，せん妄には「過活動型せん妄」「低活動型せん妄」「混合型せん妄」があります．この中で私たち看護師が一番，認識しやすいのは，過活動型せん妄でしょう．おそらく，ICUで患者さんを看護ケアする中でもっとも難渋するもの過活動型せん妄だと思います．その一方，低活動型せん妄は，一見「大人しく寝ているだけ」に見えるので，見た目だけではせん妄と気づかないことも多いでしょう．

低活動型せん妄は予後が不良で見逃されやすい

　「せん妄であっても，危険行動もなく，大人しく寝ているだけならそれでよいのでは？」そう思われる方もいらっしゃるかもしれません．しかし，さまざまな研究などで，せん妄の発症がICU退室後の認知機能障害や入院期間の延長などに関連することがわかってきました．また，低活動型せん妄は，一般的に過活動型せん妄より予後が不良であるにもかかわらず，75％は見逃されてしまうという報告もあります．つまり，暴れたり，点滴ラインなどを自己抜去したりなどの危険行動のないせん妄（医療安全的には問題にならない）であっても，患者さんにはたくさんの悪影響があるのです．また，低活動型から，過活動型に移行することもあります．せん妄の治療に有効な薬剤がない現在，看護ケアすることが重要であり，そのためにはせん妄を早く発見するということが大切なのです．

2 せん妄スクリーニングツール CAM-ICU と ICDSC

　では，どのようにしてせん妄を発見すればよいでしょうか．せん妄を発見するためにとても便利なのが，せん妄スクリーニングツールです．代表的なツールとして，CAM-ICUやICDSCなどがあります．これらは，過活動型せん妄だけでなく，一見せん妄と判断しづらい低活動型せん妄も評価し，発見することができます．患者の行動や「何かおかしい」という経験的かつ主観的な評価だけでなく，定期的にせん妄スクリーニングツールを使用し，患者を評価することで，今までは発見できなかったせん妄を発見できるかもしれません．

　CAM-ICU は，①精神状態変化の急性発症または変動性の経過，②注意力の欠如，③意識レベルの変化，④無秩序な思考を，ステップを追って評価し，4つの所見のうち3つ以上がそろえばせん妄と診断されます．鎮静されている場合には，まずRASSを用いて鎮静レベルを評価します．RASSが≧3の場合にはCAM-ICUによる評価へ進み，RASSが−4または−5の場合には評価を中止し，後で再評価するようにします．CAM-ICUは意識レベルの評価や患者への質問などにより，リアルタイムでせん妄かどうかを評価できるというメリットがあります．

　ICDSC は，①意識レベルの変化，②注意力の欠如，③失見当識，④幻覚，妄想，精神障害，⑤精神運動的な興奮あるいは遅滞，⑥不適切な会話あるいは情緒，⑦睡眠／覚醒サイクルの障害，⑧症状の変動の8つの項目をチェックし，4点以上でせん妄と診断します（ただし，0点でないからといって，せん妄でないとも断定できません）．ICDSCは，8時間ごとに8つの項目を評価し，評価した時点から24時間以内で蓄積された情報をもとに点数をつけ評価します．そのため，CAM-ICUとは違い，過去のせん妄を評価することになります．ICDSCでは，患者さんに質問をすることはなく評価ができるので，非常に簡単です．

　CAM-ICU，ICDSCどちらも信頼性の高いスクリーニングツールであり，感度（せん妄である患者をせん妄と判定できる確立）に大きな差はありません．

　J-PADやPADISガイドラインにおいても，こういったツールを用いて，定期的にせん妄を評価することが推奨されています．

3 私はこうしている
定期的な評価が大事

　では，CAM-ICU，ICDSC，その他のせん妄スクリーニングツール，どれを使うのがよいのでしょうか．結論から言えば，信頼性，妥当性のあるスクリーニングツールであれば，どれでもよいのです．

　実際，私が勤務するICUでは各勤務帯（前回の評価から8時間後を目安）でICDSCによる定期的なせん妄評価を行っています．また，意識状態や患者の言動，行動が急激に変化した場合には，CAM-ICUによる評価をあわせて行っています．患者の状態の変化などにあわせてスクリーニングツールを組み合わせたり，使い分けたりしています．

私はこう考える

　なぜなら，大切なのはどのせん妄スクリーニングツールを使うかではなく，「定期的にせん妄を評価する」ということだからです．

　実際，私は臨床現場において，患者さんの状態や勤務状況に応じて，CAM-ICU，ICDSCなどを使い分けています．たとえば，非常に興奮状態にあり，攻撃性の強い患者さんにCAM-ICUにある「石は水に浮きますか？」などといった質問したら，余計に怒らせ，殴られてしまうかもしれません．そうでなくても，患者さんによってはこういった質問を「失礼な質問だ」と捉えるかもしれません．逆に，低活動型せん妄の患者さんは，質問をし，患者さんに話してもらうことで，せん妄なのか，意識レベルの低下なのかを判断できる場合もあります．

　もう一度言いますが，大切なのは何を使うかではなく，定期的に評価することです．そして，経験だけでは見つけられないせん妄があること，スクリーニングツールを使い，せん妄かどうかを評価することが重要だということを，十分に看護師が理解することです．せん妄に翻弄されるICUから，せん妄を発見し，積極的にケアをするICUへ変えてみませんか．

各種スケールを臨床に活用する 編

76 小児の痛みの評価

小児の場合，実際明らかに「痛そう」なのにもかかわらず，スケール上は点数が低いことや，その反対もよく経験することです．

三浦規雅

1 小児に使用できる 痛みのスケール

一般的に，およそ2歳までには「痛み」の存在を表現する能力を獲得できるとされ[1]，スケールの使用方法を伝え「痛み」の自己申告ができる小児の割合は4歳頃から急速に増え，8歳頃には多くの小児が「痛み」を定量化することが可能である[2]と考えられています．

今はこうする

国際疼痛学会（International Association for the Study of Pain：IASP）は，自己申告が可能な低年齢（4〜7歳）の小児ではFace Pain Scale-Revised（FPS-R）を，8歳以上の小児ではNumeric Rating Scale（NRS）を推奨しています[3]（図1）．

自己申告が困難な場合

自己申告が困難な小児に対しては，欧州小児新生児集中治療学会（European Society of Paediatric and Neonatal Intensive Care：ESPNIC）は，年齢に応じた評価ツールを使うことを推奨しており，例として，新 生 児 は Premature Infant Pain Profile-Revised（PIPP-R），乳幼児は COMFORT behavior scale（COMFORT-B），Face, Leg, Activity, Cry, and Consolability scale（FLACC，表1），Multidimensional Assessment of Pain Scale（MAPS）をあげています[4,5]．

2 重症な小児の場合 スケールだけで評価するのは無理がある

重症な小児のほとんどは，複数の点滴ラインを留置しており，シーネ固定をはじめとした何かしらの身体拘束を受けています．あるいは，安静のために鎮静薬が投与され，治療目的で活動性を低下させています．こうなると四肢の動きや活動性を評価することはむずかしくなります．また，「泣いているか」は複数のスケールで評価項目となっていますが，乳幼児にとって泣くことは自己表現の1つであり，ただちに痛みを表すものではありません．実際，明らかに「痛そう」なのにもかかわらず，スケール上は点数が低いことや，その反対もよく経験することです．実際，自己申告できる学童にNRSとFLACCを用いて評価すると一致しないことはよくあります．

3 私はこうしている 多元的アプローチによって評価するべき

スケールは，チーム医療における共通言語として大変重要です．私は，自己申告できる小児であればNRS，自己申告が困難な小児であればFLACCを使用します．

私はこうしている

しかし，スケールの値のみに捉われず，評価項目にない行動観察（無表情でじっとしている，易刺激性に興奮など），生理学的反応（心拍増加，血圧上昇など），「何となくおかしい」という養育者や看護師の感性と

Face Pain Scale-Revised

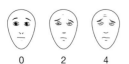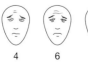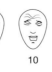

0　2　4　6　8　10

まったく
痛みがない

Numeric Rating Scale

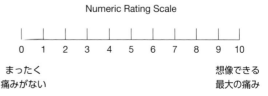

0　1　2　3　4　5　6　7　8　9　10

想像できる
最大の痛み

図1 主な痛みのスケール

表1 Face, Leg, Activity, Cry, and Consolability scale

カテゴリー	スコア		
	0	1	2
表情	無表情または笑顔	時折しかめ面, 眉を潜めている, うつむく, 無関心	頻繁または持続的なしかめ面, 歯ぎしり, わななく
下肢	正常肢位またはリラックス	落ち着きがない, じっとしていられない, 緊張	足を蹴る, 突っ張る
活動性	おとなしく横になっている, 正常位, 容易に動く	じっとしていない, 体位変換を繰り返す, 緊張	反り返る, 硬直する, ひきつけ
啼泣	泣いていない	うめく, めそめそ泣く, とくおり苦痛を訴える	泣き続ける, 悲鳴をあげる, 泣きじゃくる, 不満を訴え続ける
安静度	満足している, リラックス	時々, タッチングや抱っこ, 声かけをすると落ち着く, 注意散漫になることもある	慰めたり, 安心させたりすることが困難

採点方法
　覚醒している患者：身体全体が見える状態にし, 少なくとも1〜2分間観察を行う. 身体の緊張の程度を評価するため, 患者が体位を整える動きをするかどうか観察し, 必要ならなだめる.
　眠っている患者：身体全体が見える状態にし, 少なくとも2分以上観察する. 身体の緊張の程度を評価するため, 身体に触れてみる. できるならば体位を変えてみる.
　0点：リラックスし快適, 1〜3点：軽度の不快感, 4〜6点：中等度の痛み, 7〜10点：重度の不快感/痛み
［筑波大学附属病院救急・集中治療部：FLACC行動スケール　http://www.md.tsukuba.ac.jp/clinical-med/e-ccm/_src/317/FLACC_Japanese_HP.pdf（2020年3月2日閲覧）より引用］

いった**多元的なアプローチによって補完されるべき**だと考えています. ただし, 両親や医療者の評価と患者自身が感じている「痛み」には乖離があることも示されています[6,7]. たとえ「痛い」と自ら伝えることができない乳幼児であっても, 「痛み」は主観的なものであるという大原則を忘れてはならないのです.

引用文献
1) Herr K, et al : Pain assessment in the patient unable to self-report : position statement with clinical practice recommendations. Pain Manag Nurs **12** : 230-250, 2011
2) von Baeyer CL : Children's self-report of pain intensity : what we know, where we are headed. Pain Res Manag **14** : 39-45, 2009
3) IASP Education, https://www.iasp-pain.org/Education/?navItemNumber=503（2020年3月2日閲覧）
4) Harris J, et al : Clinical recommendations for pain, sedation, withdrawal and delirium assessment in critically ill infants and children : an ESPNIC position statement for healthcare professionals. Intensive Care Med **42** : 972-986, 2016
5) 筑波大学附属病院救急・集中治療部：FLACC行動スケール
http://www.md.tsukuba.ac.jp/clinical-med/e-ccm/_src/317/FLACC_Japanese_HP.pdf（2020年3月2日閲覧）
6) Brudvik C, et al : A comparison of pain assessment by physicians, parents and children in an outpatient setting. Emerg Med J **34** : 138-144. 2017
7) Voepel-Lewis T, et al : Validity of parent ratings as proxy measures of pain in children with cognitive impairment. Pain Manag Nurs **6** : 168-174. 2005

77 小児の鎮静の評価

評価項目が多く，煩雑な小児用のスケールを使用せず，成人で推奨されている RASS を使用すればよいと考えています．何より簡便で覚えやすいのがよいです． 三浦規雅

1 小児に使用できる 鎮静のスケール

今はこうする

　欧州小児新生児集中治療学会は，妥当性と信頼性の高い評価ツールとして COMFORT behavior scale (COMFORT-B scale，表1)[1] をあげ，次いで State Behavioral Scale (SBS，表2) を推奨しています[2,3]．また，最適な鎮静度は「傾眠で周囲の状況に反応するが，それによる問題は生じず，過度な動きがない状態」であるとしつつ，その状態を維持することはむずかしいと認めています．

2 小児において "最適な鎮静" は可能なのか？

　とくに，低年齢の小児は，発達段階から自らの置かれている状況を理解することはむずかしく，理解できたとしてもじっとしていることはありません．むしろ，覚醒しながらもじっとしている小児を見たら，何か問題（せん妄や離脱症状など）があるのではないかと心配になります．静かにしているなと油断していると，突然に気管チューブや動脈ラインなどまったくお構いなしの首振りやブリッジが始まるなどは日常の出来事です．施設の状況にもよりますが，ある程度の過鎮静はやむをえない側面があります．実際，集中治療を受けている小児の 31.8％ が過鎮静であったとされています[4]．

表1　COMFORT behavior scale

指標	スコア				
	1	2	3	4	5
覚醒度	深い眠り（目を閉じ，反応がない）	浅い眠り（ほとんど目を閉じ，時折反応する）	ぼうっとしている（時々，目を閉じ，反応に乏しい）	はっきりと覚醒	過度に覚醒（過剰な反応を示す）
平静/興奮	落ち着いている（静かで穏やか）	少し不安（わずかに不安を示す）	不安（興奮しているが，落ち着ける）	非常に不安（とても興奮している）	パニック（我を忘れている）
呼吸の反応（人工呼吸中）	自発呼吸なし	自発呼吸と人工呼吸	落ち着きがない，人工呼吸に対して抵抗がある	人工呼吸に対して強い自発呼吸，定期的な咳	人工呼吸とファイティングあり
啼泣（自発呼吸中）	静かな呼吸泣いていない	時々，めそめそ，しくしく泣く	すすり泣いている（単調な泣き声）	声を出して泣く	叫び声や金切り声をあげて泣く
体動	動かない	時々，僅かな動き（3回より少ない）	しばしば，僅かな動き（3回以上）	四肢のみ活発な動き	胴体と頭部を含め活発な動き
筋緊張	完全に弛緩	筋緊張低下（正常よりも抵抗がない）	正常な筋緊張	筋緊張指やつま先の屈曲	過度な筋硬直指やつま先の屈曲
顔面筋	完全に弛緩	正常な筋緊張	いくつかの筋緊張（続かない）	顔面筋全体の緊張（続いている）	顔面の強い歪みしかめ面

6～10点：不十分な鎮静，11～22点：至適鎮静，23～30点：過鎮静

[van Dijk M, et al：Am J Nurs **105**：33-36, 2005 より引用]

表2 State Behavioral Scale

−3	反応なし	・自発的な呼吸努力がみられない ・咳をしない，もしくは吸引時のみ咳き込む ・侵害刺激に反応しない ・ケア提供者に注意を向けることができない（侵害制限を含む）いかなる処置にも苦痛を示さない ・動かない	0	覚醒し，おとなしくしていることができる	・自発呼吸で有効な呼吸をしている ・体位変換時に咳き込む/時々自発的に咳き込む ・声に反応する/外的な刺激なしで反応する ・ケア提供者に自発的に注意を向ける ・処置を嫌がる ・制限をやめ，慰めるようなタッチや呼びかけを行うと落ち着くことができる ・時折四肢を動かす，もしくは体をずらす/体動が増加する（落ち着きがない，もぞもぞとしている）
−2	侵害刺激に反応	・自発呼吸だが，まだサポートされた呼吸である ・吸引/体位変換時に咳き込む ・侵害刺激に対し反応がみられる ・ケア提供者に注意を向けることができない ・侵害的な処置を嫌がりそうだ ・動かない/時折四肢を動かす，もしくは体をずらす	1	落ち着きがなく，おとなしくしていることが難しい	・自発呼吸で有効な呼吸をしている/人工呼吸での呼吸が困難である ・時折，自発的に咳き込む ・声に反応する/外的な刺激なしで反応する ・いつの間にか寝入る/ケア提供者に自発的に注意を向ける ・安全でない行動が時々ある ・5分間試しても，相変わらずおとなしくすることができない/なだめることができない ・体動の増加（落ち着きがない，もぞもぞとしている）
−1	やさしいタッチもしくは声かけに反応	・自発呼吸だが，サポートされない呼吸は無効である ・吸引/体位変換により咳き込む ・タッチ/声に反応する ・注意を払うことができるが，刺激をやめると眠ってしまう ・処置に苦痛を示す ・刺激をやめ，慰めるようなタッチや呼びかけを行うと落ち着くことができる ・時折四肢を動かす，もしくは体をずらす	2	不穏	・人工呼吸器での呼吸は困難であるかもしれない ・自発的に咳き込んでいる ・反応するために外的な刺激を必要としない ・ケア提供者に自発的に注意を向ける ・安全ではない（ETを噛む，ラインを引っぱる，一人にできない） ・なだめることができない ・体動の増加（落ち着きがない，もぞもぞとしているまたは左右にのたうち回る，足をばたつかせる）

通常のケアの間に評価する．反応がなければ，穏やかに名前を呼ぶ→名前を呼びやさしくタッチ→計画的な侵害刺激（気管吸引など）もしくは，5秒未満の爪床圧迫，の順で刺激し反応を得る．

呼吸，咳，刺激に対する反応，ケア提供者に対する注意の払い方，ケアに対する耐性，なだめに対する反応，なだめた後の動きの7つの項目を評価する．

[Curly MAQ : Japanese Version SBS 2011.2.11.docx. http://www.marthaaqcurley.com/uploads/8/9/8/6/8986925/sbs_japanese.pdf（2020年3月2日閲覧）より引用]

3 私はこうしている
小児もRASSを使ってよい

私はこうしている

私は，評価項目が多く，煩雑な小児用のスケールを使用せず，**成人で推奨されているRichmond** **Agitation-Sedation Scale（RASS）を使用すればよい**と考えています．RASSは広く普及し，小児でもその信頼性と妥当性が示されています[5]．乳児ではアイコンタクトをどう捉えるかが問題となることもありますが，そのユニット内でのコンセンサスを得ることで共通言語としての役割を果たすことができます．何より簡便で覚えやすいのがよいです．

引用文献

1) van Dijk M, et al : The COMFORT Behavior Scale : a tool for assessing pain and sedation in infants. Am J Nurs **105** : 33-36, 2005
2) Harris J, et al : Clinical recommendations for pain, sedation, withdrawal and delirium assessment in critically ill infants and children : an ESPNIC position statement for healthcare professionals. Intensive Care Med **42** : 972-986, 2016
3) Curly MAQ : Japanese Version SBS 2011.2.11.docx http://www.marthaaqcurley.com/uploads/8/9/8/6/8986925/sbs_japanese.pdf（2020 年 3 月 2 日閲覧）
4) Vet NJ, et al : Optimal sedation in pediatric intensive care patients : a systematic review. Intensive Care Med **39** : 1524-1534, 2013
5) Kerson AG, et al : Validity of the Richmond Agitation-Sedation Scale（RASS）in critically ill children. J Intensive Care **4** : 65, 2016

78 小児の離脱症状の評価

IWS 予防の大原則は，薬剤投与量を最小限にとどめ，長期投与時は漸減することです．

三浦規雅

1 小児に使用できる 離脱症状のスケール

医原性離脱症候群（iatrogenic withdrawal syndrome：IWS）は，長期間使用した薬剤の急激な減量や突然の中止により，中枢神経症状や自律神経症状などが出現する症候群です．IWS のリスク因子として，薬剤投与量と投与期間のほかに，低年齢，重症度などが示されています[1]．

英国小児集中治療医学会が 2006 年に発表した鎮静・鎮痛ガイドラインでは，IWS に対策を講じる必要性について言及し[2]，欧州小児新生児集中治療学会は，IWS が薬剤の減量または中止後 1〜48 時間以内に出現する可能性や，5 日以上のオピオイドやベンゾジアゼピン投与が IWS の潜在的リスクであるとしています．

今はこうする

さらに，IWS の妥当性と信頼性の高い評価ツールとして，Withdrawal Assessment Tool version 1（WAT-1，表 1）と，Sophia Observation withdrawal Symptoms-scale（SOS）を推奨しています[3]．近年発表されたシステマティックレビューによると，小児のオピオイドあるいはベンゾジアゼピンによる IWS 発生率は 7.5〜100％[4] と大きな開きがありますが，評価基準が定まっていないことや，患者背景のばらつ

図1 Withdrawal Assessment Tool version 1

12 時間前からの患者記録からの情報	
ゆるい便/水様便	なし＝0，あり＝1
嘔吐/むかつき/吐き気	なし＝0，あり＝1
体温＞37.8℃	なし＝0，あり＝1
2 分間の刺激前の観察	
興奮状態	SBS≦0 か，覚醒/睡眠/穏やか＝0，SBS≧＋1 か，覚醒/不快＝1
振戦	なし/軽度＝0，中等度/重度＝1
発汗（わずかでも）	なし＝0，ある＝1
まとまりのない運動/反復運動	なし/軽度＝0，中等度/重度＝1
あくび/くしゃみ	1 回以下＝0，2 回以上＝1
1 分間の刺激観察	
タッチにびっくりする様子	なし/軽度＝0，中等度/重度＝1
筋緊張	正常＝0，増加＝1
刺激後の回復	
穏やかな状態（SBS≦0）に戻るまでの時間	2 分未満＝0，2〜5 分＝1，5 分超＝2

薬剤の減量が始まった日から，少なくとも 1 日 2 回（12 時間毎），最後の投与から 72 時間後まで評価する．
合計点数 3 点以上で離脱症状と判断する．
［筑波大学附属病院・集中治療部：WITHDRAWAL ASSESSMENT TOOL VERSION 1（WAT-1） http://www.md.tsukuba.ac.jp/clinical-med/e-ccm/_src/348/WAT-1.pdf（2020 年 3 月 12 日閲覧）より引用］

きによるものだと考えられます.

　一方で，成人のPADガイドラインは，不動（immobility）と睡眠（sleep）を加えてPADISガイドラインにアップデートされましたが，IWSについては言及されていません.しかし，成人のオピオイドあるいはベンゾジアゼピンによるIWS発生率は16.7〜55%[4]，デクスメデトミジンによるIWS発生率は64%[5]であったとする報告があり，小児同様に高率でみられる症状であると考えられます.

2 四肢をバタバタ，プルプル
もしかしたら離脱症状なのかも？

　数日間の人工呼吸器期間の後にいざウィーニングを始めたところ，易刺激性に興奮したり，四肢をバタバタと繰り返し動かしたり，プルプルと振戦が出たりするということがあります.そして，計画外抜管を危惧して鎮静薬をボーラス投与することもあります.あるいは，下痢や嘔吐がみられて感染性胃腸炎を疑って感染対策をとってみるということもあります.抜管後に手足が「プルプル」したり，おかしな動きを繰り返したりして，数日間経過観察した結果，いつの間にか症状が出なくなっていたということもあります.これらはいずれもIWSであった可能性があるのです.

3 私はこうしている
看護師の忍耐力がリスクを減らすのかも

　IWS予防の大原則は，薬剤投与量を最小限にとどめ，長期投与時は漸減することです.

　自施設では，**投与期間が5日間を超える場合は12時間ごとに20%減量，10日間を超える場合は24時間ごとに20%減量**としています.看護としては，非薬理的介入（いわゆる"トントン"，説得，動画，音楽，絵本，環境調整など）によって，投与量を増やすことがないように努めています.場合によっては，とても忍耐力を要することもありますが，無闇に鎮静薬増量を提案することはしないように意識しています.

　IWSはICU内に限った問題ではありません.施設によりますが，鎮静薬の持続投与をICU内に制限している場合，一般病棟への転棟のために急激な減量や突然の中止もやむをえないこともあるでしょう.その場合，IWS出現の可能性を共有しておくことが大切です.IWSの症状が現れるかもしれないのですから.

引用文献
1) Ávila-Alzate JA, et al : Assessment and treatment of the withdrawal syndrome in paediatric intensive care units : Systematic review. Medicine (Baltimore) **99** : e18502, 2020
2) Playfor S, et al : Consensus guidelines on sedation and analgesia in critically ill children. Intensive Care Med **32** : 1125-1136, 2006
3) Harris J, et al : Clinical recommendations for pain, sedation, withdrawal and delirium assessment in critically ill infants and children : an ESPNIC position statement for healthcare professionals. Intensive Care Med **42** : 972-986, 2016
4) Duceppe MA, et al : Frequency, risk factors and symptomatology of iatrogenic withdrawal from opioids and benzodiazepines in critically Ill neonates, children and adults : A systematic review of clinical studies. J Clin Pharm Ther **44** : 148-156, 2019
5) Bouajram RH, et al : Incidence of Dexmedetomidine Withdrawal in Adult Critically Ill Patients : A Pilot Study. Critical Care Explor **1** : e0035, 2019

79 小児のせん妄の評価

成人におけるせん妄がそうであるように，小児においてもせん妄の多くは見た目におとなしくしている低活動型せん妄です．

三浦規雅

1 小児に使用できる せん妄のスケール

　成人と同様に，小児においてもせん妄の発生はICU滞在日数の増加，死亡率の増加，人工呼吸器装着日数の増加と関連があることが示されています．PICU入院患者のせん妄発症率は17～44％であり，滞在日数が増えるほど高率で発症することが示されています．また，リスク因子として，2歳未満，認知機能障害，身体拘束，人工呼吸器装着，ベンゾジアゼピン，デクスメトミジンが関連づけられたとされています[1~3]．

今はこうする

　欧州小児新生児集中治療学会は，Cornell Assessment of Pediatric Delirium（CAPD，表1）を用いて，8～12時間ごと（少なくとも勤務1回）に評価することを推奨しています[4]．

2 現場の裏事情 小児においてせん妄は都合がよい？

　成人におけるせん妄がそうであるように，小児においてもせん妄の多くは見た目におとなしくしている低活動型せん妄です．Traubeらの報告によると，低活動型せん妄は46％，混合型せん妄は45％だったのに対して，過活動型せん妄は8％に過ぎませんでした[1]．前項で述べたように，静かにしていたかと思うと突発的に興奮するのが小児の特徴でもあり，まさに目が離せないのです．そのために過鎮静の許容や，身体抑制をせざるをえない場合があります．そういった意味では，小児がおとなしくしている姿は医療者にとって安心できるものです．せん妄のスクリーニングや予防的介入はいまだ日常業務として普及していません[5]が，こういった事情もあるのではないでしょうか．

表1　Cornell Assessment of Pediatric Delirium

1. 世話してくれる人とアイコンタクトができますか？	4：一度もない
2. 目的のある行動をしますか？	3：めったにない
3. 周囲の状況に関心がありますか？	2：ときどきある
4. 要求と欲求を伝えていますか？	1：よくある／0：いつも
5. 落ち着きがないですか？	0：一度もない
6. なめられないですか？	1：めったにない
7. 活動性が低下していませんか？起きている間，動きが少なくなっていませんか？	2：ときどきある／3：よくある
8. 関わりに反応するのに時間がかかりますか？	4：いつも

　RASS　−3以上で評価する（−4か−5であれば評価しない），勤務体を通じての患者との関わりについて評価する．
　合計点数9点以上でせん妄と判断する．
　2歳以下の患者の成長段階にあわせた観察点がAnker Pointとして記述されている（詳細は引用元参照）
[筑波大学附属病院救急・集中治療部　http://www.md.tsukuba.ac.jp/clinical-med/e-ccm/_src/337/CAPD%20%26%20anker%20point.pdf（2020年3月6日閲覧）より引用]

PreSchool CAM-ICU（psCAM-ICU）　　せん妄＝1＋2＋（3 or 4）

症候 1：精神状態変化の急性変動または変動性の経過
1. 精神状態がその人の基準から急に変化しているか？（Yes or No）
2. 精神状態が 24 時間以内に変動したか？（Yes or No）
症候 1 でどちらかの質問が Yes であるならば→症候 2 へ

NO → せん妄なし 評価終了

YES

症候 2：注意力欠如
患者にそれぞれの絵を見るように口答で促しながら，顔の前から一方へゆっくり動かす．
そして次の絵に切り替え繰り返し反対側に動かす（10 枚）．
1. 患者は 3 回以上のエラーをしましたか？（エラー＝目を開けているがカードが目に入らない）
2. あなたの絵による評価の大部分において，患者は目を開けているのが困難でしたか？
（患者は評価している間，少なくとも評価の半分の時間は目を開けている必要がある．たとえ 8 枚上の絵に注意を向けたとしても，目を開けているように声掛けが絶えず必要ならば，注意力欠如とみなす）
→症候 2 でどちらかの質問が Yes であるならば→症候 3 へ進む

NO

YES

症候 3：意識レベルの変化
1. 現在，患者は意識レベルの変化があるか？（覚醒していない，穏やかでない）
→当てはまるならば終了→せん妄あり
→当てはまらないならば症候 3 はない→症候 4 へ進む

YES → せん妄あり

NO

YES

症候 4：混乱した脳
1. 患者は睡眠覚醒サイクル障害があるか？（以下のいずれか一つでも当てはまるか）
　　日中のほとんどで眠っている．　　　　入眠するのが困難である．
　　刺激しても容易に起きない．　　　　　夜は少しの時間しか眠らない．
→当てはまるならば→せん妄あり

NO → せん妄なし

図 1　Preschool Confusion Assessment Method for the ICU

［筑波大学附属病院・集中治療部　http://www.md.tsukuba.ac.jp/clinical-med/e-ccm/_src/320/PsCAM-ICU_Japanese.pdf（2020 年 3 月 6 日閲覧）より引用］

私はこうしている
3　低年齢での CAPD は参考程度に考える

　自施設では CAPD を用いて，1 度の勤務の間に少なくとも 1 回はせん妄をスクリーニングしていますが，多くの患者がせん妄と評価されます．しかし，本当にせん妄なのかと疑問に思うこともしばしばです．

私はこうしている

　最近の研究では，2 歳未満では CAPD の合計点が高くなる傾向や，CAPD の評価者間信頼性が低下することが示されており[6]，**低年齢では参考程度に考え，症状がオーバーラップする痛みや離脱症状も考慮して評価するべき**だと考えます．また，患者の注意・意識・認知に対して直接的に働きかけて評価する方法，たとえば psCAM-ICU（6 ヵ月以上の小児を対象としている，図 1）などを併用してもよいと思います．いずれにしても，せん妄の予防的介入とその評価が重要なのであって，点数をつける作業にならないようにしなければなりません．

引用文献
1) Traube C, et al : Delirium and Mortality in Critically Ill Children : Epidemiology and Outcomes of Pediatric Delirium. Crit Care Med **45** : 891-898, 2017
2) Dervan LA, et al : Delirium in a Tertiary PICU : Risk Factors and Outcomes. Pediatr Crit Care Med **21** : 21-32, 2020
3) Traube C, et al : Delirium in Critically Ill Children : An International Point Prevalence Study. Crit Care Med **45** : 584-590, 2017
4) Harris J, et al : Clinical recommendations for pain, sedation, withdrawal and delirium assessment in critically ill infants and children : an ESPNIC position statement for healthcare professionals. Intensive Care Med **42** : 972-986, 2016
5) Staveski SL, et al. Management of Pediatric Delirium in Pediatric Cardiac Intensive Care Patients : An International Survey of Current Practices. Pediatr Crit Care Med **19** : 538-543, 2018
6) Valdivia HR, et al : Determining Interrater Reliability of the Cornell Assessment of Pediatric Delirium Screening Tool Among PICU Nurses. Pediatr Crit Care Med **20** : e216-e220, 2019

80 ICU 看護ケアに活用できる高齢者の特徴 の基本理解

日本では，高齢化の進行とともに介護を必要とする高齢者の数が激高し，社会的にも医療経済的にも大きな問題となっています．そこで，高齢者の介護人口を増やす要因となっているフレイル，サルコペニア，ロコモティブシンドロームが注目されています． 日下由美

1 ここが大事 高齢者はフレイル，サルコペニアの 状態把握が重要

クリティカルケア領域では，**フレイル**になると容易に病態が重症化し，回復に時間を要するなど治療に大きく影響します．集中治療後症候群（post intensive care syndrome：PICS）と同じように，日常生活復帰を見据えてかかわることが重要となります．

フレイルとは，高齢期に生理的予備能が低下することでストレスに対する脆弱性が亢進[1]し，要介護の手前の状態です．フレイルに影響するのは，老化（aging）です．老化すると筋肉がつくられにくくなり，筋力が低下します．また，独居などの社会的事情や，認知・精神的な理由で食事量が減ると低栄養になり，さらに筋力が減少してしまいます．こうした理由で歩行速度と握力が低下している状態[2]を**サルコペ二ア**と呼びます．筋肉量の問題に加えて，骨・関節な

ど運動機能が低下している状態は，**ロコモティブシンドローム**[3]と呼ばれます．

フレイルの状態になると，フレイルの程度が悪化し悪循環（図1）[4]を生じやすいため，このサイクルを断ち切ることが重要です．

フレイルは，身体的，精神・心理的，社会的フレイル[1]に分類されます．

フレイルの分類

身体的フレイル
身体機能低下，体重減少，内臓器疾患（循環器，呼吸器，腎臓，糖尿病，摂食嚥下障害，オーラルフレイル

精神・心理的フレイル
不眠・うつ，認知的フレイル（認知症には至っていない）

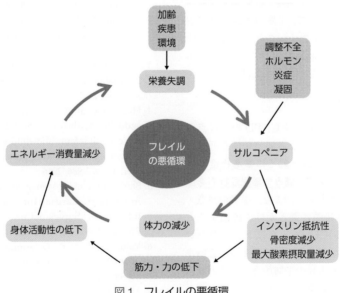

図1 フレイルの悪循環

[櫻本秀明：ICNR 5：13-23, 2018 より引用]

診断基準としては，日本版 Cardiovascular Health Study：CHS 基準（J-CHS）[1] が提唱されています．

フレイルは，適切な介入を行えば再び健康な状態に戻る可能性を見込める病態ですので，早期に診断し介入することが重要です．

クリティカルケア領域では，**医原性サルコペニア**の予防が重要です．医原性サルコペニアとは，①病院での不適切な安静や禁食を原因とした活動不足のサルコペニア，②病院での不適切な栄養管理による栄養不足のサルコペニア，③医原性疾患（手術，外傷，熱傷，感染症，悪性腫瘍，心不全，呼吸不全，腎不全，肝不全など）によるサルコペニア[2] です．クリティカルケア領域の患者は，代謝・異化がより亢進します．高齢者はもともと筋肉量が少ないうえに，侵襲により筋肉量がさらに低下します．また，筋肉量の低下により呼吸器合併症になりやすいです．低栄養状態は治療効

果が得にくいため，早期からの経腸栄養が重要です．絶食期間を短くし翌日からでも経腸栄養を開始します．また，タンパク質は 1.2〜1.5 g/kg/日と多めに摂取することが推奨されます．しかし，過剰な栄養はリフィーディング症候群や血糖値の上昇を引き起こすため，注意が必要です．

ロコモティブシンドローム（ロコモ）とは，運動器の障害によって，移動機能（歩く，立つ）の低下をきたした状態[3] とされ，進行すると介護が必要となるリスクが高まります．早期から運動障害の予防をしていくことが重要となります．リハビリテーションは，レジスタンストレーニングが効果的で，ゴムチューブやセラボールを使用し，低負荷であっても回数を実施しトータルの運動量を増やすことが重要です．また，早期モビライゼーション，ROM とあわせて，ベッド上で行える他動アシスト付きエルゴメータや電気刺激療法（EMS）などの使用も検討しましょう．

フレイル，サルコペニアの原因の 1 つは低栄養です．そのため，予防と治療には，栄養管理とリハビリテーション栄養が重要です．医原性のとりあえず安静，禁食，水電解質輸液を避けられるように，多職種と連携して低栄養への介入をしましょう．

2 私はこうしている
多方面からの情報収集

高齢者の日常生活を把握するためには，何といっても情報収集が大切です．生活は自立していたそうですという申し送りを鵜呑みにせず，**フレイル，サルコペニアに該当しないかを綿密に情報収集をしています**．患者本人だけではなく，家族，ケアマネージャー，介護士など，患者を取り囲むチームスタッフにも情報収集をして入院前の状況を把握するようにしています．

引用文献
1）荒井秀則（編）：フレイル診療ガイド 2018 年版，ライフ・サイエンス，東京，p2-25, 2018
2）日本サルコペニア・フレイル学会（編）：サルコペニア診療ガイドライン 2017 年版，ライフサイエンス出版，東京，p2-9, 2017
3）日本整形外科学会公式ロコモティブシンドローム予防啓発公式サイト
　https://locomo-joa.jp/locomo/（2020 年 2 月 1 日閲覧）
4）櫻本秀明：クリティカルケアの半数を占める高齢者とフレイル．ICNR 5：13-23, 2018

81 高齢者の摂食嚥下

日本の超高齢社会では，摂食嚥下障害だけではなく，老嚥やオーラルフレイルを早期に発見し，摂食嚥下に対して対応するパラダイムシフトが大切です．　　　　　日下由美

1 ここが大事
サルコペニアと嚥下機能低下

高齢者はどのようなときに生きがい（喜びや楽しみを）を感じているのか，内閣府の調査によると「家族との団らん時」「友人や知人との食事」「おいしいものを食べているとき」[1] など，すべて摂食嚥下（口腔機能）がかかわってくる場面です．高齢者が心身ともに健やかに生活を送れるように，食べる機能を維持することが重要です．高齢者は，加齢による口腔機能の低下があるため，ICU では口腔機能の維持が重要となります．

摂食嚥下機能の加齢の変化として，味覚・嗅覚の減退，歯牙数の減少，唾液分泌量の低下，咽頭の下垂，咽頭収縮筋減退，頸椎可動性低下，咀嚼力の低下[2] があげられます．これを老人性嚥下機能低下とし，老嚥（presbyphagia）という概念があります．老嚥は，嚥下のフレイルの状態であり，嚥下障害ではありません．サルコペニアの著しい筋は頸部筋群が含まれ，舌筋力は誤嚥を認めた高齢者で有意に低く，舌の筋肉量は上腕筋面積と舌の筋力と握力の関連も示されています．上腕筋は全身の筋肉量の目安であるため，全身に筋力低下が認められる場合，嚥下関連筋にも筋肉量減少を認めやすいといえます．

超高齢社会のわが国では，高齢者の増加に伴い老嚥の高齢者も増加していると考えられています．老嚥の高齢者が誤嚥性肺炎，重症疾患，侵襲の大きい手術などのために入院して，ベッド上安静，禁食，不適切な栄養管理を行われると容易に摂食嚥下障害となります．急速に進行するサルコペニアにより重度の摂食嚥下障害となることが少なくありません．老嚥の時点で発見し，摂食嚥下障害への進展を予防することが重要です（図1）．

今はこう考える

高齢者の摂食嚥下機能の指標の1つに頭部挙上筋力があります．ベッドに横になり，自力で頭を持ち上げられるかどうかを確認し，持ち上げられなかった場合，摂食嚥下機能が低下している可能性が高いです．挿管中であっても，ST による嚥下評価，嚥下訓練を実施し，抜管後は速やかに摂取できるように準備することが大切です．また，長期挿管や腸管が使えない患者は頸部の拘縮を予防するなどのケアも重要となります．

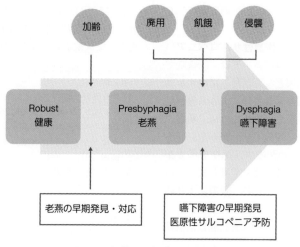

図1 高齢者の老嚥と嚥下障害

[若林秀隆：高齢者の摂食嚥下サポート，新興医学出版社，2017 より許諾を得て転載]

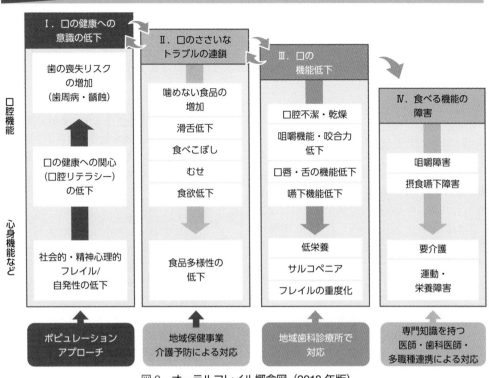

図2　オーラルフレイル概念図（2018年版）

［神奈川県歯科医師会：オーラルフレイル・ハンドブック，2018より引用］

　オーラルフレイル（図2）とは，口腔内の虚弱という意味ですが，口に関する些細な衰えを放置または適切な処置がされないことにより，口腔機能低下や食べる機能障害，さらには心身の機能低下につながる負の連鎖に警鐘を鳴らした概念です．この負の連鎖を断ち切る対応が重要になります．

2 嚥下筋肉増強訓練
私はこうしている

　摂食嚥下訓練として，**仰臥位で頭部挙上を行う嚥下筋力増強訓練があります**．喉頭挙上にかかわる筋の筋力強化を目的としています．即時効果もあるため，食前に実施するとよいです．また，オーラルフレイルの対策として，口腔ケア（詳細は他項参照）と摂食嚥下訓練を行うことが重要です．

　高齢者の摂食嚥下機能を把握するにあたり，全身のフィジカルアセスメントを行っています．上腕筋の太さや，口腔内の歯牙の本数，口腔内の清潔度，頸部後屈の有無，発声の大きさ，滑舌の状況などを観察し，摂食嚥下機能の問題点の把握に努めています．

引用文献
1) 内閣府：平成25年版高齢者の地域社会への参加に関する意識調査結果（全体版），2014
　http://www8.cao.go.jp/kourei/ishiki/h25/sougou/zentai/index.html（2020年2月12日閲覧）
2) 若林秀隆：高齢者の摂食嚥下サポート，新興医学出版社，2017

82 高齢者の地域包括ケアシステム

厚生労働省では，2025年（令和7年）を目途に，高齢者の尊厳の保持と自立生活の支援の目的のもとで，可能な限り住み慣れた地域で，自分らしい暮らしを人生の最期まで続けることができるよう，地域の包括的な支援・サービス提供体制（地域包括ケアシステム）の構築を推進しています．

日下由美

1 ここが大事 地域包括ケアシステムとは

　地域包括ケアシステムは，在宅を基盤に，手術や特別な医療処置が必要な場合のみ，短期間入院するのが理想であり，「病気になったら」「介護が必要になったら」と，人々の健康ニーズに沿って，住まい・医療・介護・予防・生活支援が一体的に提供されるシステム[1]です．そこで，入院中から患者が自宅で暮らしていける医療を考え，提供する視点が求められます（図1）．

　高齢者へは，クリティカルな状況から急性期リハビリが開始され，初期治療後も引き続き「医療」「看護」「予防」「リハビリ」に関する専門者による連携のもと

に適切な支援が提供されます．その，多職種連携によって救命処置後の生命維持，合併症予防，苦痛の緩和，生きる力と暮らしを営む力の獲得，健康回復の希望や意欲が創出されます．

2 クリティカルケア領域からつなぐシームレスな看護 退院支援の仕組みを知る

　退院支援とは，「患者が」自分の病気や障害を理解し，退院後も継続が必要な医療や看護を受けながら，どこで療養するのか，どのような生活を送るのかを自己決定するための支援」[2]と定義されています．最近では「入退院支援」が重視されており，入院前から退院後の生活を見据えた計画を立て，そのゴールに向

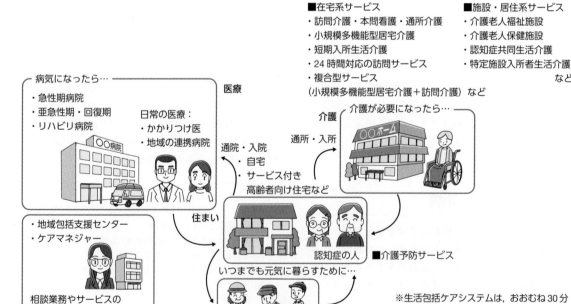

図1　地域包括ケアシステムの姿

かって入院中から準備していくことになります.

入院時に行うスクリーニングにより退院支援が必要と判断された場合，退院支援計画書を作成しケアマネージャーや訪問看護師，訪問医などと連携をとり，多職種カンファレンスを行います．また，自宅での生活の様子を情報収集し，退院するにあたり問題となりそうなことを共有します．ICU からは PICS 予防のリスク因子，たとえば ICU 滞在中にせん妄を発症したのであればそのことを一般病棟に申し送り，PICS発症のリスクが高いことを伝えます．患者・家族のサポート（退院後）にかかわるすべての人々が PICS の発症について認識することで，退院時の継続的なサポートにつながります．

集中治療が開始されたときから，入院中の経過，疾病の状態，予後，必要な医療処置・ケア，PICS など，退院後の患者の生活に関する病態についてだけではなく，日ごろから患者の望む生活について患者本人や家族と話し，退院後どのような生活を送りたいのかを一緒に考えながら情報収集していくことが重要となります．次のケア提供者へ必要な情報を漏れなく伝えること（シームレスな情報提供）で，患者が日常生活へ戻る過程をスムーズにします．

情報共有が重要
3 意思決定支援（advance care planning：ACP）

地域包括ケアシステムの構築が進めば，高齢者の多くが自宅と病院を行き来しながら療養を続けることになります．それに伴い，「救命」というよりも，「看取り」に近い高齢者の救急搬送が増加することが予測されます．本人の意思に沿わない救急搬送や延命処置が行われないように，普段から「自分は最後をどこでどんな風にすごしたいか」を考えることや，家族と話し合う機会をもってもらうことが重要です．そこで，日本老年医学会からは ACP 推進に関する提言が出されています．ACP とは「将来の医療・ケアについて，本人を人として尊重した意思決定の実現を支援するプロセスである」[3] とされています．

患者は退院後に地域で生活していく人です．患者を救命するだけではなく，シームレスな医療を提供し，その後の患者の QOL を維持することが重要です．

引用文献
1) 厚生労働省：地域包括ケアシステム
   https://www.mhlw.go.jp/stf/seisakunitsuite/bunya/hukushi_kaigo/kaigo_koureisha/chiiki-houkatsu/（2020 年 2 月 1 日閲覧）
2) 宇都宮宏子ほか（編）：看護がつながる在宅療養移行支援，日本看護協会出版会，東京，p11. 2014
3) 日本老年医学会：ACP 推進に関する提言 2019 年版
   https://jpn-geriat-soc.or.jp/press_seminar/pdf/ACP_proposal.pdf（2020 年 2 月 1 日閲覧）

参考文献
1) 佐藤冨美子：クリティカルな状況から命・生活をつなぐシームレスな看護. 日クリティカルケア看会誌 **14**：1-5, 2018
2) 四本竜一：ICU 滞在中からできることは何か？地域包括ケアのなかの ICU 看護．ICNR **5**：39-46, 2018

83 日々のチームカンファレンスって一体何をすればいいの？

フォーマルなカンファレンスを行う文化がなくても，少ない人数でも，立ち話でも，短い時間でもよいので，まずはインフォーマルなものから始めてみましょう．　　　　辻本雄大

1 カンファレンスは 共通の目的や課題について話し合うよい機会！

　カンファレンスとは，「ある特定の目的や課題について協議する会議」のことを指します．ひとえにカンファレンスといっても，看護師同士で行う日々の看護計画の評価やケア方法の検討などから，今回扱うテーマである，多職種で行うチームカンファレンスまで多岐にわたります．

　とはいえ，チームカンファレンスは何のために行うのでしょうか？一言で言うと，耳にタコができるくらい言われている「チーム医療の推進」です[1]．簡単に言うと，患者や家族によりよい医療を提供するために，いろんな専門的な視点から，情報や意見を出し合って共有し，治療やケアを効果的・効率的に協力してやっていきましょうということです．

2 忙しくてカンファレンスなんて無理という人は インフォーマルから始める

　カンファレンスが大切なのはわかったけれど，日々多忙な中で看護師だけで話し合うだけでも大変なのに退院支援カンファレンスなど，診療報酬上，必須のものを除いて，多職種を巻き込んで行うなんて無理と思われるかもしれません．カンファレンスの形式には，インフォーマルなものとフォーマルなものがあります．フォーマルなものは，ナースステーションやベッドサイドに参加者が集うタイプです．このタイプのカンファレンスでは，実際の患者の状況を確認しながら実施できるうえ，患者もカンファレンスに参加することが可能になるというメリットがある一方で時間調整がむずかしいというデメリットがあります．インフォーマルなものは，最低2人以上が予定を合わせることなく集まり，話し合われるタイプを指します．

　つまり，フォーマルなカンファレンスを行う文化がなかったとしてもあせらずに，少ない人数から立ち話，**短い時間でもよいのでインフォーマルなものから**始めることをお勧めいたします．注意点として，闇雲に話し合いを始めると，「何を話していいの？結局何もいい意見がでなかった…」となると，元も子もありません．そんなときには，私が独自で名付けた「What Why How法」を用いると，もれなく，だぶりなく患者さんの課題について検討できます．

　たとえば，**患者さんのリハビリについて理学療法士さんに相談**したかったとします．看護師は患者さんのリハビリが課題（What：何が課題か？）と思っています．その理由は（Why：なぜそう思うか？），患者さんは血行動態が安定しておらず，ヘッドアップをすると血圧が低下してしまいます．その中で，医師からは積極的にリハビリを勧められています．安全なリハビリを行いたいと思っていますが，その方法がわかりません（How：どうするか？）．そこで，理学療法士にも同様に，What Whyについて確認してみます．すると理学療法士は，血行動態が安定しない患者に対するリハビリ（What）について，同様に積極的に行うことには，反対の意見です．なぜそう思うのか（Why）を問うと，リハビリのガイドラインでも開始基準と中止基準を明確にすることが推奨されているとのことでした．以上のことを話し合った結果，安全範囲を医師と相談し決めたうえで，段階的にベッド上で行うことになりました（How）．というように，話し合うときには，課題や目的を明確にして，論理的に考える方法をなんでもよいので，もっておくことをお勧めいたします．

3 私はこうしている 多職種チームカンファレンスの勧め

　インフォーマルなカンファレンスを紹介いたしましたが，次は当院で行っている多職種チームカンファレンスをご紹介いたします（図1）．

　カンファレンス開催時にもっとも注意していることは，①目的を明確にする，②話しやすい安全な場をつくる，です．①は言わずもがなですが，医師が患者の経過と治療方針を述べ，多職種も発言せずにルーチン

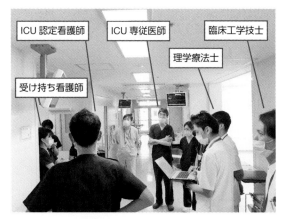

ICU 認定看護師　ICU 専従医師　臨床工学技士

理学療法士

受け持ち看護師

図1　多職種チームカンファレンスの様子

として流れていることはないでしょうか？ まずは，何のためのカンファレンスなのか，私は，ここでも先ほどの What Why How 法を用いています．

　次に②の話しやすい安全な場づくりですが，カンファレンスの要は，信頼関係が重要で，そのためにコミュニケーションが促されることが大切です．

私はこうしている

　そのため，「時間厳守，必ず1回は発言する，相手を否定せず尊重する，相手の話をよく聞く」といった，グランドルールを用いています．そして，チームで話し合った決定事項は行動につながるように具体的に表現し，理解のずれがないか確認したうえで，記録に残し，ケア計画に反映させます．

　参加する人の数だけ異なる考え，価値観があります．一見すると意見が食い違っているようでも，大きく捉えると「患者さんのため」という大きな方向性は共通していることに気づかされることがあります．なので，自分たちの看護の専門性とは何か？ について考えつつ，相手の専門性を尊重したうえで，日頃からコミュニケーションをとり，関係性を築いていくことが重要です．

引用文献
1) 厚生労働省：チーム医療推進のための基本的な考え方と実践的事例集，2011.
https://www.mhlw.go.jp/stf/shingi/2r9852000001ehf7-att/2r9852000001ehgo.pdf（2020年2月20日閲覧）

84 ケアに活かすケースカンファレンスの企画・運営・実際の仕方とは？

日頃からの関係性と準備がカンファレンスの質を8割決めます．　　　　　　辻本雄大

1 どんな意味がある？　ケースカンファレンスの目的・効果

　ケースカンファレンスとは，読んで字のごとく，色々なケース（事例）について，色々な人たちで話し合うことです．ケースカンファレンスの目的を以下に示します[1]．

カンファレンスの目的

・健康関連の実践やケアプランを振り返り，確認し改定すること
・ケア実践に必要な問題や支援，サービスにおける認識の差を確認すること
・問題や支援，サービスにおける認識の差をうめ，よりよい協働のために問題を解決すること
・患者，家族，医療者を含むチームメンバーの役割を確認すること
・ケアチームが前進していくために加えるべき他の医療者を確認すること
・もっとも有能で適切なケア提供者を割り当てたり，再評価すること

　その効果は，直接ケアにどこまで影響があるのか，科学的な知見はありませんが，ケアについて深く振り返り，学びを次に活かすといった教育的効果もあると考えられます．

とはいえ，実際はどうやってカンファレンスを開いたらいいの？

　実際の事例をもとにカンファレンスを開こうと思っても，日々の多忙な業務の中で，参加者にとって，その有用性を感じてもらい，時間をつくって行うにはどのようにしたらよいのか，悩む方も少なくないのではないでしょうか．少し話はそれますが，労務管理上，時間外勤務や休みの日に現場に出てくることをできるだけ減らそうという職場も多いと思います．そういった場合は，現在はネット会議を行える無料のweb

サービスもあるので，活用するのも1つです．

2 準備が8割　チームカンファレンスの企画・運営

　具体的にどのようにチームカンファレンスを企画運営するのかについて紹介していきます．

　当日の運営も大切ですが，準備がカンファレンスの質のほぼ8割を決めると言っても過言ではありません．効果的にケースカンファレンスを進めるためのポイントを下記にまとめます．

カンファレンスの流れ

①事前準備（カンファレンスまで）
　※早急にカンファレスを開催したいときはこの限りではない．
・カンファレンスの目的と議論の焦点について明確にする
・カンファレンスの日時を調整する（2週間前）
・目的にあった場所や時間，人などの環境を整える
・司会・書記担当者を決定する
・患者情報を集める
・話し合いのためのグループ分けをする
・事前にカンファレンス資料を配布する
②カンファレンス当日
・開始時に目的を明確にしておく
・司会者がファシリテーターの役割を担う
・すべての参加者を紹介します
・現在までのケアの概要と調整されたケア計画
・グループディスカッション／問題解決を促進
・終了時に結論，今後の行動など，まとめをする
・計画のフィードバックと行動計画評価の方法を確立する（次回，カンファレンスの設定）

③カンファレンス後
・ケア計画および議事録をすべての参加者に配布
・ケア計画の実行と結果のフォローアップを実施する

カンファレンスを開催することが目的ではなく，患者さんの治療やケアにかかわる課題があるはずですので，その解決に向かうために話し合うことがもっとも大切です．よって，企画者は，誰と何を話し合いたいのかを明確にし，事前に情報収集し，目的と議論を焦点化し，事前に紙面などによるまとめ，参加者と共有指定置くことが重要です．

ファシリテーションスキルの3つのポイント

次に，カンファレンス当日の司会者の役割として，ファシリテーションについて述べます．カンファレンスを開いても，沈黙して意見が出なかった，意見が出たとしてもそれ以上引き出すことができなかった，といったことを経験した読者の方も少なくないのでしょうか．

私はこうしている

一般的なファシリテーションスキルについては成書を参考いただくとして，私が頻用している，たった3つ質問をご紹介いたします．それは，①**具体的にいうと何？**，②**なぜそう思うの？**，③**まとめると？**の3つです．

たとえば，患者に対する抑制をテーマに話し合っていると仮定して，見ていきましょう．

司会者　　Aさんは，抑制についてどう思う？
A看護師　抑制はいけないと思います…（沈黙）

司会者　　どうしてそう思うの？
A看護師　患者さんが苦痛に感じるだろうし…（沈黙）
司会者　　具体的に苦痛を感じただろうなと思ったことがあれば教えてもらえる？
A看護師　この前，抑制された患者さんに，ここは牢獄か!?って叫ばれたんです．確かに刑務所でも縛られたりしないのに，病気で苦しんでいる人に対して抑制するのは辛いなと思って…
司会者　　そんなことがあったのね．では，**今の意見をまとめるとどうなるかな？**（一言でいうと？でもよい）
A看護師　う〜ん，安全のためによかれと思っているけれど，デメリットの部分を患者の身になって考えないといけないと思いました．

実際は，このようにスムーズにはいかないかもしれませんが，3つの質問をうまく組み合わせることで，意見や理由を引き出したり，抽象的なものを噛み砕いてわかりやすくしたり，反対に具体的すぎる意見を抽象度を上げてまとめることもできます．加えて，相手に言いづらいことを伝えるときに役立つコツを紹介いたします．言いたいことの前に，「あえてあなたのことを思って言わせていただくと〜」というルールを組み込もうことで一歩踏み込んだ対話につながります．

と，ここまでスキル的な話をしてきましたが，参加者がいかに目的意識をもって，よい関係性の中で対話ができるかが重要となりますので，**日頃から相手のことを理解しようと，コミュニケーションをとっておく**ことを心がけましょう．

引用文献
1）立野淳子：ケースカンファレンスの意義．重症集中ケア17：2-5, 2018

85 チームアプローチで成り立つICUケア総論

多職種の各領域を分業するのではなく，オーバーラップしながら（重層的に）医療サービスを提供します．

道又元裕

チーム医療とは

チーム医療（a team approach to health care）とは，医療に従事する多種多様な医療スタッフが，それぞれの高い専門性を尊重し，目的と情報を共有し，業務を分担しつつも互いに連携・補完し合い，最大限の能力を引き出し合うことによって，患者の状況に的確に対応した最善の医療を提供する医療現場の取り組み形態です．患者の健康を維持・回復するために，必要な多職種の専門家と重要他者（家族，またはそれに相当する人的資源）が協働・連携しながら医療サービスを提供する実践スタイルが望ましいとされています．

チーム医療のメンバーは，医師（歯科医師含む，以下省略）と看護師，薬剤師，臨床工学技士，理学療法士，作業療法士，言語聴覚士，管理栄養士，歯科衛生士，MSW（メディカル・ソーシャル・ワーカー）などの他の医療スタッフ（コ・メディカルまたはメディカルスタッフ），医師や看護師の指示を受けて主に医療サービスの補助的な役割をする看護補助者・病棟クラークが含まれます．

これらの医療関係者全員が1つのチームのように結束して医療サービスにあたる形態をチーム医療と呼びます．チーム医療を実践することで，医療の効率化とアウトカムの改善につながることや，種々発生する問題に対する問題解決が円滑にゆくことなどが明らかとなっています．チーム医療を実践することで，医療スタッフによる協調的コラボレーションも向上し，①疾病の早期発見・回復促進・重症化予防など，医療・生活の質の向上，②医療の効率性の向上による医療従事者の負担の軽減，③医療の標準化・組織化を通じた医療安全の向上などが期待されます．

チーム医療におけるチームリーダーの多くは医師ですが，**それぞれの専門分野では医療スタッフが医師と対等な立場で所見を述べ，コミュニケーションを密にすることにより，患者にとってもっとも効果的な治療法や方針を検討することが必要です．**場面によっては，医師以外がチームリーダーとなることもあります．さらにチーム医療では，医師と他の医療スタッフの協働に限らず，専門分野の壁を越えた医師同士や看護師同士の協力体制をとる場合あります．さらには，純粋の医療スタッフだけでなく，たとえば医療情報のデータベース化を担う医療事務スタッフなどもチーム医療のメンバーとなります．今後，各医療スタッフが高度な専門性を発揮して医療を分担するチーム医療の必要性はますます高くなっていくことは必須です．

クリティカルケア領域におけるチーム医療のかたち

クリティカルケア看護の場においてもチーム医療は不可欠な取り組みであり，チーム医療を医療現場で実践するには，各医療スタッフの知識・技術の高度化への取り組みや，ガイドライン・プロトコルなどを活用した治療の標準化の浸透などが必要とされます．また，それによって患者・家族とともに，より質の高い医療を実現するためには，それぞれの医療スタッフの専門性を高め，その専門性に委ねつつも，これをチーム医療という活動スタイルを通して再統合していくということが重要です．つまり，チーム医療を推進するためには，①各医療スタッフの専門性の向上，②各医療スタッフの役割の拡大，③医療スタッフ間の連携・補完の推進が重要な要素となる．また，チーム医療は，①専門性志向（各職種の専門性が重要），②患者志向（患者中心が重要），職種構成志向（メンバーとして複数職種の存在が重要），④協働志向（複数の専門職の相互協力が重要）の4つの要素によって構成されているとされていますが，これら4つがコンフリクト（摩擦や衝突）を起こさないようバランスを調整することも大切です．一方では，チーム医療を進めた結果，一部の医療スタッフに負担が集中したり，安全性が損なわれたりすることのないような管理運営が必要ですが，これを調整する役割は看護師が担っている場合が多いと考えます．

クリティカルケア看護の場におけるチーム医療は，決して役割分担（分業）ではなく多職種の領域が協同ではなく協働と連携しあう，しかも，オーバーラップ（重層的）しながら医療サービスを提供することが大きな特徴です．

実際の臨床においては，患者にとって不可欠な医師と看護師を基本として，PT，CE，管理栄養士，薬剤師などの医療スタッフがチームを形成し，それぞれの患者をラウンド回診，ベッドサイドミーティングする場面が常態化しつつあります．それによって，それぞれの専門家による視点からの見解が融合された，落ちのない治療・ケア方針と実践が可能となります．

86 看護師が他職種へ期待すること

自分以外の職種が，どのようなことを得意とするかを知ること，またその視点からのさまざまな考え方を受け入れることがチーム医療には必要です． 戎　初代

1 チーム医療では お互いに尊重することが大事

私が看護師になった1996年ごろは，チーム医療という言葉はほとんど聞くことはありませんでした．"チーム医療"という言葉が使われはじめたのは，記憶にあるかぎり，2000年ごろくらいからではないでしょうか．ICU勤務することが多かったこれまでの経験の中で，心から「これがチーム医療だ」と感じられた臨床現場は，ある時期の2年間だけかもしれません．それ以外がダメだったということではなく，自分自身の立ち位置とその臨床現場がうまくマッチングしていたからこそ，ポジティブな記憶が残っているのだと思います．

2011年（平成23年）に厚生労働省から発信されている「チーム医療推進のための基本的な考え方と実践的事例集」というものがあります．その中に記載されている基本的な考え方の1つに，「チームアプローチの質を向上するためには，互いに他の職種を尊重し，明確な目標に向かってそれぞれの見地から評価を行い，専門的技術を効率よく提供すること…」があります．私がこれまで経験したチーム医療において，一番大事なのは，"互いに他の職種を尊重すること"であると思っています．自分以外の職種が，どんなことを十八番としてできるのかを知ること，そしてその視点からのさまざまな考え方を受け入れることは，他の職種を尊重するために必要だと考えています．

2 看護師が 他職種へ期待すること

さて，ここでは看護師として他の職種に期待することを記載するわけですが，その職種をプロフェッショナルとして尊重していることが前提にあることを踏まえながら読んでいただきたいと思います．

医師とこう連携したい

当たり前のことですが，医師も労働者です．健康第一に診療を長く続けてほしいです．そのためには，目と手の分身となれる存在（医師目線だと任せられる人材，他職種目線だと任せてほしい人材）をつくらなくてはなりません．他の職種にどんなことを任せられるのか，任せたいのか，それを考えられるような信頼関係を他の職種と築いてほしいと思います．タスクシェア・シフトできることというのは，信頼関係の上に成り立つのだと思います．

リハビリ療法士とこう連携したい

人材的に足りている施設環境であれば，ぜひICUの中で患者にかかわる時間を増やしてほしいと思います．看護師は忙しくしていることが多く，話しかけにくいかもしれません．患者のゴールのために何ができるかを一緒に考える時間があること，一緒にかかわれることは，看護師にとっても大変よい機会となります．

臨床工学技士とこう連携したい

さまざまな背景を経験されていると思いますが，もっと患者に触れて評価してかまいませんし，どのように考えているかをチームに知らせてくださってよいですよ．看護師はズボラで機器の取り扱いが荒いことも多々ありますが，できることとできないことを話し合って，お互いに刺激し合えるようになりましょう．

薬剤師とこう連携したい

臨床薬剤師として，ぜひ現場へお越しください．薬剤師の皆さんに臨床薬剤師の道を選んでもらうためには，病院内の意識改革と薬剤部門でのスタッフ調整が必要になるとは思います．薬剤に関する専門知識を，ぜひ現場の患者と他の職種に広めていけるような立ち位置に入ってほしいと思います．

管理栄養士とこう連携したい

病院の規模と人数配置によっては，なかなかICUの患者と濃厚にかかわるというのはむずかしいと思っています．時間があるときには，患者さんがどのような食事摂取状況かを見に来られるというのはいかがでしょうか．食事を食べられない方であれば，経管栄養や高カロリー輸液なども，患者さんの状態に合っているのか否か，どのような情報から総合的に判断されるのか，ぜひ専門職としてのご意見も聞いてみたいです．

ICU 看護のやりがいとは？ その3
目の前の事象に関心をもつ，するといつの間にか面白い

佐藤慎哉

　ICU 看護のやりがいとは，一体何でしょう．たとえば，自ら配属を希望して働いている人とそうでない人では違ってくるのでしょうか．やりがいをもてる人は，何か特別なのでしょうか．私の思うところでは，それはちょっと違う気がします．そのあたりのことも踏まえて「ICU 看護のやりがい」について考えてみたいと思います．

　私は今，クリティカルケア認定看護師をしています．だからというわけではありませんが，ICU 看護はおおむね好きで，おそらく周囲の看護師よりやりがいを感じて，あるいはそれを見つけて働いているのだと思います．それでは学生時代や看護師になりたての頃から ICU 看護に興味があったかというとそうではなく，たまたま，これまでの流れの中で，いつの間にかクリティカルケア認定看護師の資格を取り，今に至っています．

　話は冒頭のくだりに戻りますが，たとえ意にそぐわず ICU 配属となってもやりがいを感じる人はいますし，逆に，自ら希望して配属されてもやりがいを感じられない人もいます．その違いは何でしょうか．一言でいえば，抱いていた理想とかイメージなどとは関係なく，いま起きている「目の前の事象に関心をもつ」

ことができるかどうかということです．ICU の患者は，状況が目まぐるしく変化する病期にあり，看護師のケア次第で状態が一気に悪化する確率が他と比べて高いです．一方，適切なケアをした際に患者から返ってくる身体反応もまた早いです．そうすると，たとえば，患者の身体に起きている事象を理解するために生体侵襲理論を学ぶとか，適切な鎮痛や鎮静，せん妄管理を行うために PADIS のガイドラインくらいはすべて読むだとか，そういうことにつながるわけです．単に業務として患者にかかわる人は，そのようなことにあまり関心が向けられませんし，そこからはやりがいも発生しないでしょう．一方，関心をもつことができる人は，人に言われなくとも学びを深め，ケアを追究します．そして，患者の回復を促したり，回復を妨げないケアへ学びをつなげられたときに，それがやりがいとなったりするわけです．

　これは，あなたが日々の仕事の中で起きる事象に対し，半強制的でもよいので関心を強くもち，学ぶ努力をすると，いつの間にか面白いことになることが案外あるということです．目の前の仕事をつまらないと思うかどうか，それがやりがいを感じられるか否かの分かれ道なのかもしれません．

87 医師が看護師に期待すること

重症患者の全体の流れを把握するうえで，患者を診ていた看護師がどのように考え，評価していたのかを知りたいです.

大村和也

1 医師と連携するために これだけは押さえてほしい

　実際の事例をもとに考えてみましょう．ICUで管理している患者さんの生体情報モニターの心電図波形が変化しました．モニターを見ながら，「心房粗動かなぁ，上室性頻拍かなぁ」と看護師．そこにたまたま通りかかったときに，「先生，これって心房粗動です？」と．その患者さんは，脈拍数は上昇しているものの，動脈圧はあまり変わっていませんでした．「患者さんの様子は？ 12誘導心電図は？」と聞くと，モニター波形で評価していたところで，まだ行動を起こしていませんでした．きっとこの後に患者さんの評価をするつもりだったのでしょうが…．

　この状況はどう思いますか？ ICUで勤務する看護師に求められることは非常に多いです．日本集中治療医学会が作成した「集中治療看護師 臨床実践能力要素 一 覧」（https://www.jsicm.org/pdf/kango_youso1606.pdf）を見ても，多くの疾病・病態の知識や技術の習得が求められているのがわかります．実際，心房粗動や上室性頻拍の知識も求められているのでしょう．モニター波形からその不整脈が何であるのかがわかれば，非常に優秀な看護師だと思います．しかし，今回の事例では，不整脈が何であるのかが優先され，患者評価が遅れてしまっていました．**不整脈が出た際には，意識・循環・呼吸の確認を行い，次に行う可能性がある医療介入のために何が必要かを考え，十二誘導心電図計を装着したり，場合によっては救急カートをそばに持ってきたり．そのうえで，医師とともに評価・治療が行えるのがよいと考えます**．モニター上で不整脈が出た場合，何の不整脈であるのかより，患者にとって危険なものなのかどうかの判断のほうが必要です．知識ももちろん大事ですが，やはり基本に戻り，患者の評価とその先を予想した行動力が大事だと思います．

　実際，モニター波形だけでは何の不整脈かわからないことが多々ありますので，悩むくらいなら積極的に12誘導心電図をとりましょう．

2 医師は看護師と こういうふうに連携したい

　患者の状態を確認するうえで，われわれ医師が行う身体診察はもちろん大事ですが，重症患者ではやはり経時的な変化を重要視しています．そのため，**看護師の経時的な観察・評価は患者の治療を行ううえで非常に大事になります**．最近では，重症部門システムが発展し，看護師の評価も詳細に，そして簡単に経過記録に反映できるようになりました．しかし，記載されていることはポイントポイントの断片的な情報でしかありません．患者を診ていた看護師がそのときの所見をどのように考えていたのかは，全体の流れを把握するのに重要で，医師としては知りたい情報です．

　私が考える理想的な連携は，看護師から患者の「経時的変化」とそこから考えるアセスメントを確認したうえで，自分で患者の「今」の状態を評価し，総合的に患者の状況を判断・治療方針を決定するという流れです．若手であろうが中堅であろうが，患者のそばでもっとも長く患者を診ているのは看護師です．そのことに自信を持ち，医師やその他の職種と対等な立場で連携できるようなICUが理想です．

3 医師が 看護師に期待すること

　ICUで看護師が行う業務は非常に多いです．患者の病態の評価を行い，薬剤を作成・投与し，人工呼吸器や透析などの機器管理にリハビリテーション，時には検体搬送など…，他職種が行う業務の一部を担う場面が多々あります．いわば「何でも屋」が求められています．患者・家族や他職種のスタッフとコミュニケーションをとることが多いため，**職種間の連携やチーム医療の中心的な役割を担ってもらいたいですし，実際に看護師が主導することで，非常にスムーズな連携が可能になる**と思います．

　また，その一方で，看護師がなぜ看護師であるのかを忘れないでもらいたいと思っています．看護師は，ICUで管理する複雑で重症な患者の身体や精神などを総合的に支援する，非常に重要な枠割を担っている

のです. 個人個人が思う「看護」をぜひ実践してもらいたい. 「何でも屋」でありつつも「看護師」である時間を長くもってもらいたい. そのために多職種が介入し, 各職種が行うべき業務を分担できるようなシステムづくりが必要であり, 医師として自分が取り組むべき課題の1つと考えています.

88 リハビリ療法士が看護師へ期待すること

ICU におけるリハビリテーション（リハビリ）はチーム医療なしでは語れず，医師，看護師，リハビリ療法士である理学療法士（PT），作業療法士（OT），言語聴覚士（ST）などでの共同作業です．

髙田順子

1 リハビリ療法士と連携する前に これだけは押さえてほしい

リハビリの目標は何か

「ICU リハビリの目標は離床」と勘違いしてませんか？一般的には，コミュニケーションの確立，せん妄・肺合併症・筋力低下の予防と改善，日常生活動作（ADL）・歩行の再獲得，摂食機能の再獲得などが，リハビリの目標です．なので，離床は目標を達成のための1つの方法です．単に「起こせばよい」ではなく，目標と方法を区別して考えるのがポイントです．

リハビリの内容には，リアリティーオリエンテーション，関節可動域訓練，筋力トレーニング，排痰，基本動作・歩行・ADL 訓練，離床，嚥下訓練，環境調整などがあります．

せん妄は予防が大切

せん妄の特効薬はなく，予防が大切です．疼痛コントロール，場所や日時を認識させるリアリティーオリエンテーション，時計・カレンダーの設置，メガネや補聴器の使用，気管挿管によって声が出ないことの説明，日中の離床や活動，夜間の睡眠など，いろいろ組み合わせてせん妄を予防しましょう．

ナースコールと筆談

気管挿管や気管切開で声が出ないとき，近くにスタッフがいないとき，患者さんにとってナースコールは，何かを伝えるための大切なコミュニケーション手段です．また，口の動きやジェスチャーだけでは伝わりにくい，詳しい内容には，筆談が役に立ちます．**声を出せない患者さんにとって，ナースコールと筆談をトライしないという選択肢はありません**．

徒手筋力検査（MMT），その判定あってますか？

MMT 2 の筋力を3と判定してしまっていませんか？「全可動域にわたり，重力に抗して動かせる筋力」が MMT 3 です．「手足を持ち上げずに動かせた」だけでは，重力に抗してないので MMT 2 の判定で

す．たとえば肩関節屈曲の筋力は，腕を空中で真上までバンザイできたら MMT 3 と判定できます．

プレ離床を試してみる

ベッド上でのギャッチアップ座位，歯磨きなどの整容，テレビ鑑賞などの活動は，プレ離床と俗に呼ばれています．離床と比べると，少ない人手で，簡単に，頻回にできる点がプレ離床の利点です．

大きなセキの効果

大きく強いセキができれば，分泌物は気管から口腔側または気管チューブや気管切開チューブ側へ移動できるので，気管・口腔吸引での息苦しさが軽減します．ぜひ，**吸引の前には「大きく吸って，大きなセキをしましょう」**と促してみてください．また，胸腹部に術創部やドレーンが挿入されている場合，鎮痛薬による疼痛コントロールに加えて，創部を手や枕でスプリントすると，痛みが減ってセキが大きくなります．

嚥下評価は水が飲めたらほぼ OK！

トロミ（増粘剤）なしの水5cc を，ムセ（反射的咳嗽）やゴロゴロ（ラトリング），酸素化の低下なく飲めれば，ほぼ嚥下障害はないといえます．あとは咀嚼が問題なければ，一般的には常食形態の食事を初めても大丈夫です．ただし，不顕性誤嚥と呼ばれるムセない誤嚥もあり，吸引カテーテルで咽喉頭を刺激してもセキをしなかったり，オエッっとしない（咳嗽反射や咽頭反射の減弱）ときは，嚥下「あやしい」です．

2 リハビリ療法士は看護師と こういうふうに連携したい

リハビリ療法士は，評価，練習，環境や補助具の設定に関する専門知識・技術をもっていますが，患者さんとのかかわりは短時間です．一方，看護師さんはリハビリの知識・技術は浅めかもしれませんが，**病態や治療環境，患者さんの能力を考慮しながら，入院生活に寄り添い，活動と休息のバランスも調整しやすい立場にあるでしょう**．看護師さんとリハビリ療法士が共

同で，患者さんのリハビリをサポートしたいですね．

また，専門的なことや個別のリハビリ内容やポイントは，各リハビリ療法士に尋ねてみてください．PTとOTは，運動機能，基本動作（寝返り〜立位），歩行，ADL（整容，更衣，食事など）などが専門です．さらにPTは，排痰，呼吸練習などの呼吸理学療法も得意です．一方OTは，認知・高次脳障害（見当識，注意，半側空間失認など）や精神心理（うつ，せん妄など），自助具や補助具の選定も得意な領域です．STは，摂食嚥下障害，言語障害，認知・高次脳障害を専門としています．

3 リハビリ療法士が 看護師に期待すること

せん妄予防の介入，プレ離床，口腔ケアができていると，「いいね！」と感じます．本格的なリハビリへスムーズに移行できるよう，看護師さんにぜひお願いしたい部分です．

不安定な全身状態にある重症急性期の患者さん，特殊な治療環境であるICUでのリハビリなので，われわれリハビリ療法士はドキドキ，ハラハラすることもたびたびです．病態・治療全般に関する幅広い知識，急変対応，ルート類の整理など離床しやすい治療環境の調整，休息や睡眠状態も把握しているICUの看護師さんを，リハビリ療法士はとても頼りにしています．

89 臨床工学技士が看護師へ期待すること

長時間付き添っていないとわからない患者の様子，意識状態やバイタル変動など，記録に記載できない詳細なことを共有したいです． 宇佐見　直

1 臨床工学技士と連携するために これだけは押さえてほしい

　臨床工学技士は 1987 年に制度化された，比較的新しい職種です．病院内で，医師・看護師や各種の医療技術者とチームを組んで生命維持装置の操作などを担当しています．また，医療機器がいつでも安心して使用できるように保守・点検を行っており，安全性確保と有効性維持に貢献しています．しかし，これらは独占業務ではないため，**全国の病院において必ず臨床工学技士がいるとは限らないのが現状です**．

　具体的な業務としては，人工呼吸器の動作確認，人工透析装置の操作，心臓血管外科手術における人工心肺操作，医療機器の修理および点検，心臓カテーテル検査や治療，ペースメーカ操作などを行っているというのが，皆さんのイメージするところかと思います．

　2010 年に臨床工学技士基本業務指針[1] が改定され，11 項目にわたる業務別業務指針が策定されました（表 1）．これは，他職種においてもわれわれが担う業務であることを明示するものであり，かかわりあいのある業務が多くあることを知っていただくことができ

るきっかけになると考えます．さらに，専門的治療に対応できる能力（知識・技術・技能）修得を目的とした専門認定制度の策定も行われており，各臨床現場において質の高い治療の普及と技術の向上・発展から，患者のみならず医療スタッフに貢献することを目指しています．

　最近では，2014 年度診療報酬改定において，特定集中治療室管理料 1 に関する施設基準の中に，「専任の臨床工学技士が常時，院内に勤務していること」と明記され，ICU で臨床工学技士とかかわることが増えてきているのではないかと思います．

2 臨床工学技士は看護師と こういうふうに連携したい

　ICU では，医療機器を使用していない患者はいないといっても過言ではありません．さらに，疾患や治療は多岐にわたるため，チーム医療により対応していかなくてはなりません．各スタッフが協力し活用していくことで，よりスムーズで効果的かつ安全な医療を提供できます．何百ページもある医療機器の取扱説明

表 1

業務指針	内容
呼吸治療	機器管理，院内・在宅人工呼吸器の臨床業務
人工心肺	機器管理，体外循環の臨床業務
血液浄化	機器管理，血液透析・アフェレシスの臨床業務
手術室	機器管理，内視鏡手術・手術用ナビゲーションの臨床業務
集中治療	機器管理，集中治療の臨床業務（11 機種）
心・血管カテーテル治療	機器管理，心・血管カテーテルの臨床業務
高気圧酸素治療	機器管理，高気圧酸素治療の臨床業務
ペースメーカー/ICD	機器管理，ペースメーカー/ICD の臨床業務
医療機器管理	医療機器管理，情報管理，安全教育
内視鏡	機器管理，内視鏡検査・治療，カプセル内視鏡の臨床業務
不整脈治療領域	機器管理，不整脈治療・診断デバイスの臨床業務

書を端から端まで読んでから使用することはとてもむずかしく，行われていないのが現状かと思います．そんなときに，なんでもよいので臨床工学技士にちょっと聞いてみてはどうでしょうか．「もっとこうならないかな」「もう少しこうなってほしい」といったことを，ぜひ共有させていただきたいと思います．私は，"臨床工学技士は十徳ナイフのような存在でありたい"と考えています．患者や医療スタッフから，「この人たちならなんとかしてくれるんじゃないか」「誰に聞いたらいいのかわからない」といったときに，意外に解決のための役に立つかもしれません．

逆に，われわれは患者に長時間付き添うことがなかなかできません．そんなときに，**患者の様子，意識状態やバイタル変動など，記録に記載できない詳細なことを共有させていただきたい**と考えています．透析や補助循環，人工呼吸など，ICUにおける治療，さらにはICUを出た後においても重要な情報となるためです．

3 臨床工学技士が 看護師に期待すること

患者の一番近くにいる**看護師の"なんか変"**といった気づきには，必ず何かが潜んでいます．「数値は異常なさそうだけど，何か違和感があるような…」，こんなとき，数値は真の値を表示しているのでしょうか？皆さんが信じている数値や物は正しいのでしょうか？（じゃあ，何を信じればいいの！と言いたくなりますよね）

機器は正しく使用されることが前提になっています．操作・装着・設定について，間違いやズレをお知らせし，修正する機能はほぼありません．ぜひ，正しく使用されている状態なのか，いま一度確認していただきたいと思います．また，信頼性を評価するための機能（各種インデックスなど）バイタルや治療状態を表示するだけではないさまざまな機能が備わっています．自分が行っていることを疑うのはとてもむずかしいことです，粗探しや指摘をするわけではありません．**適切な医療を提供するために，看護師や医師とは違った観点を取り入れてみるのはどうでしょうか．**

看護師の気づきは，誰よりも迅速に反応する感覚だと思います．決して放っておかずに，他の医療スタッフに投げてみてはいかがでしょうか．

引用文献
1）臨床工学技士基本業務指針 2010
　　https://www.ja-ces.or.jp/01jacet/shiryou/pdf/kihongyoumushishin2010n.pdf（2021年4月27日閲覧）

90 薬剤師が看護師へ期待すること

優れた観察眼をもつ看護師さんの気づきと薬剤師の知識を統合させ，せん妄や不要な薬剤投与による合併症を予防し，早期回復につなげていきたいです． 　　　　　中薗健一

1 薬剤師と連携するために これだけは押さえてほしい

今の薬剤師は何ができるのかご存じですか？

一昔前は，「薬剤師って調剤する以外に何をする人ですか？」とよく聞かれました．最近は患者のベッドサイドに足を運ぶことが当たり前となってきて，ICUや病棟で薬剤師を見かける機会が増えてきたかと思います．でも，正直何をやっているのかわからない！と感じている人は少なくないと思います（うすうす気づいてます）．薬剤師は薬の在庫管理だけでなく，患者に投与される薬剤について，投与量や投与方法が"適切"か？効果は十分に発揮されているのか？有害事象は起きていないか？などを，患者さんの特性にあわせてモニターしています．この"適切"にこだわりをもっている薬剤師が多いのです（図1）．患者の年齢，体重だけでなく，腎機能や肝機能，血液透析の有無などの情報をもとに，投与された薬が患者の体内でどのように変動（薬物動態学）するのかイメージし，その薬の特徴から投与量の調節を処方医へ提案しています．もちろん，目の前の患者に行われている薬物治療にエビデンスがあるのか，治療効果に見合うコストか（同じ治療効果であれば安い薬剤のほうが医療コストを抑えられます），副作用の症状はないかなどを検討しています．それ以外にも，点滴ルート内の配合変化を考慮した投与ルートの選択や，飲み合わせ（薬物間相互作用）などもチェックしています．

2 薬剤師は看護師と こういうふうに連携したい

たとえばですが，ICU入室中のクリティカルな患者に起こる合併症の1つに"せん妄"があります．せん妄は退院後の認知機能障害やQOL低下だけでなく，ICU滞在日数延長や死亡率上昇などの予後悪化にも関連しています[1~3]．

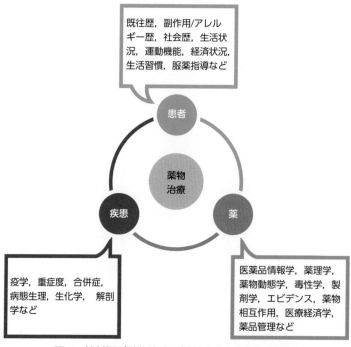

既往歴，副作用/アレルギー歴，社会歴，生活状況，運動機能，経済状況，生活習慣，服薬指導など

患者

薬物治療

疾患

薬

疫学，重症度，合併症，病態生理，生化学，解剖学など

医薬品情報学，薬理学，薬物動態学，毒性学，製剤学，エビデンス，薬物相互作用，医療経済学，薬品管理など

図1　薬剤師が薬物治療を提供するときの思考要素

せん妄予防では，ICU に携わる医療スタッフや患者家族のかかわり・協力が重要です.

人工呼吸器装着中の鎮静や，不眠時に投与されるベンゾジアゼピン系薬は，$GABA_A$ 受容体に作用し，大脳皮質，視床皮質路，大脳辺縁系に影響を及ぼし，せん妄誘発のリスクファクターになるといわれています[3]. 患者が不眠に陥ったとき，室内照明や機械音だけでなく，点滴ルートや体動によってできたベッドシーツのよじれが気になっているのかもしれません. また，せん妄の原因は薬剤だけでなく，脱水や瘙痒感，コントロール不良な疼痛なども指摘されており，何気ない患者の訴えや表情をつぶさに捉える必要があります. これに対して投与される抗ヒスタミン薬やフェンタニルには，口渇や腸管蠕動運動低下による便秘などの副作用があります. これら症状が不穏を誘発し，せん妄につながっている可能性もあります. その場合は，薬剤の中止や変更，アセトアミノフェンを併用することによって，フェンタニルの減量や排便コントロールを行うことで，せん妄を回避できるかもしれません.

安易な睡眠薬や鎮痛薬の使用ではなく，**患者さんを診ることにおいて，どの職種より優れた観察眼をもつ看護師さんの気づきと薬剤師の知識を統合**させ，せん妄や不要な薬剤投与による合併症を予防し，早期回復につなげられるかもしれません. お互いの専門性を相乗的に発揮することで，患者さんの予後を改善できると信じています[4].

3 薬剤師が 看護師に期待すること

薬剤師は常に薬による影響を中心に評価・考察しています. 薬そのものの副作用や，併用薬による相互作用による作用増強・減弱が関与している可能性を探ることができます. しかし，**残念ながら薬剤師は休日や夜間に患者さんがどのような状態だったのか，観察すること**ができません. 時間単位，日単位で患者さんの排便状況や疼痛などの症状変化を看護師さんと共有することで，薬剤師はその訴えが薬による症状か，薬により軽減できるかを判断する一助となります.

一見，薬とは直接関係がないと思われるような症状や出来事でも，情報共有することで別の視点での患者評価を行うことができると思います. とくに，**休日や夜間帯に起こった出来事**や，**頓用薬剤の効果発現時期や治療効果などの情報を共有することで，薬の選択や変更，投与方法，タイミングなどを模索するお手伝いができるのではないかと思います. 薬学的評価を行ううえで看護師さんのアセスメント能力は必要不可欠である**ため，ぜひとも薬剤師との情報共有をお願いします.

引用文献
1) Ely EW, et al : Delirium as a predictor of mortality in mechanically ventilated patients in the intensive care unit JAMA **291** : 1753-1762, 2004
2) Sulluh JI, et al : Outcome of delirium in critically ill patients : systematic reviewand meta-analysis. BMJ **350** : h2538, 2015
3) Hayhurst CJ, et al : Intensive care unit delirium : a review of diagnosis, prevention, and treatment. Anesthesiology **125** : 1229-1241, 2016
4) Zampieri FG, et al : ORCHESTRA Study Investigators : ICU staffing feature phenotypes and their relationship with patients' outcomes : an unsupervised machine learning analysis. Intensive Care Med **45** : 1599-1607, 2019

91 管理栄養士が看護師へ期待すること

患者とかかわる時間が長く，"食べること"に関する思いを引き出せる職種は看護師です．面倒な計算や栄養に関するレクチャーには，管理栄養士を上手に使ってください．　宮城朋果

1 管理栄養士と連携するために これだけは押さえてほしい

ICU に入室する重症患者の栄養管理では，栄養療法の基本，リフィーディングシンドローム（refeeding syndrome：RFS）の病態が重要と考えます．

栄養療法の基本について

具体的には，①ICU 入室後 48 時間以内の早期からの経腸栄養の開始，②目標エネルギー量の設定は（Harris-Benedict の式を用いる場合もありますが）25～30 kcal/kg/day の簡易式を使用，③投与エネルギー量は，初期の 1 週間は目標の 50％程度として徐々に増量し，overfeeding（過剰エネルギー投与）を避けること，④体蛋白異化亢進予防のため，エネルギー量と同時に蛋白量も維持すること（目標蛋白量は 1.2～2.0 g/kg/day）の 4 点が，日本版重症患者の栄養療法ガイドラインにて推奨されています[1]．

なぜこのような推奨になるのか？ それは重症患者が特異的な代謝をしているからです．外傷や感染症，外科手術など，侵襲が加わることで代謝反応や異化亢進状態が急速に進展し，重度の栄養障害をもたらします．栄養障害により体タンパク異化亢進，すなわち身体の中の筋肉などが壊れることで，感染性合併症や死亡率の増加など，患者予後を悪化させる因子となりう

るため，病態や臓器障害にあわせた適切なエネルギー量や栄養素の投与が必要とされています．

RFS について

RFS とは，飢餓状態の患者に対して新たに栄養療法を開始した際に，体内の過剰な同化反応から生じる致死的な合併症の総称です[2]．過去のデータによると高齢者の 14％，担がん患者の 25％，神経性食思不振症患者の 28％に発症するとされており[3~6]，高齢化が進行するわが国では，サルコペニアやフレイルを含めハイリスク患者が多数いることを念頭におく必要があります．RFS にはどう対応すればよいでしょうか？ ICU 入室前後の栄養評価や，食事摂取不良期間または絶食期間など，リスク評価が必要です[7]（表1）．ただし，現状では栄養評価について信頼性の高い指標はありません．従来の評価方法，また血液検査データを使用せずに評価が可能な GLIM 診断基準[8]など，施設の現状にあわせてツールを組み合わせていくことがよいのではないでしょうか．

2 管理栄養士は看護師と こういうふうに連携したい

では一体，看護師？管理栄養士間ではどのような連携が必要でしょうか？ 私が理想と考える形は，看護

表1　ICU 入室前後の栄養のリスク評価

	Minor risk 因子	Major risk 因子	Very high risk 因子
BMI（kg/m²）	<18.5	<16	<14
意図せぬ体重減少	過去 3～6 ヵ月で 10％以上	過去 3～6 ヵ月で 15％以上	期間によらず 20％以上
食事摂取不良期間 or 絶食期間	5 日以上	10 日以上	15 日以上
その他	アルコール・薬物中毒	栄養開始前の低 K 血症，低 P 血症，低 Mg 血症	

上記リスク因子のうち，
　Minor risk 因子が 1 つ　　　　　　　　　　　→低リスク
　Minor risk 因子 2 つ or Major risk 因子 1 つ　→高リスク
　Very high risk 因子が 1 つ　　　　　　　　　→超高リスク

[Friedli N, et al：Nutrition **47**：13-20, 2018 を参考に作成]

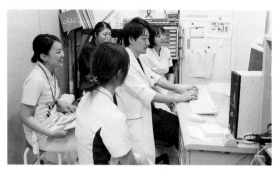

図1 多職種の栄養カンファレンス

【プログレスノート】 循環器 ICU

#	栄養カンファレンス
(S)	基礎疾患：高血圧, DM, 高尿酸血症, 心不全, 腎障害, Severe MR MVP
(O)	身長163.5cm 体重59.5kg BMI=22.3

現体重でAKI計算

目標エネルギー(30-35kcal/kg): 1785-2085kcal
目標タンパク(1.2-1.4g/kg) 71-83g

現状： E1600kcal Na6g
　　　ここ数日ほとんど摂取できていない

推奨： メイバランス1.0P 1250mL 2000kcal P75g Mg400mg
　　　Mg値注意

図2 栄養カンファレンスの結果とプランニングの入力

師をはじめ，多職種と入室患者に関するディスカッションを定期的に行うことです．

私はこうしている

ここで当院の実例をご紹介します．2016年より集中治療医赴任に伴い，集中治療医・ICUリーダー看護師・特定行為研修修了看護師・管理栄養士による**多職種の栄養カンファレンスを月曜日と木曜日の週2日，定期的な評価を行う**ことができるよう設定しています（図1）．そこでは，基礎疾患，身長・体重，検査値，消化器症状，血糖値などの全身状態のを評価し，主科の意向とあわせて栄養療法のプランニングをして

います（図2）．まず目標エネルギー量を設定し，次に現状の評価，最後は投与経路にあわせた具体的な製剤や濃厚流動食を検討し，その場でオーダーまで行います．また，人工呼吸器管理患者に対しては，呼吸ケアサポートチームにおいても投与栄養内容について検討しています．

栄養療法のプランニングをする中で，われわれ管理栄養士の行う栄養価計算や考え方など，知識の共有にもつながり，なおかつ顔の見える関係も築くことができます．どの職種も忙しいことは大前提として，週に1度または月に1度でも機会を設けること，看護師の第六感で気になる患者の相談をしてみるなど，まずははじめの一歩を踏み出してみてください．

3 管理栄養士が 看護師に期待すること

2020年（令和2年）の診療報酬改定において，ICUでの栄養管理の評価に対し早期栄養介入管理加算が新設され，栄養療法の必要性がようやく形になってきたように感じています．

また，患者のQOLや目標設定にも栄養療法は直結している部分があると考えています．たとえば，ICUの退出目標，退院に向けた中期目標，自宅での生活に向けた長期目標など，"食べること"に懸ける思いが強い患者も多いのではないでしょうか？ その思いを引き出し，患者とかかわる時間が長い職種は看護師です．

私はこうしている

エビデンスで示される情報だけではなく，個々の患者の希望や大事にしていること，QOLにあわせたたくさんの情報をわれわれ管理栄養士と共有することで，オーダーメイドの栄養療法ができあがります．
面倒な計算や栄養に関するレクチャーには管理栄養士を上手に使っていただいて，看護師と管理栄養士との連携により栄養療法の質の向上につなげていけると嬉しいです．

引用文献

1）日本集中治療医学会重症患者の栄養管理ガイドライン作成委員会：日本版重症患者の栄養療法ガイドライン．日集中医誌 **23** : 185-281, 2016

2）Aubry E, et al : Refeeding syndrome in the frail elderly population : prevention, diagnosis and management. Clin Exp Gastroenterol **11** : 255-264, 2018

3）Kagansky N, et al : Hypophosphataemia in old patients is associated with the refeeding syndrome and reduced survival. J Intern Med **257** : 461-468, 2005

4）González AG, et al : The incidence of the refeeding syndrome in cancer patients who receive artificial nutritional treatment. Nutr Hosp **11** : 98-101, 1996

5）Ornstein RM, et al : Hypophosphatemia during nutritional rehabilitation in anorexia nervosa : implications for refeeding and monitoring. J Adolesc Health **32** : 83-88, 2003

6）Hérnandez-Aranda JC, et al : Malnutrition and total parenteral nutrition : a cohort study to determine the incidence of refeeding syndrome. Rev Gastroenterol Mex **62** : 260-265, 1997

7）Friedli N, et al : Management and prevention of refeeding syndrome in medical inpatients : An evidence-based and consensus-supported algorithm. Nutrition **47** : 13-20, 2018

8）Cederholm T, et al : GLIM criteria for the diagnosis of malnutrition - A consensus report from the global clinical nutrition community. Clin Nutr **38** : 1-9, 2019

ICU 看護の学び方 その3
患者を主語にして考える，興味・関心の幅を広げる

佐藤慎哉

あなたは，これまで「患者の気持ちになって考えなさい」などと言われたり，言ったりした経験がありませんか．ICU 看護の学び方とは一見関係のなさそうな，この「患者の気持ちになる」ことに関し，ここでは少し考えてみたいと思います．

皆さんは，普段 ICU で仕事をするにあたり，色々と勉強をされていることでしょう．あるいは，今，その方法を考えているのかもしれません．たとえば，ICU 関連の本を読む，セミナーや学会に行く，先輩から教わるなど，まあ，どれも大事でしょう．ここで，視点を変えてみます．たとえば，あなたは毎日，新聞を読みますか．この1ヵ月でどんな本を読みましたか．最近，どんな映画を観たり，音楽を聴いたりしましたか．一見，関係のないと思われるこれらのフィールドに，実は大切なことが隠れていたりします．

さて，なぜそんなことを言うのでしょう．それは，患者とあなたが接点をもてる確率を高めるためのツールとなりうるからです．たとえば，患者の視点で書かれた小説やノンフィクションを読めば，患者の視点で医療を眺めることができるようになるかもしれません（私たちはどうしても医療者として医療を眺めがちで

す）．そうすると，仕事の成果を自分が主語として考えるのではなく，患者を主語として考えられるようになったりします（あなたがどうなるのかも重要かもしれませんが，私たちの仕事は患者がどうなるかで考えなければなりません）．ICU では，このような視点がより重要になります．なぜなら，気管挿管であったり，意識障害であったりと，自分の状況をうまく訴えることのできない患者が多いからです．だからこそ，患者を主語とした，患者の立場にたった看護が必要となります．今，述べたことは，ほんの一例ですが，仕事以外の分野にいかに興味・関心をもって取り組み，そこから学びを得られるか．結局，それが巡り巡って看護師という仕事人としての能力を高め，幅を広げることにつながったりします．

この本を手にとられた方は，おそらく，これからも ICU 看護に関する知識や技術を高めるために努力を続けることと思います．そこにほんの少しプラスして，以上に述べた視点をもちあわせていただけたらと思います．ICU 看護をするために ICU 看護のフレームを飛び越える．これが，「患者の気持ちになる」ことにつながり，ひいては「ICU 看護の学び方」のヒントになるかもしれません．

92 何をもって一人前の看護師というのか，その基準とはなにか

それぞれが責任をもって仕事をするチームの一員になって看護を提供することができるようになることだといえます．

吹田奈津子

1 "一人前になった" は誰が決めるのか

ベナーは，看護師の成長のプロセスをドレイファスモデルをもとにして，初心者（novice），新人（advanced beginner），一人前（competent），中堅（proficient），達人（expert）の5段階としています．新人は「かろうじて受け入れられる仕事ができるようになった段階」，その次の一人前は，だいたい経験2〜3年目で「直面した状況を整理し，問題を分析し，ある程度の予測をもとに計画したり行動したりすることができる」としています．この考え方をもとにしたクリニカルラダーやキャリア開発ラダーも多く活用されています．

今はこう考える

日本看護協会版看護師のクリニカルラダーでは，「一人前」はレベルⅡ相当であり，「標準的な看護計画に基づき自立して看護を実践する」とされています．日本集中治療医学会は日本看護協会のクリニカルラダーに基づいた「集中治療に携わる看護師のクリニカルラダー」（2014.8）に，一人前相当のレベルⅡとして集中治療室で自立して看護を実践できるための能力を，臨床実践能力，組織定期役割遂行能力，自己教育研究能力，看護倫理の4つに分け，具体的に示しています．これらの指標をもとに精進すれば一人前のICU看護師になれます，と公にしているわけです．

では「一人前になった」というのは誰が認めるのでしょうか．1つは自分自身が「一人前になった」と思うこと，もう1つは自分以外の第三者が「一人前になった」と認めることです．その仕組みがそれぞれの施設で取り組んでいるクリニカルラダーやキャリア開発ラダーです．一人前になったかどうか＝ラダーレベルⅡに達しているかどうかを客観的に判断する仕組みは，それぞれの施設や管理者の考え方によって，面談やレポート，ラダー評価会など方法が違いますが，自己評価と他者評価をあわせて指標に達しているかを判断し，晴れて「一人前」であると認められます．

2 真の一人前はチームの一員として機能すること

評価会などを経てラダーレベルⅡに認定されれば「今日から私は（あなたは）一人前」なのでしょうか．医療職以外の一般的な技術職の場合は，そのわざを提供した対象からの評価で一人前になったか，またそれ以上なのかを評価されます．それは賞賛であったり，そのわざを提供してほしいと指名されるという形で表現されます．一方で，看護師は患者に指名されるということもなく，受け持ち看護師になります．つまり，患者は受け持ち看護師を一人前だと信じて自分の命を任せるしかないのです．

ラダーレベルⅡ＝一人前の看護師は，自立して看護を提供できるレベルであると評価会で認められました．言い換えれば，看護師として責任をもって患者の看護を実践できるレベルということになります．ナイチンゲールは病人に対して「責任をもつ」という意味を「それはすべてを自分で切りまわすことでもなければ，大勢の人間に職務を分担させることでもなく，各人が自分に定められた職務を確実に果たせるようにすることを意味している」と述べています．つまり，看護は24時間絶え間なく同じレベルの看護ケアを提供し続ける必要があるという特徴があるがために，看護チームとして機能してこそ患者に対して責任をもってケアを提供できるのだと言っているのです．

一人前の看護師になるということは，それぞれが責任をもって仕事をするチームの一員になって看護を提供することができるようになることだといえます．

私はこう考える

ラダーレベルⅡに認定された私が責任をもって看護を提供することとともに，患者に看護を提供するチーム員がチームの一員と認め，協同しあう関係となることの2つができて，「一人前の看護師だ」といえるのです．チームが機能するためには心理的に安全な場があることが前提であるといわれています．一人前の看護師が存在するためには，その看護師の努力ももちろ

ん必要ですが，その看護師が所属する看護チームも，心理的に安全な場所をつくり，チームを機能させていく努力を行うという相互作用が必要なのです.

　看護師にとって「一人前」はゴールではありません. 一人前というのは5段階の3番目で，そこからまた経験を積み重ね，質的にも飛躍し，中堅，達人と臨床技能を発達させていく途中なのです.

参考文献
1) ナイチンゲール：看護覚え書き. ナイチンゲール著作集，第1巻，湯槇ます（監修）現代社，東京，p201, 1975
2) エイミー・C・エドモンソン：チームが機能するとはどういうことか，野津智子（訳），英治出版，東京，p151-194, 2014
3) パトリシア・ベナー：ベナー看護論：初心者から達人へ，新訳版，井部俊子（監訳），医学書院，東京，p11-32, 2005

93 今風の新人教育とは？

そもそも教え方を学んでいない先輩看護師が新人教育を行うのは，むずかしいと思います．ただ，看護師は患者さんやご家族をケアする専門職であり，生活指導やかかわりを通して行動変容を促進することができる専門家ですから，考え方を変えると容易になります．ケアの対象である患者さんを，新人に置き換えて考えると新人教育も楽しくなることでしょう．

西村祐枝

1 今どきの新人の特徴
さとり世代？

まず関係性をつくることから始める

まずは，対象となる新人のことを理解していきましょう．今どきの若者の特徴としては，「成長意欲が強い」「情報能力が高い」「やや受け身」「対面でのコミュニケーション能力が低い」「叱られたり怒られたりすることに免疫がない」と示されています[1]．入職してくる今どきの若者たちは，ドライで合理的なイメージから「さとり世代」ともいわれています．社会的背景からそのように揶揄される，スマホ時代の彼らとの接し方の基本は，「踏み込みすぎず，精神論は通用しない」です．しかし，壁を取り除いて本音で話せる関係性をつくる努力も必要だともいわれています．私も数年間でしたが大学教員として看護学生と接した際に，良好な関係をつくる大切さを感じました．

個々のレベルにあった双方向性の教育が大事

学生や新人自身が「褒められて育つタイプです」と言うのをよく聞いていました．そして，注意や叱られることに不慣れでもあります．ただし，熱い志をもった学生や新人はたくさんいました．そのため，**彼らの目の前で起こっている実践を振り返って語ることで，あるいは患者さんの反応を一緒に確認することで，関係性は築けていきます**．また，OJTでは個々にあったレベルで対応し，彼らがわからないと思っていることを教えることが大切です．その際，一方的にならないように注意も図り，情動的反応が強い場合はそちらを優先させます．

とくに，新人に「リフレクション」と言っても，学生時代の実習や人生のおける経験からの想起となり，経験知を伝えてもイメージが湧かず，理解しろというほうがむずかしいと思います．ですが，よりよい人間関係を築けていれば，新人自身の内省を促すことも可能となります．同時に，教育には時間を要するため，

教授したから即時に反応が返ってくることを期待しないほうがよいでしょう．数週間あるいは数年後に，必ず何らかの変化が生じると信じて，かかわっていきましょう．新人育成に重要なポイントを表1に示しています．参考にすると良好な関係を築くことに成功するでしょう．

表1 新人育成に重要なポイント

キーワード	内容
1. 人は必ず「伸びる」	自分の成長を信じて見守ってくれる人の存在を感じると，自然と応えようとする．
2. 教育の完結は「自分」が変わること	指導だけで相手を変えることは至難の業である．まずは，自分がやり方を変え，相手の行動変容を促す．
3. 教育の中心は「学習者」	学習者のニーズを捉え，学習者のレベルに応じ，しっかりと内容を届けられるような工夫をする．
4. 学習者は「可能性」をもった存在	場や環境によって，その人の可能性は無限大である．さまざまな場や機会を提供し，その学習者にどのような可能性が秘められているか見守る．
5. われわれの重要な仕事は学習者の「意欲」と「能力」を引き出すこと	日頃から患者さんを全人的に捉え，理解する能力をもっているのが，我々看護職の強みである．まずは新人の理解から始めることで，仕事上の評価だけでは見えてこない，個性あるいはその人の能力が見つかる．
6. われわれの立ち位置は「伴奏者」	「共に学ぶ，共に育つ，共に歩む」というスタンスが教育する側には求められる．
7. 自らが「安全基地」となり信じて待つこと	不安があったり強い緊張状態では，パフォーマンスは発揮されない．安心・安全な場をつくったら，焦らず「待つこと」も大切である．

[内藤知佐子ほか；シミュレーション教育の効果を高めるファシリテーター Skills & Tips，医学書院，p2-10，2017 を参考に作成]

2 具体的に何から始める？
クリニカルラダーⅠを目指してもらう

　具体的な教授方法としては，まずは安全のニーズを充足させ，小項目を丁寧にクリアさせる．明確な目標を設定するには，日本集中治療医学会「集中治療に携わる看護師のクリニカルラダー」のレベルⅠを参考にされるとよいでしょう（⇒ p.260）．レベルⅠは，「集中治療領域の基本的な看護手順に従い，必要に応じ助言を得て看護を実践する（たとえば，開心術，開頭術，開腹術の患者に対する看護実践）」と明示されています．

　小項目をクリアさせながら，本人が気づいていない発見をともに行い，わかる楽しさ，できる楽しさを実感させることが，今どきの新人教育には効果的でしょう．

引用文献
　1）野津浩嗣：教えて！ホメシカ先生 今どきナースのほめ方・しかり方，メディカ出版，大阪，p14, 2018

94 どうする中堅看護師の育成？

中堅看護師は家事・育児と仕事を両立していることも多く，自身のキャリア開発に時間を割けない，実践能力向上に向けたモチベーションが低いなどの問題に直面しています．

西村祐枝

1 中堅看護師には どのような特徴があるのか

私生活が多忙

中堅看護師といえば，入職5～10年までの看護師をイメージすることが多いと思います．この年代は，臨床現場では業務リーダーの役割を担うようになり，院内の委員会活動を行い，視野が広がってきています．一方で，結婚や育児など，プライベートな面も多忙をきわめる年代でもあります．自分自身の明確な目標をもてる時期ですが，日々の業務に追われ，承認される機会も少ないために不平不満が多くなる時期でもあります．

キャリアへのモチベーションが低い

そのため，専門的な資格に向けた自発的な参加が少ない，家事・育児と仕事を両立しており，自身のキャリア開発に時間を割けない，実践能力向上に向けたモチベーションが低いなどの問題に直面しており，管理者として中堅看護師を支援するための悩みは尽きません．私も中堅看護師の面接で「やる気にならない，早く帰りたい，お金のために働いている，辞めたい」という声を何度聞いたことでしょうか．ですが，仕事内容に納得すれば成果を残し，責任をもって役割を果たせるのも確かです．その当時の取り組みについて，いくつか紹介します．

2 中堅のやる気をアップさせる 具体的な取り組み

具体的な言葉で肯定する

まず，部署ラダーの作成とそれを活用した面談です．中堅看護師自らが明確な目標を見つけられるような支援を行い，同時に承認ニードを充足させることです．**抽象度の高い言葉で単にほめるのではなく，実践現場における問題解決場面やスタッフ間の調整場面をモニタリングし，具体的な言葉で肯定することが大切**です．たとえば，「○○さん（新人や新任など）を陰ながらフォローしてくれたお陰で，ご家族から感謝の言葉を言われて○○さんは重症患者さんのケアのやりがいを感じてくれたみたい．あなたのお陰だね，ありがとう」とフィードバックを行うことです．

面談で強みをみつける

次に，中堅看護師自身の強みを見つけることやチャレンジすることの機会になるよう面談を行うことが重要です．また，異動者には院内ラダーと部署ラダーの二段階式評価を用いることで，自身のできることに注目させ，重症患者は看れない（器械管理はできない）などといった負のイメージを思わせず，かつ自尊心を傷つけないようにすることが重要です．

看護研究を活用することも効果的です．自分たちの行った研究の結果から看護の成果を発見できたり，役割を担うことで新しい人間関係をつくったりすることができます．中堅看護師の潜在的能力をいかに出せるように支援するかが育成のカギになるでしょう．

内藤ら[1]は，成人教育のコツとして，「①自己のペースで学習してもらう，②過去の経験を活かしてもらう，③すぐに使える・役立つ学習を提供する，④ニーズをとらえる，⑤強制はNG，自ら学ぶ能動的学習へ」を示しています．能動的学習がキーワードです．個々のスタッフの教育ニーズを確認し，個別コンサルを行うことも効果的でした．また，看護研究チームは好きなもの同士で，もっとも気になるテーマにとことん取り組めるよう支援することもよいでしょう．

マネジメント力をつけてほしい中堅看護師には，比較的読みやすい『9割がバイトでも最高のスタッフに育つディズニーの教え方』（中経出版，2010）の読書を勧めていました．その中に，リーダーの要件として，「ホスピタリティマインドをもっていること」「自分が模範となること」とあります[2]．リーダーシップをもって後輩と接してくれるきっかけになっていたようで，自律する中堅看護師も多数確認できました．看護とは違うもの（本を含む）に触れさせるのもよいのかもしれません．

クリニカルラダーのレベルⅢ, Ⅳを目指してもらう

　最終的には, 看護実践能力を必要とします. 集中治療における看護実践能力の中堅看護師に求める内容については, 日本集中治療医学会「集中治療に携わる看護師のクリニカルラダー」のレベルⅢ, Ⅳを参考にされるとよいでしょう (⇒ p.260). レベルⅢは, 「患者の病態を把握し, 患者・家族にあう個別的な看護を実践する (たとえば, 敗血症, 循環不全, 呼吸不全, 多臓器不全の患者に対する看護実践)」と, またレベルⅣは, 「幅広い視野で予測的な判断をもち看護を実践する (たとえば, エンドオブライフケア, 臓器移植患者・家族に対する看護実践)」と示されています. 看護や医療チームの中でリーダーシップを発揮しながら, 看護実践能力を養えるよう支援していきましょう.

引用文献
1) 内藤知佐子ほか：シミュレーション教育の効果を高めるファシリテーター Skills & Tips, 医学書院, 東京, p12-15, 2017
2) 福島文二郎：9割がバイトでも最高のスタッフに育つディズニーの教え方, 中経出版, 2010

95 効果的教育とは？

実践の中から自ら自分の知識や技術・わざなどの学習すべきことに気づき，自分にあった学び方で学んでいけるように仕向け，学んだことを安心して実践できる環境を提供することが重要です.

吹田奈津子

1 膨大な知識・技術を どう学び続けるか

クリティカルケア領域の患者は呼吸・循環系を中心とした疾患や臓器障害，侵襲の大きな手術，外傷など，さまざまな原因により身体機能が障害されており，生命を維持するためにさまざまな治療が行われ，ケアの方法も多種多様なうえに日進月歩であるという特徴があります. この領域の看護師には，幅広くかつ深い知識と応用可能な確かな技術が必要で，それは基礎的な臨床能力の上にさらに積み重ねていく必要があります.

その膨大な量の知識や技術について，個々人にあったものを計画的に教育することには無理があります. 各人が教育されるという受け身の姿勢ではなく，専門職として働いていくために必要な知識や技術が何かということを自分自身で見つけ出し，学習の方法を自己決定して実行することが必要となります. こうした成人学習を行い続ける仕組みと仕掛けをつくることが効果的な教育の第一歩だと考えます.

ノールズはこの一連の学習方法を「自己決定型学習」と呼び，この学習を行うためにはかなり高度な能力を要するため，意図的にこのような学習が行える環境や教育者の存在が必要であると述べています[1].

2 「学ぶ必要がある」と思わせる 環境や風土をつくる

環境の整備というのは，スタッフ自身が自己を客観的に振り返り「学ぶ必要がある」と思うための機会や情報源が多くある環境をつくることです. 具体的には集中治療に携わる看護師のためのクリニカル・ラダー[2]などを活用した具体的な目標設定や，PNSなどの看護提供方式を活用して部署での役割モデルとなるような人材からの刺激を受ける機会を増やすこと，そして何より大切なのは一人ひとりの患者にあった看護目標に向かって試行錯誤しながら看護実践を行う風土があるということです. 個人面談や患者カンファレンスの機会が，業務連絡のみになっていないか，気をつけるようにします. これら自分の看護を振り返る＝省察する機会となる場面を，できるだけ多く，意図的につくっておくことが必要だと考えています.

3 自己決定型学習を促す 教育者の役割

教育者には，①自己決定的な学習者でありたいというニーズをもっていること自体に気づけるように支援する，②自己決定型学習の方法を指導する，あるいはともに行う，③学習したことを実践する環境を整え行動化することを促すという役割があります[3]. 実際には管理者，指導者や先輩，PNSのペアなどがそれにあたります. 成人学習＝自己決定型学習は，専門職として基本となる学び方であると考えていますが，実際には意図的に実践できているスタッフは多くありません. 自己決定型学習を実践するためには，スタッフ自身が理解することを手助けする環境と教育者の存在が重要となります. 安全のために何度もしなければならない確認や病院のルールとしての書類の整備や手続き，必要なことであってもルーチン化してしまっている看護ケアなどに巻き込まれていると，その中から学習の手がかりとなる，「自分にとって印象深かったこと」を見つけ出すことにも難渋するでしょう. そして省察をめざした振り返りはただの反省会と化してしまう恐れもあるのです.

経験学習の要素

知識や技術を統合する学習の方法としては，経験学習が有効だとされています. 経験学習が成立する要素としては，**具体的経験：その人自身の状況下で具体的な経験をする→省察：自分自身の経験を多様な観点から振り返る→概念化：ほかの状況でも応用できるよう，一般化，概念化する→試行：新しい状況下で実際に試してみる**，があります. 経験学習で大切なところは先ほど述べた具体的経験から省察するところと，省察した結果を試行してみるという2点です.

しかし試行するときに，クリティカルケア領域では，対象とする患者が生命を脅かすような健康問題をもっているという問題点があります.

4 正統的周辺参加とは
少ない責任から徐々に広げる

　レイヴとウェンガーは，学習によって獲得される技能が学習者の抽象的な知識の断片を状況にあてはめながら得ていくものではなく，学習者が正統的周辺参加（legitimate peripheral participation：LPP）という，ゆるやかな条件のもとで実際に仕事の過程に従事することで，その技能を獲得していく，と述べています[4]．また，その LPP は本物の共同体での実践活動に，影響力の少ない状況からその一員として加わっていくという特徴ももっています．たとえば，経験の少ない新人看護師の場合「緊急手術後の入室があった場合，受け持ちではないけれど採血を行い，その検体を検査室に届くように手配する」ということです．この場合，新人看護師は自分の所属する ICU に緊急手術後の入室を受け入れるという実践活動に，採血を行いその検体を提出する，という全体に及ぼす影響の限られたところから参加することができているのです．採血の結果をもとに薬剤が投与されると，新人看護師は自分のできる看護技術の実践を通して患者のケアにかかわることができたこととなります．少ない責任の範囲から，徐々にその影響力をコントロールされながら実践できるというこの方法は，膨大な量のクリティカルケア領域で必要とされる知識と技術を学ぶよい方法

だと考えます．また，成人学習を進めるにあたり，「心理的に安心できる雰囲気」というのは必要不可欠とされています．LPP で育まれていく「チームの一員としての自分」という居場所は成人学習の基盤にもなります．

　「他者に指摘されて直すのではなく，本人が省察し気づく環境を整えることが，成人教育学の根幹を成す」[3] とされているように，実践の中から自ら自分の知識や技術・わざなどの学習すべきことに気づき，自分にあった学び方で学んでいけるように仕向けること，そして，学んだことを安心して実践できる環境を提供するというマネジメント自体が効果的教育であると考えます．

引用文献
1) パトリシア・A・クライトン：おとなの学びを拓く：自己決定と意識変容をめざして，入江直子ほか（訳），鳳書房，東京，1999
2) 日本集中治療医学会看護部会：集中治療に携わる看護師のためのクリニカル・ラダー
https://www.jsicm.org/pdf/JSICMND_lader.pdf
（2020 年 5 月閲覧）
3) マルカム・ノールズ：成人教育の現代的実践：ペタゴジーからアンドラゴジーへ，堀　薫夫ほか（監訳），鳳書房，東京，2002
4) ジーン・レイヴほか：状況に埋め込まれた学習：正統的周辺参加，佐伯　胖（訳），産業図書，東京，1993

96 集中ケア認定看護師

集中ケア認定看護師の存在意義とは，現場において専門的で高度な能力を発揮することだけではなく，それが社会的に評価されることにあります．

塚原大輔

1 そもそも集中ケア認定看護師ってなに？

認定看護師は，臨床実践の場において高度な看護実践ができる看護師へのニーズの高まりと，看護系団体や医療関連学会がそのような看護師を育成し認定しようとする背景から制度化されました．集中ケア認定看護師は，日本集中治療医学会の支援のもと，1999年より教育が開始された分野で，約20年間で1,197名（2020年2月現在）が認定されています．集中ケア認定看護師は，主に集中治療室（ICU）を中心とした生命の危機状態にある患者とその家族に対して，多職種連携チームの軸として専門性（期待される能力）を発揮することで3つの役割（実践・指導・相談）を果たし，看護ケアの広がりと質の向上に努めています．

集中ケア認定看護師の役割と期待される能力

（目的）
1. 個人，家族及び集団に対して，高い臨床推論力と病態判断力に基づき，熟練した看護技術及び知識を用いて水準の高い看護を実践する．（実践）
2. 看護実践を通して看護職に対し指導を行う．（指導）
3. 看護職等に対しコンサルテーションを行う．（相談）

（期待される能力）
1. 生命の危機状態にある患者に適切なアセスメントを行い，病態の変化を予測し，重篤化の回避の援助ができる．
2. 生命の危機状態によって特殊な環境下で治療を受ける患者の安全・安楽を確保するとともに苦痛の緩和のための援助ができる．
3. 生命の危機状態にある患者に対し，患者に応じた目標設定を行い，生活者としての視点をもって早期回復への援助ができる．
4. 生命の危機状態にある患者・家族に対し，共感的かつ人間として尊重する姿勢で接し，関係性

を構築できる．
5. 生命の危機状態にある患者の家族に対し，心理的状況をアセスメントし適切な支援ができる．
6. 集中ケアにおける倫理的側面を捉え，患者・家族中心の医療が受けられるよう具体的な倫理的対応ができる．
7. 生命の危機状態にある患者・家族の権利を擁護し，自己決定を尊重した看護を実践できる．
8. 集中ケア領域の実践を通して役割モデルを示し，看護職者への指導・相談対応を行うことができる．
9. 集中ケア領域の相談に対し，相談者が自ら解決の方向を見いだすことができるよう支援できる．
10. 生命の危機状態にある患者・家族に対し，よりよいチーム医療が提供できるよう，リーダーシップを発揮し，関連する多職種と連携と協働ができる．

集中ケア認定看護師の社会的評価と存在意義ってなに？

集中ケア認定看護師の存在意義とは，現場において専門的で高度な能力を発揮することだけではなく，それが社会的に評価されることにあります．認定分野の社会的評価の1つとして診療報酬があり，集中ケア分野はいくつかの算定要件に該当しています．2018年（平成30年）度診療報酬改定において，特定集中治療室管理料1・2の施設基準として「集中治療を必要とする患者の看護に従事した経験を5年以上有し，**集中治療を必要とする患者の看護に係る適切な研修を修了した専任の常勤看護師**を当該治療室内に週20時間以上配置すること」が加わりました．これは，これまでの専門的活動が社会的評価を受けた結果であり，集中ケア認定看護師の存在意義となるものです．

その他には，2020年（令和2年）診療報酬改定において，せん妄予防の取り組みの評価として「せん妄ハイリスク患者ケア加算」が新設され，これにより特定集中治療室管理料などを算定する病棟においてせん妄のリスク因子の確認およびハイリスク患者に対する

せん妄対策を行った場合に，入院中1回に限り，所定点数に加算することができるようになります．

これまでの評価も大切ですが，過去の評価にばかり目を向けていては将来につながりません．現在加算されている項目についても，一般看護師が標準的に行える内容と判断された場合には減算対象となる場合もあります．これまでの実践内容に満足せず常に質向上に努め，診療報酬の新設に関与する取り組みを継続的に行うことも集中ケア認定看護師としての存在意義なのです．

2 集中ケア認定看護師になると
何ができるの？

集中ケア認定看護師になると，今までの自分にはない素晴らしい能力が発揮できるようになるのでしょうか？ 集中ケア認定看護師の中には教育機関を修了後に素晴らしい能力を発揮している人もいますが，能力を発揮している認定看護師に共通していることは，先輩の認定看護師や上司（管理職や監督職），病棟スタッフの支援があることです．確かに，教育機関においては集中治療に関する第一人者（医師や看護師など）から，最新で重要な知識と技術を浴びるように学びます．しかし，これはあくまでも他者が行った実践を聞いた（真似た）のであって，自施設の臨床実践ではすべて自施設の環境にあわせた形で修正する必要があります．これを学習の転移と言い，非常に重要なことで

すが，非常にむずかしいことでもあります．単に「これをやりたい！」だけではなく，なぜ必要なのかを周囲と共有し，目標を明確にしたうえで，支援を受けながら実践と評価を積み重ねていくことこそが成功への近道なのです．集中ケア認定看護師になることは，集中治療領域の看護師の目的ではなく，あくまでも手段なのです．「努力して集中ケア認定看護師になったのに，上司も周囲のスタッフがわかってくれない」のは，誰が悪いのでしょうか？

3 集中ケア認定看護師は
これからどうなるの？

集中ケア認定看護師の資格は今後なくなることはありません．ただし，2021年以降はクリティカルケア認定看護師の誕生により，集中ケア認定看護師の教育機関は1校のみとなりますが，これも2026年をもって閉講となります．以降は後述するクリティカルケア認定看護師が集中ケア分野をカバーすることとなります．これからの集中ケア認定看護師には2つの道があります．1つは，このまま集中ケア認定看護師であり続けること，1つは特定行為研修を受講して区分別科目を履修することでクリティカルケア認定看護師となることです．どちらの道に行っても，答えは1つ，認定看護師の資格は目的ではなく手段なのです．どちらの道に行っても周囲の理解と支援を得ることが能力を十分に発揮するために必要なことなのです．

97 急性・重症患者看護専門看護師

一つひとつの症例だけでなく，組織の現状についても，客観的かつ多角的な視点から深く思考し，問題点を捉えることができるようになります．

立野淳子

1 そもそも急性・重症患者看護専門看護師ってなに？

専門看護師（certified nurse specialist：CNS）は，複雑で解決困難な看護問題をもつ個人，家族および集団に対して，水準の高い看護ケアを効率よく提供するための，特定の専門看護分野の知識・技術を深めた看護師です．簡潔な言葉にすると，特定分野で卓越した高度実践ができるスペシャリストナースといえるでしょう．

現在，CNS は 13 の専門分野に分かれていますが，「実践，相談，調整，倫理調整，教育，研究」の 6 つの役割を，それぞれの専門分野の特徴に応じて実践しています．

CNS の 6 つの役割

1. 個人，家族および集団に対して卓越した看護を実践する（実践）
2. 看護者を含むケア提供者に対しコンサルテーションを行う（相談）
3. 必要なケアが円滑に行われるために，保健医療福祉に携わる人々の間のコーディネーションを行う（調整）
4. 個人，家族および集団の権利を守るために，倫理的な問題や葛藤の解決を図る（倫理調整）
5. 看護者に対しケアを向上させるため教育的役割を果たす（教育）
6. 専門知識および技術の向上ならびに開発を図るために実践の場における研究活動を行う（研究）

急性・重症患者看護専門看護師（critical certified nurse specialist：CCNS）は，2004 年に認定された分野で，その特徴は，緊急度や重症度の高い患者に対して集中的な看護を提供し，患者本人とその家族の支援，医療スタッフ間の調整などを行い，最善の医療が提供されるように支援することです．2020 年 3 月時点において，271 名が認定されています．活動場所は，多くは病院ですが，教育機関に所属している方もおられます．病院に所属する CCNS においても，集中治療部門で部署活動を中心に実践している方もいれば，特定の部署に所属せず，組織横断的に活動している方もいて，活動場所や活動内容はさまざまです．

1995 年に制度化された CNS 制度も 25 年を迎え，13 分野で 2,479 名（2020 年 3 月時点）が認定されていますが，医療職者や患者，家族からはどの程度認知されているでしょうか．同時期に認定制度の始まった認定看護師（certified nurse：CN）が全分野で 2 万人を超える認定者がいることを考えると，CNS は格段に少数であるのが現状です．たとえば，私の施設では 28 名の CN がいますが，CNS は 2 名だけです．私見ではありますが，CNS は CN よりも他職種からの認知度は低いように思います．同じ看護職であっても CNS の役割を十分に理解している人は少ないかも知れないとも思っています．医療者でもこのような状況ですので，一般市民である患者や家族にとっては，CNS というライセンスをもった看護師がいることさえも認知されていないのかもしれません．とはいえ，看護部からの役割期待はどの施設でも大きくなっていることを実感しています．今後，CNS が看護師を始め他職種や一般市民から認知され，リソースナースとして活用されていくためには，組織内で成果を出し，それを可視化することが必要です．ここでいう成果とは，組織のシステムを構築したとか，改善させたというような大きなことだけでなく，患者中心の医療やケアができたとか，チーム医療がうまく機能し，かかわった専門職の満足度が高まったというような日々の成果の積み重ねも含みます．CNS がかかわることによって，ケアが変わった（質がよくなった）とか，倫理的なジレンマが解決できたとか，多職種の連携が図れたというような感覚を，看護職のみならず，他職種が実感することにより，認知を超えた信頼を得，CNS の役割を発揮することにつながるのだと考えています．

2 急性・重症患者看護専門看護師になると 何ができる？ 何が見える？

　CNSになるには，まずCNSの教育課程をもつ大学院に進学し，必要な単位を取得して修士課程を修了した後に，日本看護協会の認定審査を受験し，合格することが必要です（図1）．CNS教育過程では，看護教育学や看護管理，フィジカルアセスメント，コンサルテーション論などの共通科目と，専門科目の計38単位を修了しなければならないため，2〜3年の期間を要することも，キャリアアップを目指す看護師にとって，経済的にも，モチベーションの維持的にも大きな壁となっているのかも知れません．CNS教育過程は，大学院での学びですので，修了すれば修士号の学位を取得します．教育期間は長いように思われますが，臨床経験を経て進学した看護師が，在学中に高度実践看護に必要な知識や技術を学問として学ぶことは，大学院修了後の自身の看護実践を大きく変化させるだけの論理的，客観的，多角的な思考力を身につけることにつながります．また大学院では，研究方法論についても学び，修士論文にも取り組みますので，研究的な思考も習得できます．研究的な思考は，看護を可視化するうえでとても役立ちます．私自身も臨床現場の現状や課題を分析したり，改善のための取り組みをした成果を分析するときには，大学院で学んだ研究的思考が役立っています．

　このように大学院での学びを経て，臨床現場に戻ると，現場や組織のさまざまなことが，進学前に比べてまったく異なる視点で見えてくるようになるのです．私自身もCCNSとして組織横断的な活動を続ける中

で，一つひとつの症例だけでなく，組織の現状についても，客観的かつ多角的な視点から深く思考し，問題点を捉えることができるようになりました．そうなると，案外問題の本質が異なっていることに気づくことがあります．問題の本質が見えると，解決のために何をすべきかを考え，実行できるようになります．さらに，看護の質をよくするための新たなシステムの提案にもつなげられるようになるのです．

3 急性・重症患者看護専門看護師は これからどうなるの？

　超高齢化と医療の高度化によって複雑な疾病構造をもつ患者が増加しています．さらには多死社会の到来が目前に迫り，今後はますます複雑で解決困難な問題が生じると予測されます．また，働き方改革が求められる状況において，より効率的な医療やケアの提供が求められることは必須です．このように，めまぐるしく変化する時代に応じて，CNSは医療チームの中心的メンバーとして役割の発揮が求められます．今やチーム医療なくしてよりよい医療やケアは提供できません．CNSのもつ専門性をフルに発揮しながら，患者中心の医療やケアを提供することに尽力していかなければなりません．そのためには，認定者数の確保，CNS自身のスキルアップが今後の課題です．

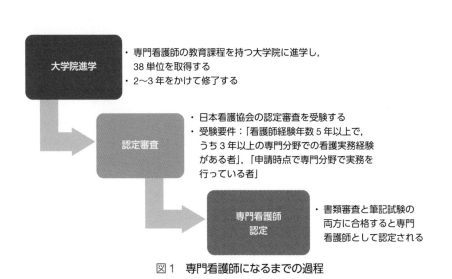

図1　専門看護師になるまでの過程

98 特定行為研修

38 の行為に関して，医師の具体的指示がなくても行えるようになります． 　　戎　初代

1 そもそも 特定行為研修ってなに？

　2014 年に「特定行為に係る看護師の研修制度」として創設され，2015 年から研修制度が開始となりました．すべての特定行為区分に共通した学習内容の「共通科目」と，それぞれの区分を実施するために必要とされる「区分別科目」があります．共通科目は臨床病態生理学，臨床推論，フィジカルアセスメント，臨床薬理学，疾病・臨床病態概論，医療安全学，特定行為実践科目の 7 科目の総学習時間は，250 時間（2018 年までのカリキュラムでは 315 時間）です．区分別科目は，21 区分 38 行為（表 1）で，すべての区分を学習した場合，335 時間（2018 年のカリキュラムではすべての区分の学習で 766 時間）必要になります．特定行為研修修了者とは，共有科目を 250 時間修了した後に，希望する区分を受講した者で，かつ，その区分において厚生労働省に登録された者を指します．そのため，特定行為研修修了者といっても，特定行為 1 区分のみを修了した者もいれば，21 区分全部を修了した者と，さまざまであることを理解しておく必要があります．区分別を選ぶ場合に，1 つの区分の中に 1 行為の区分と，1 つの区分が 5 行為を包括している区分など，1 つの区分に対して特定行為数がさまざまです．このことから，1 つの区分を修了するために，あまり必要としない特定行為も受講しなくてはならない事象が発生します．このようなケースも踏まえ，臨床現場からのヒアリングと検討会が行われたことで，2019 年には，区分別科目を「在宅・慢性期領域」「外科術後病棟管理領域」「術中麻酔管理領域」「救急領域」の 4 領域ごとにまとめた，領域別パッケージ研修も追加されました．

2 特定行為研修を修了すると 何ができる？ 何が見える？

　何ができるかは，前項で提示した表 1 に記載されています．特定行為は，手順書を用いて行うこととされています．手順書というのが，医師の指示という位置づけになります．この手順書の範囲にあることに関しては，医師の具体的指示がなくても行えるということになります．

　私が特定行為研修の研修機関に携わった経験から思うことは，特定行為研修の共通科目学習が特定行為を実際に行うまでの過程（思考過程と判断力，危険察知力）と行った後の患者管理に影響するということです．先に述べた手順書をどのように理解し安全に実施できるかは，共通科目の内容をどの程度理解できているかにかかわってきます．区分別科目は，その行為自体の技術やその技術に対する学習であるため，技術の経験を重ねることで習得することができます．イメージしやすい表現（看護師の日頃の技術にたとえると）にすると，採血という技術を繰り返し覚えることと似ています．もちろん，特定行為は採血という技術よりもはるかに複雑でむずかしい技術です．共通科目の位置づけは，この特定行為（例：採血）という行為を行うために，患者になぜこの特定行為が必要なのかということと，その特定行為によってどのように治療に影響していくのかまでの思考過程を深める役割があります．この思考過程は，看護視点の思考過程ではなく，医学視点の思考過程であるため，少し違う角度の視点で看護と医学を融合させた考え方をもつようになるでしょう．

　特定行為研修を受ける方々に強調して伝えたいことは，「看護師」であるということを忘れないでほしいということです．特定行為研修を修了したからといって，「特別」なのではなく，看護師であることに違いはありません．ある役割が加わった看護師であるということです．

3 特定行為研修は これからどうなるの？

　特定行為研修は，今後もっと専門化されていくかもしれませんね．行為というものは技術であることがほとんどです．技術は回数を重ねなくては，維持も成長もできません．38 行為すべての技術を維持できる症例数にかかわれる環境が，果たしてあるのかも疑問です．ある特定行為の技術を維持するために，年間の必要な症例数を報告させる組織的な仕組みは必ず必要でしょう．いくつかまとめて修了した特定行為，これを安全に患者に実施できるのか否かを審査する組織的仕

表1　特定行為区分

特定行為区分の名称	特定行為
呼吸器（気道確保に係るもの）関連	経口用気管チューブ又は経鼻用気管チューブの位置の調整
呼吸器（人工呼吸療法に係るもの）関連	侵襲的陽圧換気の設定の変更
	非侵襲的陽圧換気の設定の変更
	人工呼吸管理がなされている者に対する鎮静薬の投与量の調整
	人工呼吸器からの離脱
呼吸器（長期呼吸療法に係るもの）関連	気管カニューレの交換
循環器関連	一時的ペースメーカの操作及び管理
	一時的ペースメーカリードの抜去
	経皮的心肺補助装置の操作及び管理
	大動脈内バルーンパンピングからの離脱を行うときの補助の頻度の調整
心嚢ドレーン管理関連	心嚢ドレーンの抜去
胸腔ドレーン管理関連	低圧胸腔内持続吸引器の吸引圧の設定及びその変更
	胸腔ドレーンの抜去
腹腔ドレーン管理関連	腹腔ドレーンの抜去（腹腔内に留置された穿刺針の抜針を含む.）
ろう孔管理関連	胃ろうカテーテル若しくは腸ろうカテーテル又は胃ろうボタンの交換
	膀胱ろうカテーテルの交換
栄養に係るカテーテル管理（中心静脈カテーテル管理）関連	中心静脈カテーテルの抜去
栄養に係るカテーテル管理（末梢留置型中心静脈注射用カテーテル管理）関連	末梢留置型中心静脈注射用カテーテルの挿入
創傷管理関連	褥瘡又は慢性創傷の治療における血流のない壊死組織の除去
	創傷に対する陰圧閉鎖療法
創部ドレーン管理関連	創部ドレーンの抜去
動脈血液ガス分析関連	直接動脈穿刺法による採血
	橈骨動脈ラインの確保
透析管理関連	急性血液浄化療法における血液透析器又は血液透析濾過器の操作及び管理
栄養及び水分管理に係る薬剤投与関連	持続点滴中の高カロリー輸液の投与量の調整
	脱水症状に対する輸液による補正
感染に係る薬剤投与関連	感染徴候がある者に対する薬剤の臨時の投与
血糖コントロールに係る薬剤投与関連	インスリンの投与量の調整
術後疼痛管理関連	硬膜外カテーテルによる鎮痛剤の投与及び投与量の調整

表1　特定行為区分とは（つづき）

循環動態に係る薬剤投与関連	持続点滴中のカテコラミンの投与量の調整
	持続点滴中のナトリウム，カリウム又はクロールの投与量の調整
	持続点滴中の降圧剤の投与量の調整
	持続点滴中の糖質輸液又は電解質輸液の投与量の調整
	持続点滴中の利尿剤の投与量の調整
精神及び神経症状に係る薬剤投与関連	抗けいれん剤の臨時の投与
	抗精神病薬の臨時の投与
	抗不安薬の臨時の投与
皮膚損傷に係る薬剤投与関連	抗癌剤その他の薬剤が血管外に漏出したときのステロイド薬の局所注射及び投与量の調整

［厚生労働省：特定行為に係る看護師の研修より引用］

組みも必要でしょう．
　日本にはまだ制度として確立していませんが，いくつかの先進国には NP（nurse practitioner）や PA（physician assistant）という制度があります．NP や PA は，組織の中でどのような行為ができるのかを，個々に契約で決定されています（能力を審査するための組織的仕組みがあります）．日本も将来的にこのような制度が確立される日が来ればよいと考えています．確立していけるかは，現在の特定行為研修を修了した者が，臨床でどのようにその研修を活かし，アウトカムを出せるかにかかっていると思います．パイオニアの役割は重要です．臨床現場において，一度でも受け入れられない活動（コミュニケーション含む）を行ってしまっては，そこから先に進むことは困難になります．いつか来るかもしれない日に備えて，この分野において早くから導入された歴史がある米国でNP や PA のコースを修了して帰国する方たちがいれば，多くの壁の一部分は越えられるのかもしれません．

99 クリティカルケア認定看護師の育成（新たな認定看護師制度）

2020 年からは，これまでの認定看護師教育（A 課程認定看護師教育）に加えて，新たに B 課程認定看護師教育が始まります．本稿では，著者がクリティカルケア分野誕生までかかわった経緯と今後期待する認定看護師像について述べます．　　　　　　　　　　塚原大輔

1 そもそもクリティカルケア認定看護師ってなに？

新たな認定看護師制度では，特定行為研修を取り込んだ教育カリキュラムであることと，認定看護分野が再編（統合）されることが従来の認定看護師教育と異なります．クリティカルケア分野はまさに，集中ケア分野と救急看護分野の再編（統合）から新たに誕生しました．

救急看護分野と集中ケア分野は，クリティカルな状態にある患者の全身状態管理をコアな能力とする看護分野でありながら，救急外来（ER）と集中治療室（ICU）という場を境にして専門性を発揮してきた背景があります．しかし，認定看護師制度が誕生して約 20 年間で医療を取り巻く環境の変化や医療技術の進歩，および，医療提供の場の多様化などにより，認定看護師に求められるニーズが変化してきたため，今回の分野統合に至りました．

クリティカルケア認定看護師は何を学ぶの？

クリティカルケア分野の教育では，全分野必修の共通科目（380 時間）と，分野ごとの専門科目（268 時間），演習・実習（165 時間）について学習します（表 1）．専門科目には特定行為研修区分別科目が含まれており，クリティカルケア分野は「栄養及び水分管理に係る薬剤投与関連」「呼吸器（人工呼吸療法に係るもの）関連」「循環動態に係る薬剤投与関連」の 3 区分が該当します．

認定看護分野共通科目では，集中ケアと救急看護 2 分野の教育内容をすべて踏襲することが理想的ですが，現実には困難でした．そのため，クリティカルケ

表 1　クリティカルケア認定看護師教育基準カリキュラム（専門科目，演習・実習のみ抜粋）

専門科目	認定看護分野専門科目	1. クリティカルケア看護概論	15	180
		2. 主要病態とケア	45	
		3. 患者及び家族の心理・社会的アセスメント	15	
		4. 救急初期対応技術	45	
		5. 合併症及び機能低下の予防技術	30	
		6. 対象に応じた指導・相談技術	15	
		7. クリティカルケアにおけるチーム医療	15	
	特定行為研修区分別科目	1. 栄養及び水分管理に係る薬剤投与関連	22	99
		2. 呼吸器（人工呼吸療法に係るもの）関連	39	
		3. 循環動態に係る薬剤投与関連	38	
演習・実習		統合演習	15	165
		臨地実習	150	

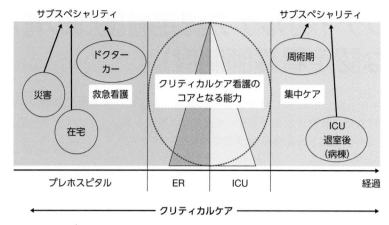

図1 クリティカルケア認定看護師のコアとなる能力

ア認定看護師の教育基準カリキュラムでは，ERとICUにおいてコアとなる能力（図1）を養成する内容と位置づけ，プレホスピタルや集中治療後などの内容については認定看護師の資格を取得した後に学会や認定看護師会などに所属し，所属施設のニーズ（ビジョン）にあわせながら自己研鑽を行うサブスペシャリティという形にしました．

2 クリティカルケア認定看護師になると 何ができる?

クリティカルケア認定看護師には，軽症重症を問わず，あらゆる場で急性期にある患者に対して，高い臨床推論力と病態判断力に基づいた初期対応および重症化回避と早期回復支援を行うことが期待されています．ここで重要なのは，対象と活動内容はある程度限定されていますが，活動の場が「あらゆる場」と限定されていないことです．クリティカルケア認定看護師にとって教育機関での学習内容は活動の土台になる基礎部分です．そのため，各自が所属する組織ニーズにあわせた能力の獲得を目指していく必要があります．

たとえば，「災害医療に貢献する」という組織ニーズ（ビジョン）があれば，DMAT（disaster medical assistance team）や災害に関する学会・研究会などに所属することで自己研鑽を重ねていくことが求められます．

100 ICU の看護実践を高めるための看護研究

多くの看護師にとって本当に重要なのは，研究をして発表するための知識ではなく，研究結果を読み解き臨床で活用するための知識です．

櫻本秀明

1 研究は専門職にもっとやってもらうべき！

　あなたは何のために研究をしますか？ 看護の発展のため，患者の利益のため，さまざまな回答があるのではないかと思います．しかし，研究は行われるだけでは役に立ちません．努力して学会発表をしたからといって，論文にならなければ発表を聞いた一部の人の目にとまるだけで，世の中の人々が利用できません．少なくとも「研究をする」ということには，「論文として世に出すこと」が含まれていますし，これができなければ倫理的にも問題があると思います．しかし，「臨床で毎日患者のアウトカムを考え，ケアをしながら論文もせっせと書き続ける」，考えただけでも大変な作業です．

　ですので，私は，すべての人が研究に，そんなに力を入れなくてもよいのではないかと考えています（最後まで責任をもつと大変なので）．どちらかと言えば，研究が好きな人などが楽しんでやるほうがよいのではないでしょうか．そのような考えなので，各病院で「2～3 年目の全員が研究をやる」必要もないと思います．それより，むしろ，もっと専門家がその役割を果たすべきであると考えています．つまり，研究職にある方々がもっと研究をするということです（あ，私も今は研究職でした…，頑張らねば）．また「看護」研究と，ことに「看護」をつける必要もないと思います．

医師や工学部の方が医学研究や工学研究と専門性を声高に言うことはあまりありません．まあ要するに，誰がなんの研究をしようと，最終的には人が幸せになればよいのですから．

2 研究をできる看護師より論文が理解できる看護師のほうがよい

　研究結果は，実際の臨床で正しく使用されてこそ，はじめて役に立ちます．そういう意味では，多くの看護師にとって本当に重要な知識とは，研究をして発表するための知識ではなく，研究結果を読み解き臨床で活用するための知識なのです．でも，それはものすごく大変なことで，私がこの短い文章で説明したからといってできるようになるものではありません．しかも，エビデンスとして利用される論文自体も，近年ではその数が多すぎて利用することが困難になってきています．そこで「ガイドライン」の出番です．しかし，このガイドラインも人がつくったものですから，そこには間違いもあります（20% も推奨が変わる，表1）[1]．少なくともガイドラインを盲目的に信じることはやめたほうがよさそうです．

表1　ガイドラインでの推奨度の変化

	エビデンスレベル A：複数の RCT またはメタ分析	エビデンスレベル B：一つの RCT または非 RCT	エビデンスレベル C：エキスパートオピニオン，ケーススタディなど
ガイドラインでの推奨度の変化 No.（%）	N=105	N=195	N=148
変化なし	95（90.5）	158（81.0）	109（73.7）
ダウングレードまたは，前回と反対の推奨	4（3.8）	25（12.8）	14（9.5）
推奨項目から削除	6（5.7）	12（6.2）	25（16.9）

3 研究をするよりも
臨床のデータマネジメントと質改善活動を行ったほうがよい

　論文結果を活用するにしろ，ガイドラインの介入を行うにしろ，本当に効果があるのか半信半疑で実践する必要があります．このとき，もっとも大事なのは介入を取り入れた結果，臨床はどう変わったのか（効果があるのか，害はないのか），よく観察して評価することです．いわゆる quality improvement（QI）と呼ばれるもののことです．いわば，QI はその施設での実践の根拠（エビデンス）です．われわれの最終目標はより効果的に臨床のアウトカム（死亡率から QOL までさまざま）を改善することにあります．そ

の意味では，学会発表だけの研究をするよりも QI をするほうがよいといえます．そして，この QI 活動での工夫や得られたデータを学会で他の施設の人と共有することをお勧めします．なぜそうした活動を勧めるかというと，そうした実際に行われている臨床の質改善活動やそこでの工夫には，論文にはならない，生きた知識が眠っている場合が多いからです．「研究をするよりも，論文をちゃんと読み，活用し，QI 活動をする」，これが ICU の看護実践を高めるための最善の方法（看護研究？）であると，今の私は考えています．

引用文献
1) Neuman MD, et al : Durability of class I American College of Cardiology / American Heart Association clinical practice guideline recommendations. JAMA **311** : 2092-2100, 2014

101 ICU のこれからに必要な看護研究

より純粋に「ひと」として貢献するための研究が近未来の看護には必要になってくることでしょう.

櫻本秀明

1 「快適性」がカギ 数年後の ICU のために必要な研究

あなたは何のために研究をするのでしょうか？ 看護の発展のため，患者の利益のため，さまざまな回答があるのではないかと思います．あれ？ どこかで聞いたフレーズだなと思ったあなた，正解です．前項の冒頭でも同じフレーズを使っています．なぜって，そこが一番重要だからです．もちろん「ICU のこれからに必要な看護研究」を考えるためにです.

様変わりした ICU

ここ数年で ICU は様変わりしました．眠らされていた患者は，覚醒し，生活者としての顔を見せてくれるようにもなりました．したがって，最初の問いに戻りますが，「ICU のこれからに必要な看護研究」を考えるということは，「覚醒し，生活者としての顔を見せてくれるようになった人」の幸せを考えることだと思います．覚醒するということは，今まで感じなかったことを患者は「感じ」「考える」ことでもありますし，訴えられなかったことを「訴えられるようになる」ということでもあります．したがって，ここ数年の研究課題は，ICU の快適性を改善するということになるのではないかと思います．実際，療養環境や面会（家族との時間）をターゲットにした研究が増えてきています．また，患者の自覚症状に注目した研究もますます増えていくことと思います．そこには，治療中の症状はもちろん，いま流行りの PICS や QOL も含まれます．QOL は患者立脚型アウトカムといって，患者が真に求めることを反映するといわれています．いま ICU でも，本当の意味で，患者中心に研究が進み出しています.

2 テクノロジーの発展がカギ 近未来の ICU のために必要な研究

「ICU のこれからに必要な看護研究」を考えるというのは，なかなかにむずかしいお題です．「これから」というのには数年後のことも，10 年後や 20 年後だっ

て含まれているのですから．病気は社会の影響を受けます．「むかーし，むかしのことじゃった」の時代では，よっぽどのことがなければ病気とはならなかったはずです．片足が腐ったとか，目が見えないとか，それこそ明らかな異常がなければ，です．しかし，今は違います．たとえば，症状はないけど，血糖が高いだけでも病気とされています．こうした違いは，検査をする技術と，それを許す経済基盤が物を言います．みんながお腹を空かせていれば，検査や治療より「おにぎり」というわけです．でも，今は違います．つまり，ICU のこれから（近未来）を考えるためには，今後の社会がどうなっていくかを考える必要があるわけです.

今後，この社会はどうなっていくのでしょうか．インターネット上の近未来予測には，高齢者が増えて大変，死に場所に困るとかネガティブなことばかり．でも将来はそんなに悪くありません．便利なテクノロジーと社会の変化はすでにそこまで来ています．おそらく，今後数十年もしないうちに，人は単純労働から解放されます．たとえば，レジ打ちや物品の管理，掃除などがそれにあたります．今でもすでにそうした傾向がありますよね．コンビニなどではセルフレジ，お家でも丸い形がキュートなお掃除ロボットのル○バが頑張っています．この流れは医療にも押し寄せます.

たとえば，さまざまなテクノロジーと AI のフル活用で，カルテ記録や，患者の監視，バイタルサイン測定はなくなり，患者の移送は輸送ドローンのお仕事になるでしょう．単純な手技は，人の手を模したロボットにとってかわられ，人工臓器の開発と機械による自動的な治療によって，医師・看護師は治療の直接的な提供者ではなくなるのではないかと思います．さらに，治療の場は，地球から宇宙へと足を伸ばすのではないかと思います．すでに，有人飛行も気軽に行える時代は秒読みの段階なのですから.

テクノロジーと AI が医療現場に与えるもの

こうした近未来，その先には何があるのでしょうか．単純労働から解放された医療者には，患者のそばでより人間らしい何かができるのではないかと思って

います．人は，より「ひと」そのものとして働くように
なります．誰かを，楽しませ，幸せにするそういっ
た仕事がより求められるようになってきます．それは
核家族を通り越した「おひとり様」の時代に，「死に
ゆく患者の手を，やさしく握り，祈る，癒し手」かも
しれません．また，「患者とともに人生を旅するスナ
フキン」のような存在かもしれません．とにかく，人
の人生の幸せに，より純粋に「ひと」として貢献する
ための研究が近未来の看護には必要になってくること
でしょう．そのとき，ICU がまだ存在しているのか
わかりませんが．

付録1 CAM-ICU

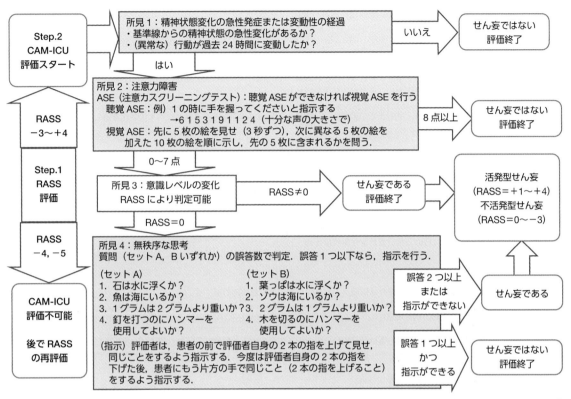

Step.2 CAM-ICU 評価スタート

所見1：精神状態変化の急性発症または変動性の経過
・基準線からの精神状態の急性変化があるか？
・（異常な）行動が過去24時間に変動したか？

→ いいえ → せん妄ではない 評価終了

↓ はい

所見2：注意力障害
ASE（注意カスクリーニングテスト）：聴覚ASEができなければ視覚ASEを行う
　聴覚ASE：例）1の時に手を握ってくださいと指示する
　　　　　→6153191124（十分な声の大きさで）
　視覚ASE：先に5枚の絵を見せ（3秒ずつ），次に異なる5枚の絵を
　　　　　加えた10枚の絵を順に示し，先の5枚に含まれるかを問う．

→ 8点以上 → せん妄ではない 評価終了

↓ 0〜7点

所見3：意識レベルの変化
RASSにより判定可能

→ RASS≠0 → せん妄である 評価終了

↓ RASS＝0

所見4：無秩序な思考
質問（セットA，Bいずれか）の誤答数で判定．誤答1つ以下なら，指示を行う．

（セットA）
1. 石は水に浮くか？
2. 魚は海にいるか？
3. 1グラムは2グラムより重いか？
4. 釘を打つのにハンマーを使用してよいか？

（セットB）
1. 葉っぱは水に浮くか？
2. ゾウは海にいるか？
3. 2グラムは1グラムより重いか？
4. 木を切るのにハンマーを使用してよいか？

（指示）評価者は，患者の前で評価者自身の2本の指を上げて見せ，
　同じことをするよう指示する．今度は評価者自身の2本の指を
　下げた後，患者にもう片方の手で同じこと（2本の指を上げること）
　をするよう指示する．

→ 誤答2つ以上または指示ができない → せん妄である

→ 誤答1つ以上かつ指示ができる → せん妄ではない 評価終了

活発型せん妄（RASS＝＋1〜＋4）不活発型せん妄（RASS＝0〜−3）

RASS −3〜＋4

Step.1 RASS 評価

RASS −4，−5

CAM-ICU 評価不可能　後でRASSの再評価

[道又元裕（監修）ICUビジュアルナーシング，学研メディカル秀潤社，p307，2014より引用]

ICDSC（intensive care delirum screening checklist）

1. 意識レベルの変化

（A）反応がないか，（B）何らかの反応を得るために強い刺激を必要とする場合は評価を妨げる重篤な意識障害を示す．もしほとんどの時間（A）昏睡あるいは（B）昏迷状態である場合，ダッシュ（—）を入力し，それ以上評価を行わない．

（C）傾眠あるいは，反応までに軽度ないし中等度の刺激が必要な場合は意識レベルの変化を示し，1点である．

（D）覚醒あるいは容易に覚醒する睡眠状態は正常を意味し，0点である．

（E）過覚醒は意識レベルの異常と捉え，1点である．

2. 注意力欠如

会話の理解や指示に従うことが困難．外からの刺激で容易に注意がそらされる，話題を変えることが困難．これらのうちいずれかがあれば1点．

3. 失見当識

時間，場所，人物の明らかな誤認，これらのうちいずれかがあれば1点．

4. 幻覚，妄想，精神障害

臨床症状として，幻覚あるいは幻覚から引き起こされていると思われる行動（例えば，空を掴むような動作）が明らかにある，現実検討能力の総合的な悪化，これらのうちいずれかがあれば1点．

5. 精神運動的な興奮あるいは遅延

患者自身あるいはスタッフへの危険を予測するために追加に鎮静薬あるいは身体抑制が必要となるような過活動（例えば，静脈ラインを抜く，スタッフをたたく），活動の低下，あるいは臨床上明らかな精神運動遅延（遅くなる），これらのうちいずれかがあれば1点．

6. 不適切な会話あるいは情緒

不適切な，整理されていない，あるいは一貫性のない会話，出来事や状況にそぐわない感情の表出．これらのうちいずれかがあれば1点．

7. 睡眠/覚醒サイクルの障害

4時間以下の睡眠，あるいは頻繁な夜間覚醒（医療スタッフや大きな音で起きた場合の覚醒を含まない），ほとんど1日中眠っている，これらうちいずれかがあれば1点．

8. 症状の変動

上記の徴候あるいは症状が24時間のなかで変化する（例えば，その勤務帯から別の勤務帯で異なる）場合は1点．

合計点

このスケールはそれぞれ8時間のシフトすべて，あるいは24時間以内の情報に基づき完成される明らかな徴候がある＝1ポイント：アセスメント不能，あるいは徴候がない＝0ポイントで評価し，それぞれの項目のスコアを対応する空欄に0または1で入力する．

[卯野木健ほか：ICDSCを使用したせん妄の評価．看護技術 **57**：45-49, 2011 より引用]

CQ 1：
早期離床や早期からの積極的な運動は，退院時や退室時の日常生活動作（ADL）再獲得に効果があるか？

A：
・早期離床や早期からの積極的な運動により退院時の Barthel Index および機能的自立度が有意に改善する．
・退室時の ADL 再獲得についての報告は少ないが，身体機能や基本動作を改善することが確認されつつあり，今後も検証が必要である．

CQ 2：
挿管下人工呼吸患者の歩行練習を含めた運動療法は ADL 再獲得に効果があるか？

A：
挿管下人工呼吸患者に対して，早期から歩行を含めた運動療法を開始することは，歩行能力を改善する可能性があり，総じて基本的な ADL 再獲得に効果がある可能性がある．

CQ 3：
早期離床や早期からの積極的な運動は，ICU-AW を予防するか？

A：
・現時点では早期離床や早期からの積極的な運動が ICU-AW の予防に有効であるとする科学的根拠は乏しい．
・ICU-AW を評価したうえでの検証が必要である．

CQ 4：
早期離床や早期からの積極的な運動は，ICU-AW からの回復を促進するか？

A：
早期離床や早期からの積極的な運動が ICU-AW からの回復を促進するとする科学的根拠は乏しいが，離床的には早期離床や早期からの積極的な運動により，筋力や ADL 能力が改善する症例を多く経験するため，ICU-AW を評価したうえでのさらなる検証が必要である．

CQ 5：
早期離床や早期からの積極的な運動は退院後の生活の質（quality of life，QOL）を改善するか？

A：
早期離床や早期からの積極的な運動が退院時の QOL については改善する可能性が示唆されている．しかしながら，退院後 3〜12 カ月後の QOL を改善するという明確な根拠は今のところない．

CQ 6：
早期離床や早期からの積極的な運動は ICU 在室期間を短縮するか？在院日数を減らすか？

A：
早期離床や早期からの積極的な運動によって，ICU 在室期間や在院日数は短縮する可能性がある．

CQ 7：
早期離床や早期からの積極的な運動は人工呼吸器離脱を促進するか？

A：
早期離床や早期からの積極的な運動は人工呼吸器離脱を促進する可能性がある．

CQ 8：
早期離床や早期からの積極的な運動は挿管下人工呼吸患者においても安全に実施し得るか？

A：
ICU の挿管下人工呼吸患者に対する早期離床や早期からの積極的な運動は，セッションの中断，重篤な身体への悪影響や有害事象は極めて少なく，安全に実施可能である．

CQ 9：
早期離床や早期からの積極的な運動は ICU-AD を改善するのか？

A：
早期離床および早期からの運動は ICU-AD を改善する可能性がある．

CQ 10：
早期離床や早期からの積極的な運動は ICU-AD を予防するか？

A：
早期離床および早期からの積極的な運動は ICU-AD を予防する可能性がある．

CQ 11：
適正な鎮痛鎮静プロトコルは早期離床や早期からの積極的な運動の効果を促進するか？

A：
・覚醒レベルを上げるような鎮痛鎮静プロトコルは，早期離床に良い影響を及ぼす可能性がある．
・しかし，適正な鎮痛鎮静プロトコルが，早期離床や早期からの積極的な運動の効果を促進するかは現時点では不明である．

CQ 12：
電気刺激療法は筋力低下を予防するか？

A：
集中治療領域での電気刺激療法は，筋力低下を予防するエビデンスが十分でない．

CQ 13：
呼吸理学療法は呼吸器合併症を予防するか？

A：
・ICU で管理される急性呼吸不全に対する無気肺や肺炎などの呼吸器合併症の予防には，排痰法や呼吸練習を中心とした従来の呼吸理学療法のエビデンスは限られており，ルーチンな実施は控えるべきである．
・呼吸器合併症の予防には，ポジショニングと早期離床を基本とし，呼吸器合併症のハイリスク患者を選別し，早期から積極的な肺リクルートメント効果の高い呼吸理学療法の導入が有効な可能性がある．

CQ 14：
呼吸理学療法は無気肺の予防と解除に有効か？

A：
・排痰や深吸気を中心とした従来型の呼吸理学療法は，冠動脈バイパス術後や腹部手術後の無気肺の予防と解除に対して有効とはいえない．
・インセンティブスパイロメトリや PEP マスクなどの補助具の使用は，冠動脈バイパス術後や上腹部手術後の無気肺の発生予防および解除に対して有効とはいえない．
・間欠的 CPAP 療法は腹部手術後の非挿管下の患者の無気肺の予防と解除に有効である．
・挿管下人工呼吸療法中の患者において，MH は無気肺の予防と解除に有効であるかもしれない．

CQ 15：
人工呼吸器離脱プロトコルは人工呼吸器離脱を促進するか？

A：
人工呼吸器離脱プロトコルの使用により人工呼吸器装着期間を短縮すると考えられるが，スタッフやシステムによりその効果は限定される．

CQ 16：
腹臥位療法は ARDS 患者の酸素化を改善するか？

A：
ARDS 患者に対する腹臥位療法は酸素化を改善する．しかし，適応病態や介入方法にはさらなる検討が必要である．

CQ 17：
早期からの口腔ケアや摂食・嚥下練習は誤嚥性肺炎を予防できるか？（挿管中，抜管後）

A：
気管挿管中のクロルヘキシジン（chlorhexidine）による口腔ケアが VAP を有意に減少する根拠があるが，歯磨きの併用の有無による相違は示されていない．また，気管チューブ抜管後においては，早期経口摂食・嚥下練習についての肺炎予防効果は不明である．

CQ 18：
ICU における早期離床や早期からの積極的な運動は安全か？

A：
ICU における早期離床や早期からの積極的な運動による有害事象の発生頻度は低い．早期離床や早期からの積極的な運動の開始前に患者の問題点を評価し，安全の確保と治療効果を判定するために適切なバイタルサインのモニタリングが必要である．

CQ 19：
ICU における早期離床や早期からの積極的な運動の禁忌は？

A：
・ICU における早期離床や早期からの積極的な運動の禁忌について，統一された基準はないが，各種臓器機能の改善と全身管理が最優先される場合には，ICU での早期離床や早期からの積極的な運動は禁忌となる．
・いくつかの先行論文を参考に，本エキスパートコンセンサスでは，わが国の現状を加味して，「ICU における早期離床や早期からの積極的な運動を原則行うべきでないと思われるもの」を提案する．

CQ 20：
ICU での早期離床や早期からの積極的な運動の開始基準は？

A：
・病状の好転や安定化に併せて各種臓器機能が改善傾向にあり，生命の危機から脱したことが確認された後に，早期離床や早期からの積極的な運動は開始される．その際に，担当医の許可は必要である．
・いくつかの先行論文を参考に，本エキスパートコンセンサスでは，わが国の現状を加味して，「早期離床や早期からの積極的な運動の開始基準」を提案する．

CQ 21：
ICU での早期離床と早期からの積極的な運動の中止基準は？

A：
ICU での早期離床と早期からの積極的な運動を目的とした早期リハビリテーションの報告では，多くが呼吸状態，循環動態，意識自覚症状の変化によって中止基準（進行基準）を設けている．それらの報告に示された基準は全て経験的なものであり，その内容において概ね一致してはいるが，項目の立て方や個々の基準値については微妙な差異が認められる．

CQ 22：
嚥下・摂食リハビリテーションの開始基準は？

A：
嚥下・摂食リハビリテーションの統一された開始基準はないが，嚥下機能評価により嚥下障害が認められた場合は，直ちに嚥下・摂食リハビリテーションを開始するべきである．

[日本集中治療医学会早期リハビリテーション検討委員会：集中治療における早期リハビリテーション─根拠に基づくエキスパートコンセンサス，2017 より許諾を得て転載]

JCS（Japan Coma Scale）

Ⅰ 刺激しないでも覚醒している状態
1. 大体意識清明だが今ひとつはっきりしない
2. 見当識障害がある
3. 自分の名前，生年月日が言えない
Ⅱ 刺激すると覚醒する状態
10. 普通の呼びかけで容易に開眼する
20. 大きな声または体を揺さぶると開眼する
30. 痛み刺激を加えつつ，呼びかけを繰り返すとかろうじて開眼する
Ⅲ 刺激しても覚醒しない状態
100. 痛み刺激に対し，払いのけるような動作
200. 痛み刺激で少し手足を動かしたり，顔をしかめたりする
300. 痛み刺激に反応しない

GCS（Glasgow Coma Scale）

観察項目	反応	スコア
開眼（E） Eye opening	自発的に	E4
	呼びかけにより	3
	痛み刺激により	2
	開眼しない	1
最良言語反応（V） Verbal response	見当識あり	V5
	混乱した会話	4
	不適切な言葉	3
	理解不能の音声	2
	発語しない 気管内挿管・気管切開	1
最良運動反応（M） Best motor response	命令に従	M6
	痛み刺激に手足を持っていく	5
	逃避屈曲	4
	異常屈曲（除皮質硬直）	3
	異常進展（除脳硬直）	2
	全く動かさない	1

項目	スコア	検査内容
1A　意識レベル	0＝覚醒・速やかに反応 1＝簡単な刺激で覚醒 2＝反復刺激，強い刺激・痛み刺激で覚醒 3＝反射のみ，または無反応	刺激になる反応から評価する
1B　意識レベル　質問	0＝両方とも正 1＝どちらか一方だけ正答 2＝どちらも正答ではない	「月」「年齢」を質問する 答えは正確でなければならず 近くても部分点はない
1C　意識レベル　従命	0＝両方とも行える 1＝どちらか一方だけ行える 2＝どちらも行えない	「目を開ける」と「目を閉じる」を指示したのち，「手を握る」「手を開く」を指示する 応じない場合はやってみせる
2　最良の注視	0＝正常 1＝注視に異常がある 2＝固定した偏視	随意的な運動や眼球頭反射によって，水平眼球運動のみを検査する 偏視・注視麻痺は 2 点
3　視野	0＝⊕⊕　　1＝◑◑ 2＝◑●　　3＝●●	対座法で 4 分視野を検査する 両側同時刺激を行う 消去現象があれば 1 点
4　顔面麻痺	0＝正常 1＝軽度の麻痺（鼻唇溝の平坦化，笑顔の非対称） 2＝下部顔面の完全麻痺 3＝上部＋下部顔面の麻痺（一側 or 両側）	歯を見せたり，眉を挙げ，目を閉じたりする 応じない場合は，刺激に対する左右差を評価
5　上肢の運動 5a　左上肢 5b　右上肢	0＝その位置で 10（or 5）秒間保持できる 1＝ふらふら下がるが，ベッドにはつかない 2＝ふらふら下がり，ベッドにつく 3＝すぐにベッドに落下するがベッド上では僅かでも動く 4＝すぐにベッドに落下し，全く動きがない	手のひらを下に向け，上肢を 90 度または，45 度で伸ばした位置に合わせたのち そのまま保持するよう指示する 非麻痺側より一側ずつ行う
6　下肢の運動 6a　左下肢 6b　右下肢		下肢を 30 度の位置に合わせたのち そのまま保持するよう指示する 非麻痺側より一側ずつ行う
7　四肢の運動失調	0＝なし 1＝1 肢にあり 2＝2 肢にあり	開眼し指・鼻試験と踵・脛試験を両側で行う （指示理解できない・麻痺は失調なしとする）
8　感覚	0＝正常（痛みを左右左なく感じる） 1＝一側でで針刺激を鈍く感じる or 痛くないが，さわられているのはわかる 2＝触られていることにも気づかない	針刺激に対する知覚・渋面，逃避反応で評価する．手だけでなく，前腕，下肢，体幹，顔面
9　最良の言語	0＝失語なし 1＝失語があるのが明らか 2＝失語があり，コミュニケーション 3＝無言 or 全失語（発語なし・従命不可）	「絵」の中で起こっていることを説明させる 「呼称シート」のものの名前を言わせる 「文章リスト」を読ませる これまでに得た言語理解の情報と合わせて評価する
10　構音障害	0＝正常 1＝構音害がある 2＝理解できないほど不明瞭 or 発語なし	「単語リスト」を読ませるか復唱させる 重度の失語は，発声の明瞭さを評価する 検査の目的を告げない
11　消去・不注意	0＝異常なし 1＝不注意 or 消去（1 つの感覚様式） 2＝著しい半側不注意 or 消去（2 つ以上） 　（自分の手を認識しない or 空間の一側のみに 　注意を向ける）	無視を固定するのに十分な情報がすでにあれば（空間無視や失認）皮膚両側同時刺激を行い視覚・皮膚それぞれの消去現象の有無により評価する

	レベル	I	II
	[JNA] レベルごとの定義	基本的な看護手順に従い必要に応じ助言を得て看護を実践する	標準的な看護計画に基づき自立して看護を実践する
	[JSICM] レベルごとの定義と解釈	集中治療領域の基本的な看護手順に従い必要に応じ助言を得て看護を実践する（例えば，開心術，開頭術，開腹術の患者に対する看護実践）	集中治療領域の標準的な看護計画に基づき自立して看護を実践する（例えば，開心術，開頭術，開腹術の患者に対する看護実践）
ニーズをとらえる力	[JSICM] レベルごとの目標	助言を得て集中治療にある患者・家族や状況（場）のニーズをとらえる	集中治療にある患者・家族や状況（場）のニーズを自らとらえる
	[JNA]【行動目標】	□助言を受けながらケアの受け手に必要な身体的，精神的，社会的，スピリチュアルな側面から必要な情報収集ができる □ケアの受け手の状況から緊急度をとらえることができる	□自立してケアの受け手に必要な身体的，精神的，社会的，スピリチュアルな側面から必要な情報収集ができる □得られた情報をもとに，ケアの受け手の全体像としての課題をとらえることができる
ケアする力	[JSICM] レベルごとの目標	患者の病態生理を理解し，助言を受けながら患者・家族に基礎看護技術が提供できる	患者・家族や状況（場）に応じた看護を実践し，評価できる
	[JNA]【行動目標】	□指導を受けながら看護手順に沿ったケアが実施できる □指導を受けながら，ケアの受け手に基本的援助ができる □看護手順やガイドラインに沿って，基本的看護技術を用いて看護援助ができる	□ケアの受け手の個別性を考慮しつつ標準的な看護計画に基づきケアを実践できる □ケアの受け手に対してケアを実践する際に必要な情報を得ることができる □ケアの受け手の状況に応じた援助ができる
協働する力	[JSICM] レベルごとの目標	関係者から情報収集し，情報共有ができる	関係者の役割を理解した上で看護チーム内で情報交換ができる
	[JNA]【行動目標】	□助言を受けながらケアの受け手を看護していくために必要な情報が何かを考え，その情報を関係者と共有することができる □助言を受けながらチームの一員としての役割を理解できる □助言を受けながらケアに必要と判断した情報を関係者から収集することができる □ケアの受け手を取り巻く関係者の多様な価値観を理解できる □連絡・報告・相談ができる	□ケアの受け手を取り巻く関係者の立場や役割の違いを理解したうえで，それぞれと積極的に情報交換ができる □関係者と密にコミュニケーションを取ることができる □看護の展開に必要な関係者を特定できる □看護の方向性や関係者の状況を把握し，情報交換できる
意思決定を支える力	[JSICM] レベルごとの目標	患者・家族や周囲の人々の意向を知る	患者・家族や周囲の人々の意向を看護に活かすことができる
	[JNA]【行動目標】	□助言を受けながらケアの受け手や周囲の人々の思いや考え，希望を知ることができる	□ケアの受け手や周囲の人々の思いや考え，希望を意図的に確認することができる □確認した思いや考え，希望をケアに関連づけることができる

[日本集中治療医学会：集中治療に携わる看護師のクリニカルラダー，2019 より作成]

Ⅲ	Ⅳ	Ⅴ
ケアの受け手に合う個別的な看護を実践する	幅広い視野で予測的判断をもち看護を実践する	より複雑な状況において，ケアの受け手にとっての最適な手段を選択しQOLを高めるための看護を実践する
患者の病態を把握し，患者・家族に合う個別的な看護を実践する（例えば，敗血症，循環不全，呼吸不全，多臓器不全の患者に対する看護実践）	幅広い視野で予測的な判断をもち看護を実践する（例えば，エンドオブライフケア，臓器移植患者・家族に対する看護実践）	より複雑な状況において，ケアの受け手にとっての最適な手段を選択しQOLを高めるための看護を実践する（例えば，PICSケア）
集中治療にある患者・家族や状況（場）の特性をふまえたニーズをとらえる	集中治療にある患者・家族や状況（場）を統合しニーズをとらえる	集中治療にある患者・家族や状況（場）の関連や意味をふまえニーズをとらえる
□ケアの受け手に必要な身体的，精神的，社会的，スピリチュアルな側面から個別性を踏まえ必要な情報収集ができる □得られた情報から優先度の高いニーズをとらえることができる	□予測的な状況判断のもと身体的，精神的，社会的，スピリチュアルな側面から必要な情報収集ができる □意図的に収集した情報を統合し，ニーズをとらえることができる	□複雑な状況を把握し，ケアの受け手を取り巻く多様な状況やニーズの情報収集ができる □ケアの受け手や周囲の人々の価値観に応じた判断ができる
患者・家族に応じた看護実践の工夫ができ，適切なケアが実践できる	患者・家族の反応を予測でき，起こりうる問題に予防的に対処できる	最新の知見を，患者・家族に合わせて創造・工夫して実践でき，評価できる
□ケアの受け手の個別性に合わせて，適切なケアを実践できる □ケアの受け手の顕在的・潜在的ニーズを察知しケアの方法に工夫ができる □ケアの受け手の個別性とらえ，看護実践に反映ができる	□ケアの受け手の顕在的・潜在的なニーズに応えるため，幅広い選択肢の中から適切なケアを実践できる □幅広い視野でケアの受け手をとらえ，起こりうる課題や問題に対して予測的および予防的に看護実践ができる	□ケアの受け手の複雑なニーズに対応するためあらゆる知見 （看護および看護以外の分野）を動員し，ケアを実践・評価・追求できる □複雑な問題をアセスメントし，最適な看護を選択できる
患者・家族やその関係者，多職種と連携ができる	患者・家族を取り巻く多職種の力を調整し連携できる	チーム全体を俯瞰し，患者・家族のニーズに対応できるよう，多職種にコンサルテーションができる
□ケアの受け手の個別的なニーズに対応するために，その関係者と協力し合いながら多職種連携を進めていくことができる □ケアの受け手とケアについて意見交換できる □積極的に多職種に働きかけ，協力を求めることができる	□ケアの受け手がおかれている状況（場）を広くとらえ，結果を予測しながら多職種連携の必要性を見極め，主体的に多職種と協力し合うことができる □多職種間の連携が機能するように調整できる □多職種の活力を維持・向上させる関わりができる	□複雑な状況（場）の中で見えにくくなっているケアの受け手のニーズに適切に対応するために，自律的な判断のもと関係者に積極的に働きかけることができる □多職種連携が十分に機能するよう，その調整的役割を担うことができる □関係者，多職種間の中心的役割を担うことができる □目標に向かって多職種の活力を引き出すことができる
患者・家族や周囲の人々に意思決定に必要な情報提供や場の設定ができる	患者・家族や周囲の人々の意思決定に伴うゆらぎを共有でき，選択を尊重できる	複雑な意思決定プロセスにおいて，多職種も含めた調整的役割を担うことができる
□ケアの受け手や周囲の人々の意思決定に必要な情報を提供できる □ケアの受け手や周囲の人々の意向の違いが理解できる □ケアの受け手や周囲の人々の意向の違いを多職種に代弁できる	□ケアの受け手や周囲の人々の意思決定プロセスに看護職の立場で参加し，適切な看護ケアを実践できる	□適切な資源を積極的に活用し，ケアの受け手や周囲の人々の意思決定プロセスを支援できる □法的および文化的配慮など多方面からケアの受け手や周囲の人々を擁護した意思決定プロセスを支援できる

今はこうする × 私はこうしている ICU ケア

2021 年 12 月 5 日　発行	編集・執筆　道又元裕
	発行者　小立健太
	発行所　株式会社 南 江 堂
	〒113-8410　東京都文京区本郷三丁目 42 番 6 号
	☎ (出版) 03-3811-7236　(営業) 03-3811-7239
	ホームページ　https://www.nankodo.co.jp/
	印刷・製本　横山印刷
	装丁　渡邊真介

ICU Care：Evidence × Practice
Ⓒ Nankodo Co., Ltd., 2021

Printed and Bound in Japan
ISBN 978-4-524-22797-6